Edeltraud Rückert

Die Erfolgsdiät

Low Carb
Schnell & Einfach

Eine genussvolle Reise zu mehr Leichtigkeit

Abnehmen mit wenig Kohlenhydraten

Verlag Ernst Kaufmann

Inhalt

Liebe Leserin, lieber Leser,

mit dem Kauf dieses „Low Carb"-Kochbuchs wollen Sie also Ihren Wunsch nach Ernährungsumstellung und Gewichtsabnahme in die Tat umsetzen? Gerne möchte ich Ihnen hierbei hilfreich zur Seite stehen und den Anfang erleichtern, indem ich Ihnen aufzeige, wie Sie Low Carb erfolgreich in Ihr Leben integrieren können.

Denn eine gesunde Ernährung muss trotz Beruf, Familie und Freizeit keine Herausforderung sein! Aber wer möchte oder kann dafür lange Einkaufs- oder Kochzeiten in Kauf nehmen? Alle meine Rezepte sind daher auf eine Zubereitungszeit von maximal 30 Minuten ausgelegt. Zudem verwende ich nur Zutaten, die Sie (fast) überall kaufen können, also auch im Supermarkt um die Ecke.

Um es Ihnen so einfach wie möglich zu machen, habe ich die Beschreibungen kurz und sachlich gehaltet. Und keine Angst, Sie benötigen auch keine Hightech-Küche, um die Gerichte schmackhaft zuzubereiten. Das Gelingen ist nicht an besondere Fähigkeiten oder Utensilien gekoppelt.
Jeder kann meine Rezepte nachkochen!

Hunger ? – Muss nicht sein!

Wenn sie das Wort „Diät" hören, denken viele sofort an Hunger und fehlenden Genuss. Doch das muss nicht sein! Mit einfachen Mitteln kann es jedem gelingen, Gewicht dauerhaft zu verlieren und dabei auch geschmacklich voll auf seine Kosten zu kommen.

Keine Angst also, Sie müssen nicht hungern, um Ihr Ziel zu erreichen. Essen Sie sich satt mit Fisch, Geflügel, Fleisch, Schinken, Käse, Eiern, Gemüse, Salat … Lassen Sie sich von den Rezepten inspirieren und probieren Sie auch Neues aus.
Damit Sie nicht den Überblick verlieren, hat jedes Rezept eine kleine Nährwerttabelle, in der Sie neben den Angaben zu Kilokalorien (kcal), Kilojoule (kJ), Fett und Eiweiß selbstverständlich auch den Kohlenhydratgehalt finden. Eine ausführliche Auflistung von Lebensmitteln finden Sie zudem am Ende des Buchs.

Dranbleiben!

Bevor Sie eine falsche Vorstellung bekommen: Low Carb ist keine Crashdiät und auch kein Wundermittel. Jeder Stoffwechsel reagiert anders und jeder Mensch nimmt in der ihm eigenen Geschwindigkeit ab. Insbesondere wenn man bereits zahlreiche gescheiterte Diäten hinter sich hat, braucht der Körper manchmal ein wenig mehr Zeit, um sich umzustellen. Die Devise lautet daher: Dranbleiben!

Wenn Sie sich realistische Ziele setzen, können Sie mit der „Erfolgsdiät" zu Ihrem gewünschten Ergebnis gelangen, sei es eine gesündere Ernährung oder eine Gewichtsabnahme.

„Low Carb" heißt „No Carb"?

Falsch! „Low Carb" bedeutet nicht „No Carb", da der Körper neben Fetten und Eiweißen auch Kohlenhydrate benötigt. Allerdings ist Kohlenhydrat nicht gleich Kohlenhydrat, und so geht es darum, die „richtigen" Kohlenhydrate zu sich zu nehmen.

Unser Stoffwechsel reagiert unterschiedlich auf den molekularen Aufbau des jeweiligen Kohlenhydratlieferanten. Komplexe Kohlenhydrate, wie sie zum Beispiel in stärkefreiem Gemüse enthalten sind, müssen vom Körper erst einmal „zerlegt" werden. Dies führt dazu, dass der Blutzuckerspiegel nicht so schnell an- und wieder absteigt. Die „falschen" Kohlenhydrate, wie sie zum Beispiel in Weißmehlprodukten oder Haushaltszucker enthalten sind, sorgen jedoch dafür, dass ebendieser An- und Abstieg in einer rasanten Geschwindigkeit geschieht. Diese Achterbahnfahrt ist uns allen bestens bekannt und die Folge heißt: Heißhungerattacken!

Was passiert in unserem Körper, wenn wir Kohlenhydrate zu uns nehmen?

Nachdem wir Kohlenhydrate zu uns genommen haben, steigt unser Blutzuckerspiegel grundsätzlich erst einmal an. Sofort wird von der Bauchspeicheldrüse Insulin ausgeschüttet, was dazu führt, dass sich die Zellen für die Aufnahme von Kohlenhydraten und anderen Nährstoffen öffnen. Sind die Speicher bereits gefüllt, wird der überschüssige Restzucker zu Fett umgewandelt, was dann als Reserve für schlechte Zeiten in den Fettzellen gespeichert wird. Nun ist es aber heutzutage so, dass diese schlechten Zeiten im Normalfall gar nicht eintreten und der Körper die Fettreserven nicht nutzen muss.

Stellen Sie sich vor, Sie würden jede Woche kiloweise Lebensmittel einkaufen, obwohl Sie diese momentan gar nicht benötigen. Ihre Speisekammer wird immer weiter gefüllt, bis keinerlei Platz mehr in den Regalen ist. Das Ende vom Lied: Wir haben Reserven und Konserven für einen Fall, der gar nicht eintritt.

Reduzieren wir allerdings unsere Kohlenhydrataufnahme unter die vom Körper benötigte Menge, wird der Körper „gezwungenermaßen" eben auf diese Reserven zurückgreifen, was zu einer Verringerung des Körpergewichts führt. Unsere Speisekammer beginnt sich wieder zu leeren.

Haben Sie Ihr Ziel erreicht, gilt es, dem Körper auch weiterhin nicht mehr als die benötigte Menge an Kohlenhydraten zuzuführen, was mit einer angepassten Low-Carb-Ernährung problemlos funktioniert. Denn nur so bleibt der berüchtigte Jo-Jo-Effekt aus!

Aber Kohlenhydrate machen doch satt!

Stimmt! Kohlenhydrate machen satt, allerdings nur für ebenjenen Zeitraum, in dem der Blutzuckerspiegel gerade ansteigt. Wenn Sie allerdings Ihre Mahlzeiten mit Eiweißen und Fetten kombinieren, wie Fleisch, Fisch oder Gemüse, dann sorgt das Eiweiß dafür, dass der Blutzuckerspiegel nicht sofort wieder einen Crashkurs einschlägt.

Auch Fette, sprich gesättigte und ungesättigte Fettsäuren, helfen, die Balance zu halten. Die Kohlenhydrate werden langsamer an das Blut abgegeben und unser Sättigungsgefühl hält länger an. Die Mischung macht es also: die richtigen Kohlenhydrate, gepaart mit Fetten und Eiweißen!

Fett macht dick!

Falsch! Auch hier kommt es auf die Art und vor allem die Menge an. Ganz ohne Fett kann und soll es nach dem Low-Carb-Prinzip nicht gehen. Fette sind lebenswichtig für den Körper und zudem sind sie schließlich auch noch Geschmacksträger. Achten Sie jedoch darauf, hochwertige Fettquellen wie zum Beispiel kalt gepresste Olivenöle zu verwenden.

Eine schlechte Nachricht

Um erfolgreich mit Low Carb Gewicht zu verlieren, müssen Sie tatsächlich auf einige Dinge verzichten. Zucker, Süßigkeiten, zuckerhaltige Getränke und zuckerhaltige Süßspeisen sollten aus dem Speiseplan gestrichen werden.

Der Verzicht auf Zucker soll übrigens nicht heißen, dass sie nun vollständig dem süßen Geschmack entsagen müssen. Es gibt gute Alternativen wie Stevia, ein pflanzliches Süßungsmittel, das auch in meinen Rezepten verwendet wird.
Sie werden sehen, dass sich auf Dauer

nicht nur Ihre Ernährung, sondern auch Ihr Körper umstellt. Der Wunsch nach Zucker und Süßem beginnt mit der Zeit tatsächlich weniger zu werden.

Die Macht der Gewohnheit

Eine Tiefkühlpizza in den Backofen zu schieben, geht schnell, ist superleicht und macht sie erst einmal satt. Und auch Nudeln und Kartoffeln kochen sich förmlich wie von selbst. Aber leider führen diese Nahrungsmittel zu einer Achterbahnfahrt unseres Blutzuckerspiegels.

Erst einmal gilt es, die Macht der Gewohnheit zu durchbrechen. Alle stärkehaltigen Lebensmittel wie Teig- und Backwaren aus Weißmehl, Reis, einige Obst- und Gemüsesorten sowie verschiedene Hülsenfrüchte sollten Sie drastisch reduzieren.

Viele Menschen sehen Gemüse nur als Beilage, während Nudeln und Kartoffeln eine „richtige" Mahlzeit sind. Aber warum ist das so? Gemüse hat ein viel größeres Geschmacksspektrum zu bieten, als die „falschen" Kohlenhydrate uns liefern können. Die Auswahl ist heutzutage riesengroß und für jeden gibt es das Passende zu finden. Wenn man denn bereit ist, hinzusehen!

Das Auge isst mit

Diese Weisheit hat uns bereits unsere Großmutter mit auf den Weg gegeben. Und deshalb wird auch jedes Gericht mit einem eigenen Foto dargestellt. Das Auge isst schließlich nicht nur mit, sondern sucht auch gerne die Speisen für den nächsten Tag aus.

Das Anrichten von Mahlzeiten ist natürlich für die Verdauung nicht wichtig, aber es lässt uns das Wasser im Mund zusammenlaufen und vergrößert somit auch unseren Genuss. Wer sich die Zeit nimmt, sein Essen liebevoll anzurichten, nimmt sich anschließend auch mehr Zeit zum Genießen. Essen kann natürlich nur bloße Nahrungsaufnahme sein, aber warum sich dabei nicht noch etwas Gutes tun? Und außerdem: Wer langsamer isst, ist schneller satt, was bei jeder Diät hilfreich ist.

Nobody is perfect!

Wir sind alle nur Menschen, niemand ist perfekt. Und deshalb ist es auch ganz normal, dass es Tage gibt, an denen man mal keine Lust auf Low Carb oder Diät hat. Wenn Sie einen richtigen Durchhänger haben, dann gönnen Sie sich einfach mal eines Ihrer alten Lieblingsgerichte. Sie werden merken, dass Sie am nächsten Tag gerne wieder zu Low Carb zurückkehren. Weil es Ihnen einfach guttut!

Wer bin ich?

Vielleicht haben Sie sich ja mittlerweile gefragt, wer „ich" eigentlich bin.
Was befähigt mich dazu, Ihnen kohlenhydratarme Rezepte zu präsentieren? Zunächst einmal: Ich bin überzeugte Low Carberin. Aber allem voran bin ich ausgebildete Köchin und habe jahrelang in einer Diätküche gearbeitet. Der Erfolg der „Erfolgsdiät" begleitet mich sowohl im Beruf als auch im privaten Bereich.

Ich wünsche Ihnen, dass Sie mit den einfachen Regeln von Low Carb im wahrsten Sinne des Wortes auf den Geschmack kommen und Ihr Ziel erreichen: eine nachhaltige Umstellung Ihrer Ernährungsgewohnheiten mit messbarem, sichtbarem und fühlbarem Erfolg!

In diesem Sinne wünsche ich Ihnen
„eine genussvolle Reise zu mehr Leichtigkeit".

Viel Erfolg!
Ihre
Edeltraud Rückert

Frühstück

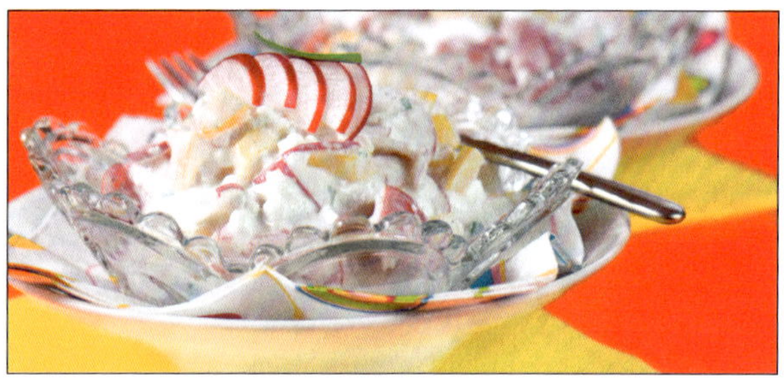

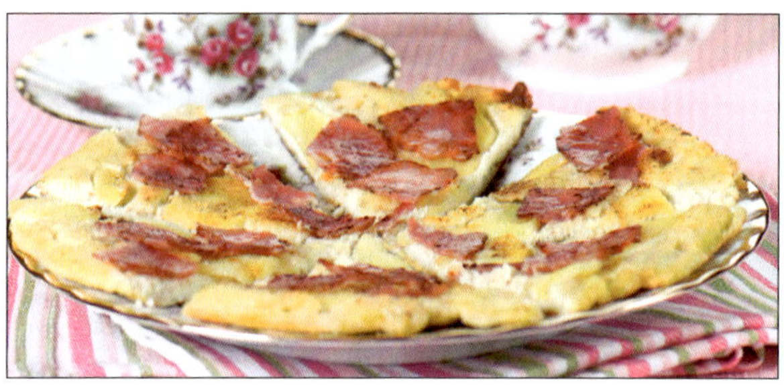

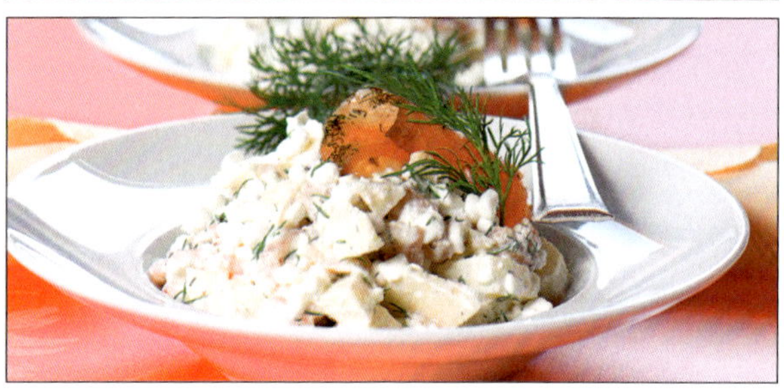

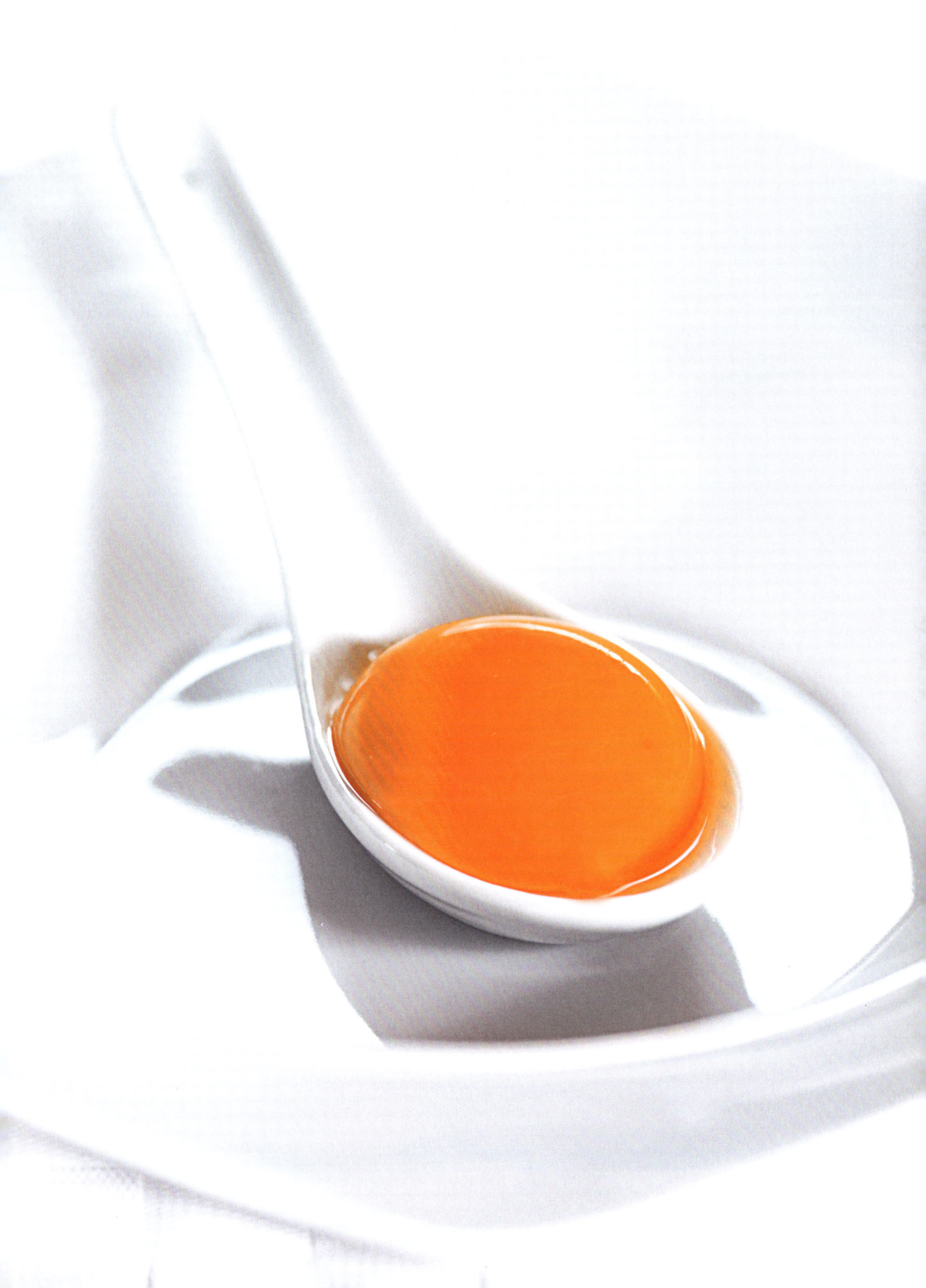

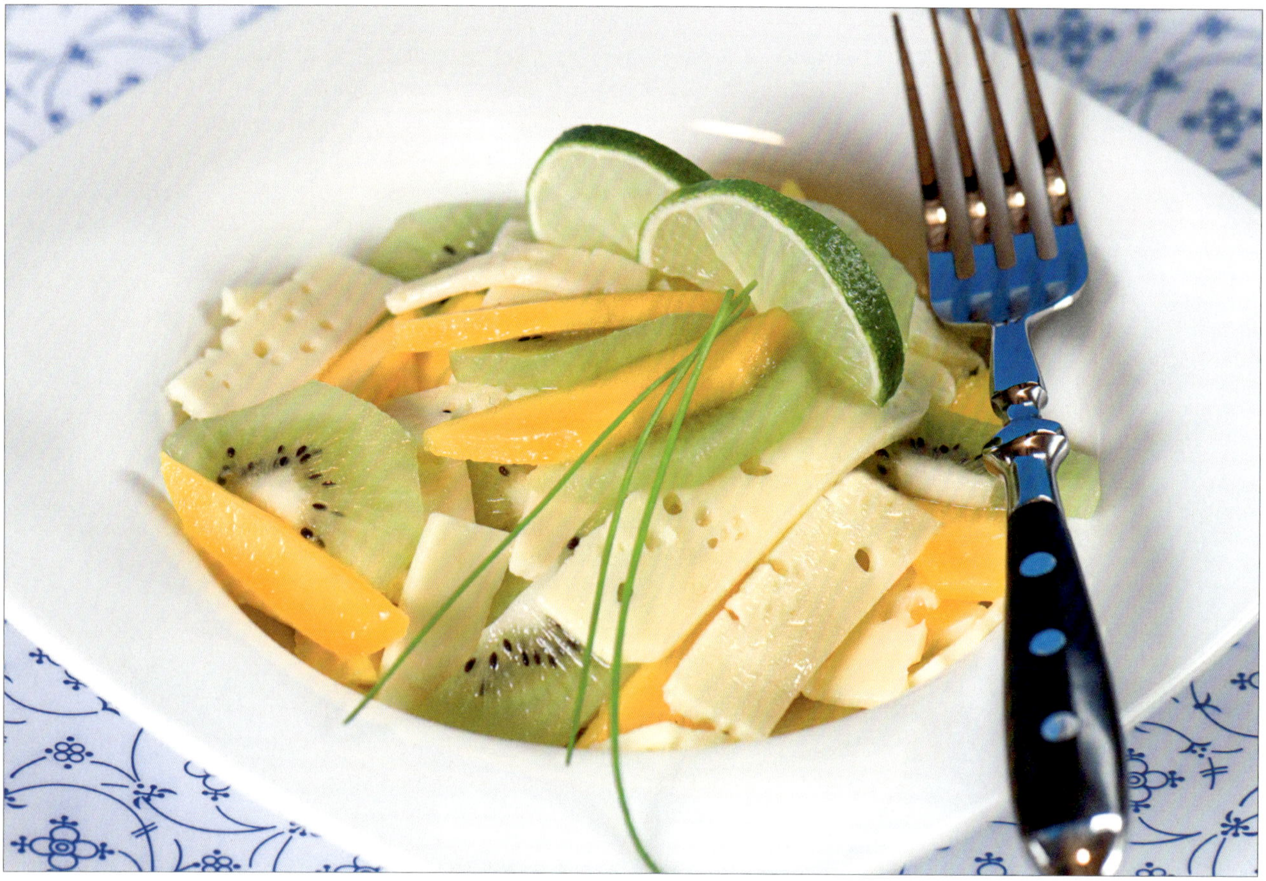

Fruchtiger Käsesalat

Zutaten
2 Portionen

200 g Edamer, 45 % Fett i.Tr.
1 Mango
2 Kiwis
1 Limette, unbehandelt
2 EL Nussöl
Salz
1 Prise Steviapulver

Den Edamer in breite Streifen schneiden.

Die Mango schälen und das Fruchtfleisch in dünne Scheiben schneiden.

Kiwis schälen, halbieren und in Scheiben schneiden.

Limette halbieren und den Saft aus einer Hälfte auspressen, die andere in Scheiben schneiden.

Den Käse mit den Früchten vermengen und mit Nussöl, 2 EL Limettensaft, Salz und Steviapulver abschmecken.

Auf zwei Tellern anrichten und mit Limettenscheiben dekorieren.

Pro Portion	kcal	kJ	Fett	Eiweiß	KH
Gesamt ca.	368,6	1543,7	21,4	26,1	18,0

Zubereitungszeit: ca. 10 Minuten

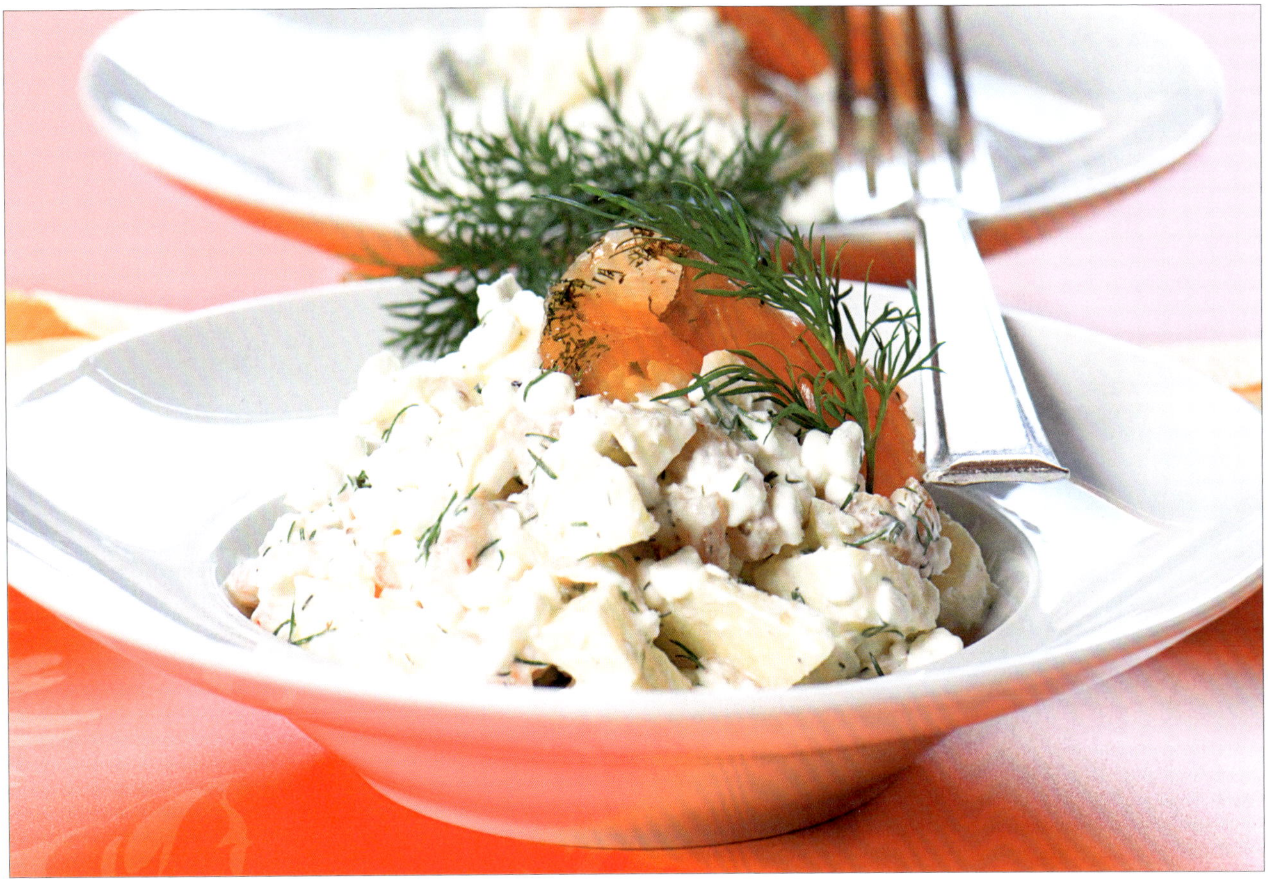

Körniger Frischkäse mit Lachs

Den Apfel schälen, halbieren, entkernen und in grobe Stücke schneiden.

Die Lachsscheiben in schmale Streifen schneiden.

Den Dill waschen, trocken schütteln, die Zweige vom Stiel abzupfen und sehr fein hacken.

2 EL Saft aus der Limette auspressen.

Alle Zutaten mit dem Frischkäse mischen und mit Salz und Pfeffer würzen.

In zwei Schälchen anrichten und mit einem Dillzweig garnieren.

Zutaten
2 Portionen

1 Apfel
150 g Lachs, geräuchert
1 Bund Dill
½ Limette
200 g körniger Frischkäse
Salz
Pfeffer, bunt gemischt, frisch gemahlen

Pro Portion	kcal	kJ	Fett	Eiweiß	KH
Gesamt ca.	289,9	1214,6	15,4	29,3	8,2

Zubereitungszeit: ca. 10 Minuten

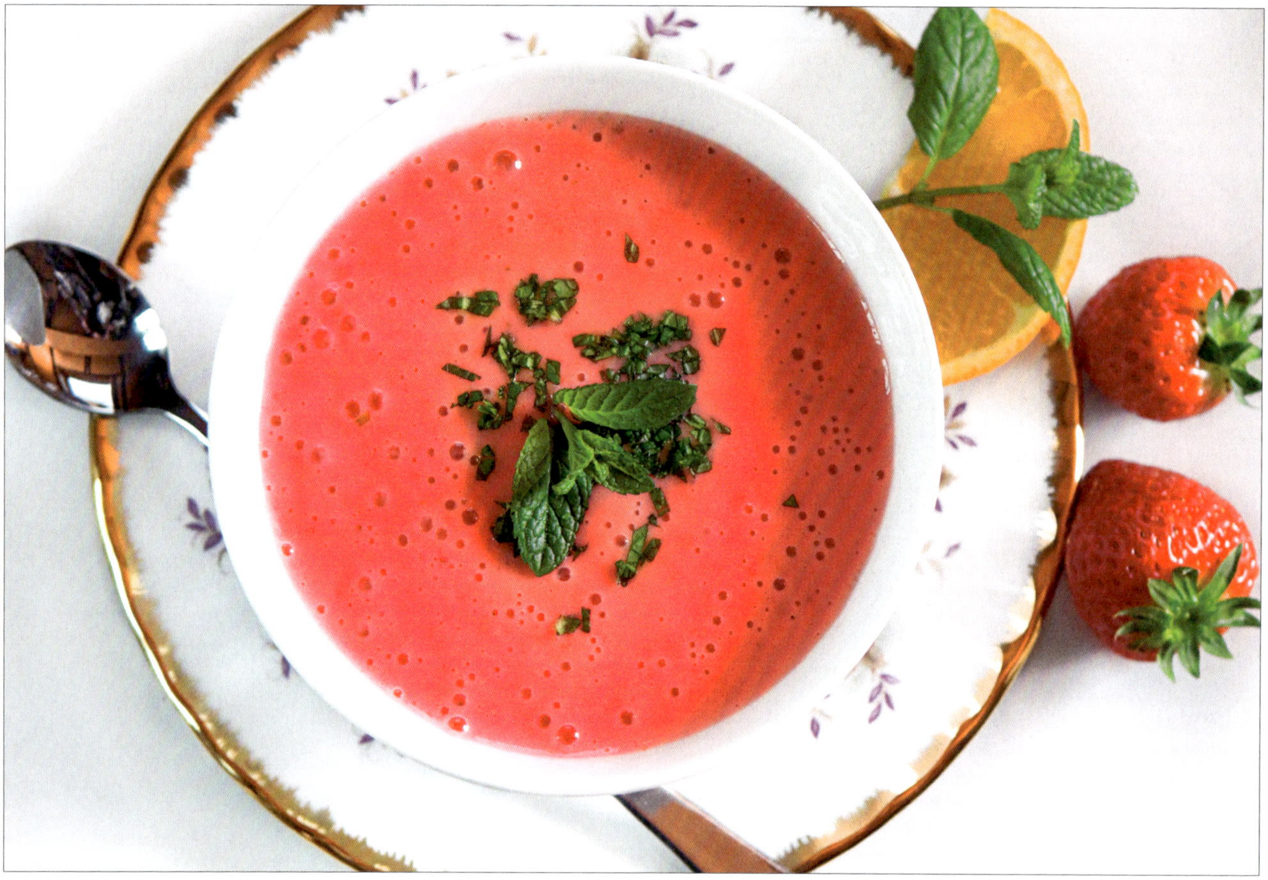

Erdbeer-Bananen-Smoothie

Zutaten
2 Portionen

200 g Erdbeeren
1 Banane
1 Orange, unbehandelt
100 g Quark
1 Prise Steviapulver
1 Bund Zitronenmelisse

Die Erdbeeren putzen und waschen.

Die Banane schälen und in große Stücke schneiden.

Die Orange waschen, 1 TL Schale auf einem Hobel fein abreiben und den Saft auspressen.

Alle Zutaten mit dem Quark in den Mixer geben, mit Steviapulver süßen und fein pürieren.

Die Zitronenmelisse waschen, trocken schütteln, Blätter abzupfen und sehr fein hacken. 2 Zweige zur Dekoration verwenden.

Den Smoothie in zwei Schälchen verteilen, mit Zitronenmelisse bestreuen und einem Melissenzweig dekorieren.

Pro Portion	kcal	kJ	Fett	Eiweiß	KH
Gesamt ca.	133,0	558,5	0,9	7,8	22,9

Zubereitungszeit: ca. 10 Minuten

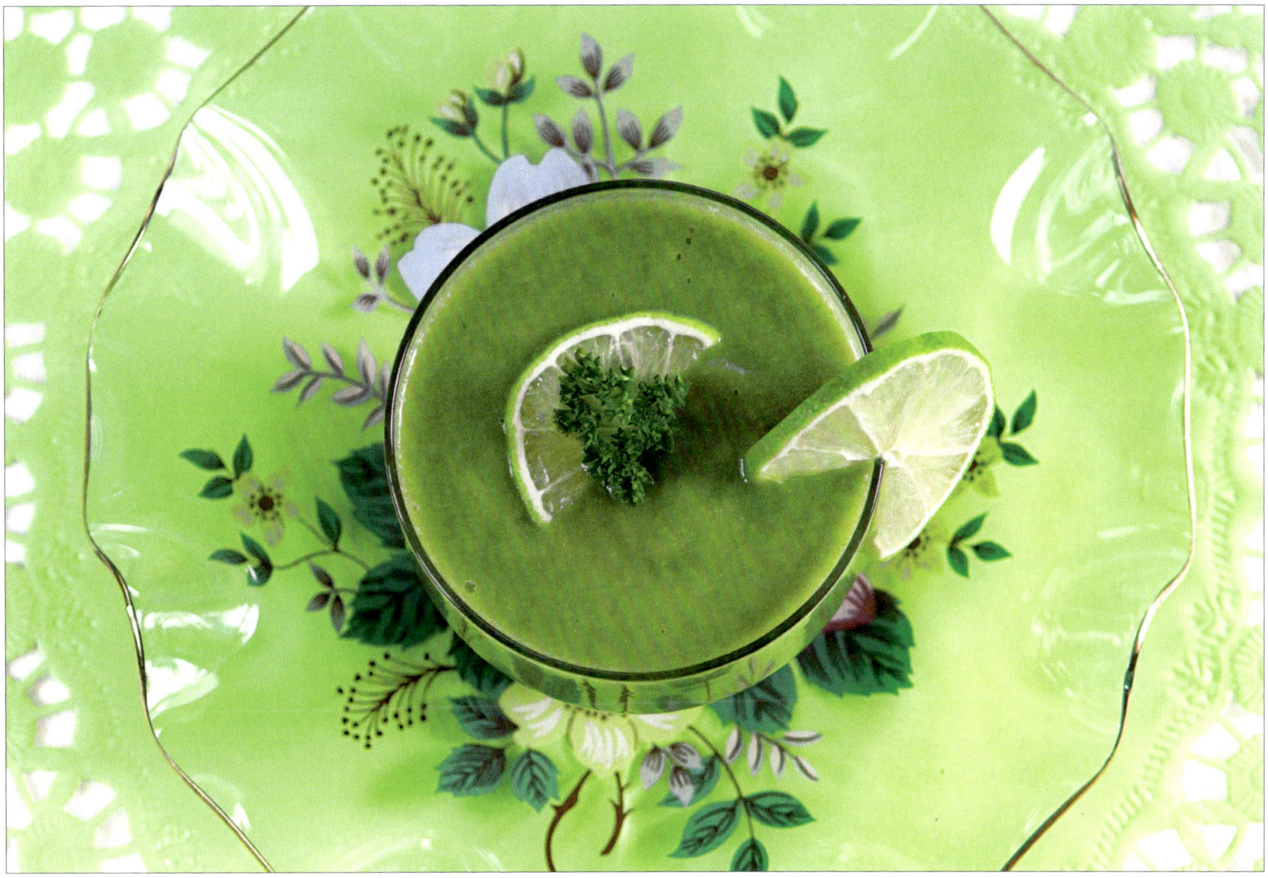

Green Smoothie

Den Salat und die Petersilie waschen.

Den Apfel und die Birne schälen, entkernen und in kleine Stücke schneiden.

Die Banane schälen und stückeln.

Die Limette heiß abwaschen, trocknen, 1 TL Schale auf einem Hobel fein abreiben und 2 EL Saft auspressen.

Alle Zutaten in den Mixer geben, Olivenöl, Koriander und Wasser hinzufügen und sehr fein pürieren.

Den Smoothie in zwei Schälchen verteilen und mit einer Limettenscheibe und einem Petersilienzweig garnieren.

Zutaten
2 Portionen

80 g Blattsalat
1 Bund Petersilie
100 g Apfel
100 g Birne
100 g Banane
1 Limette, unbehandelt
1 TL Olivenöl
1 Msp. Koriander
50 ml Wasser

Pro Portion	kcal	kJ	Fett	Eiweiß	KH
Gesamt ca.	138,8	582,2	2,7	2,2	20,8

Zubereitungszeit: ca. 10 Minuten

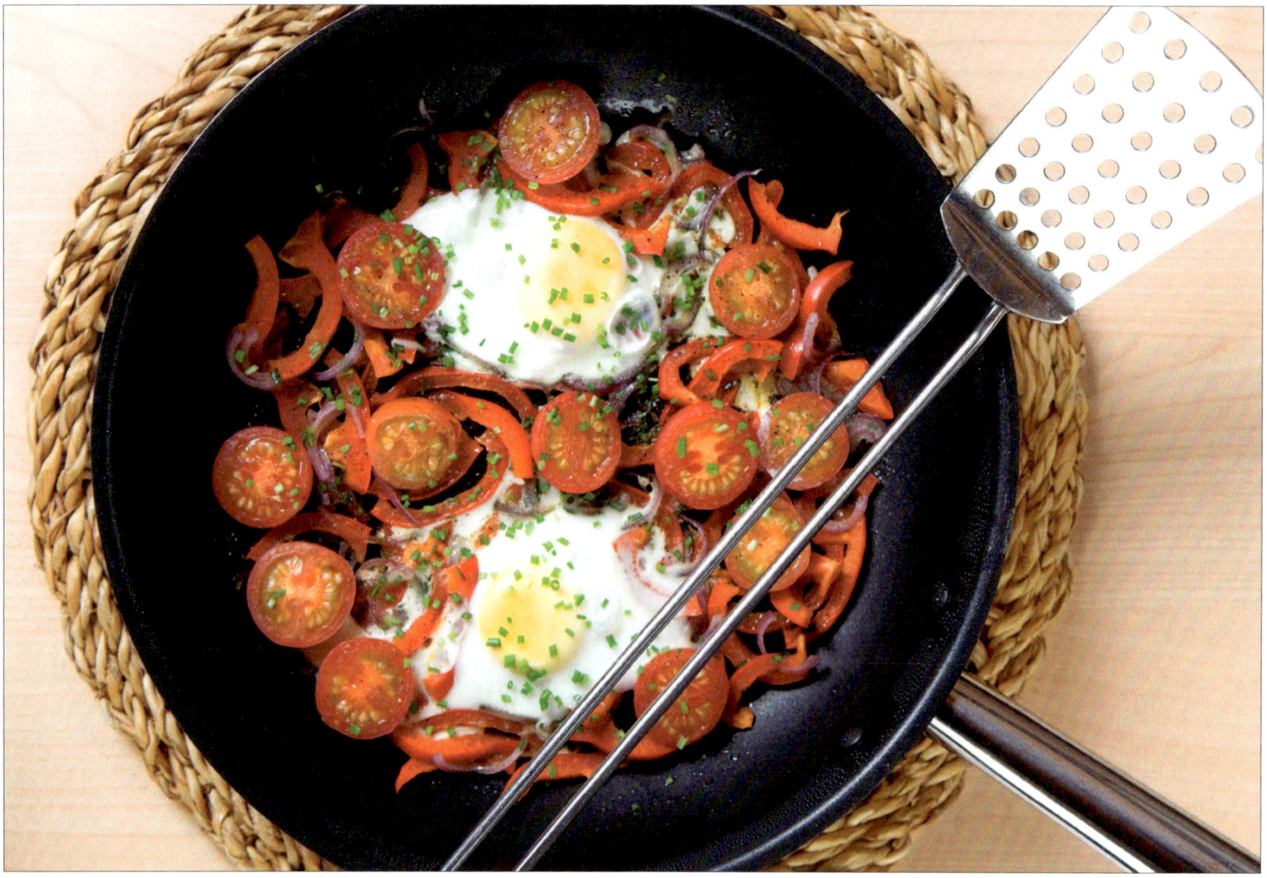

Spiegeleier im Paprikabett

Zutaten
2 Portionen

150 g Cocktailtomaten
1 Paprika, rot
1 Zwiebel, rot
1 Bund Schnittlauch
2 EL Olivenöl
2 Eier
Salz
Pfeffer, schwarz, frisch gemahlen

Die Cocktailtomaten waschen und halbieren.

Die Paprika waschen, halbieren, entkernen und in feine Streifen schneiden.

Die Zwiebel schälen und in dünne Ringe schneiden.

Den Schnittlauch waschen, trocknen und in Röllchen schneiden.

Das Olivenöl in einer Pfanne erhitzen und die Paprikastreifen und Zwiebelringe kurz andünsten.

Die Tomatenhälften mit der Schnittfläche nach oben in die Pfanne setzen.

Die Eier aufschlagen und über das Gemüse gleiten lassen.

Mit Salz und Pfeffer würzen und zugedeckt ca. 8 Minuten bei mittlerer Hitze stocken lassen.

Mit dem Schnittlauch bestreuen und servieren.

Pro Portion	kcal	kJ	Fett	Eiweiß	KH
Gesamt ca.	227,5	954,0	16,1	9,8	8,0

Zubereitungszeit: ca. 15 Minuten

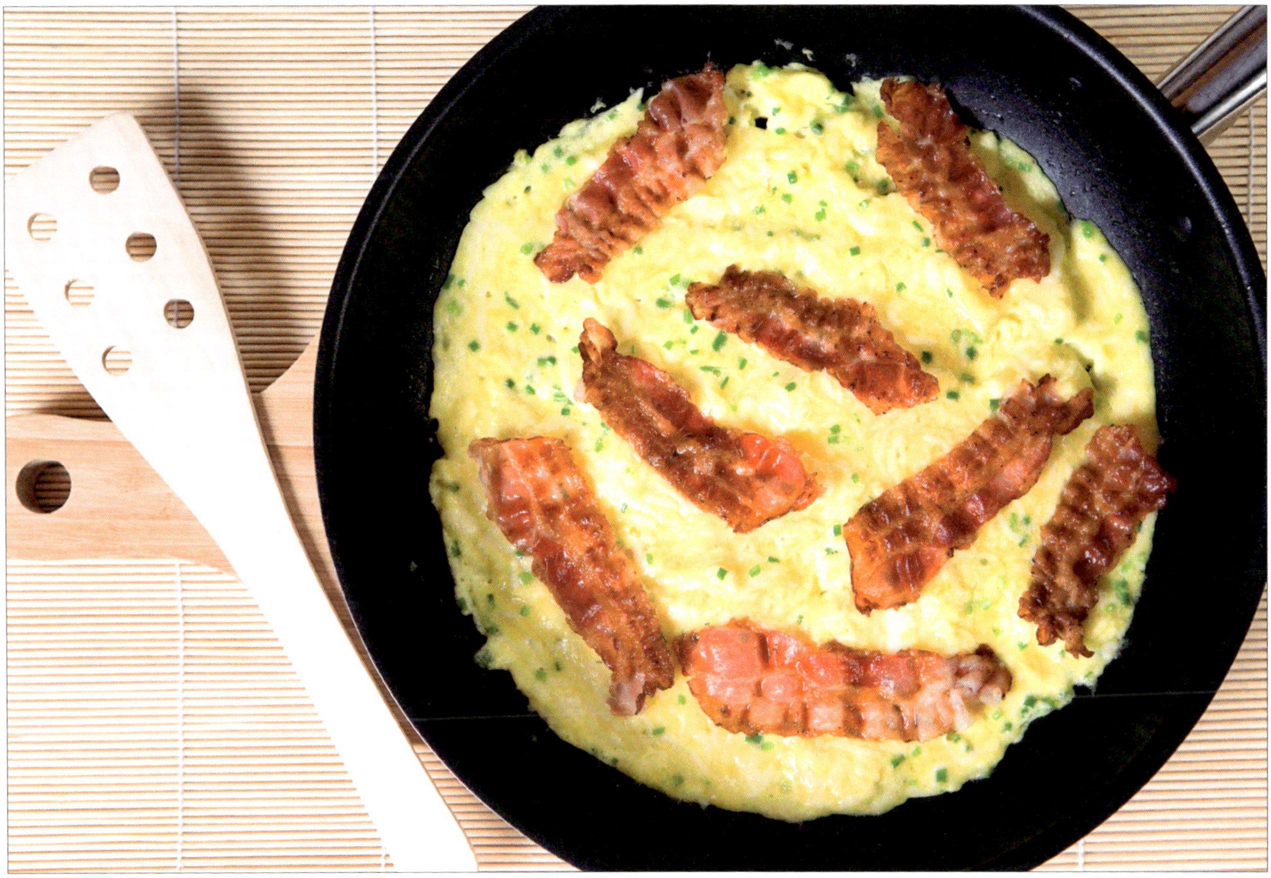

Rührei mit Käse und Speck

Den Frühstücksspeck in einer beschichteten Pfanne auf beiden Seiten kross anbraten, aus der Pfanne nehmen und warm stellen.

Den Schnittlauch waschen, trocknen, in feine Röllchen schneiden.

Eier und Milch verquirlen, Käse und Schnittlauch zugeben und mit Salz und Pfeffer würzen.

Das Olivenöl in der Pfanne erhitzen, die Eiermischung zugeben, bei mittlerer Hitze stocken lassen und mit einem Kochlöffel mehrmals zusammenschieben.

Die Speckscheiben auf dem Rührei anrichten.

Zutaten
2 Portionen

50 g Frühstücksspeck
1 Bund Schnittlauch
4 Eier
50 ml Milch, 3,5 % Fett i.Tr
50 g Gouda, gerieben
Salz
Pfeffer, weiß, frisch gemahlen
1 EL Olivenöl

Pro Portion	kcal	kJ	Fett	Eiweiß	KH
Gesamt ca.	376,5	1576,5	29,1	24,1	2,3

Zubereitungszeit: ca. 10 Minuten

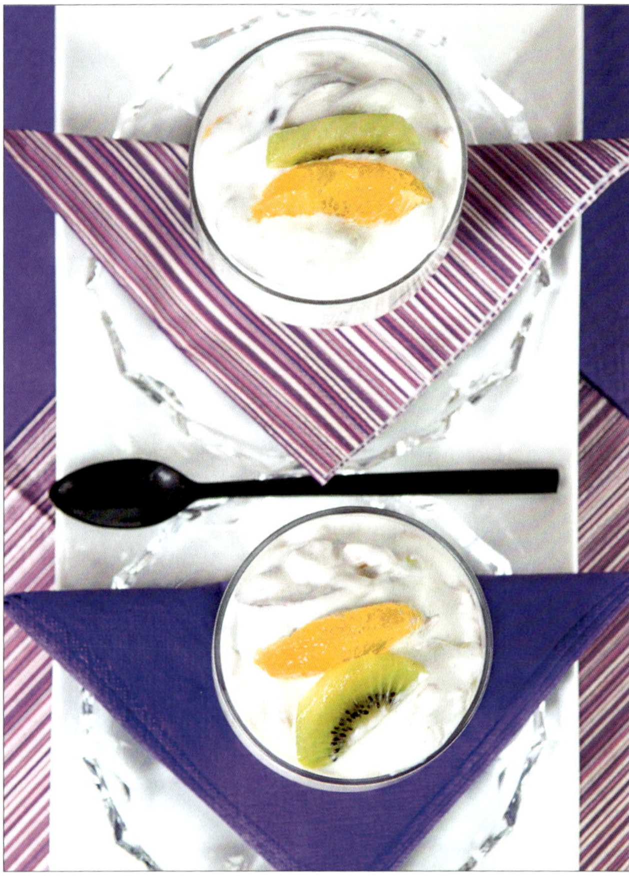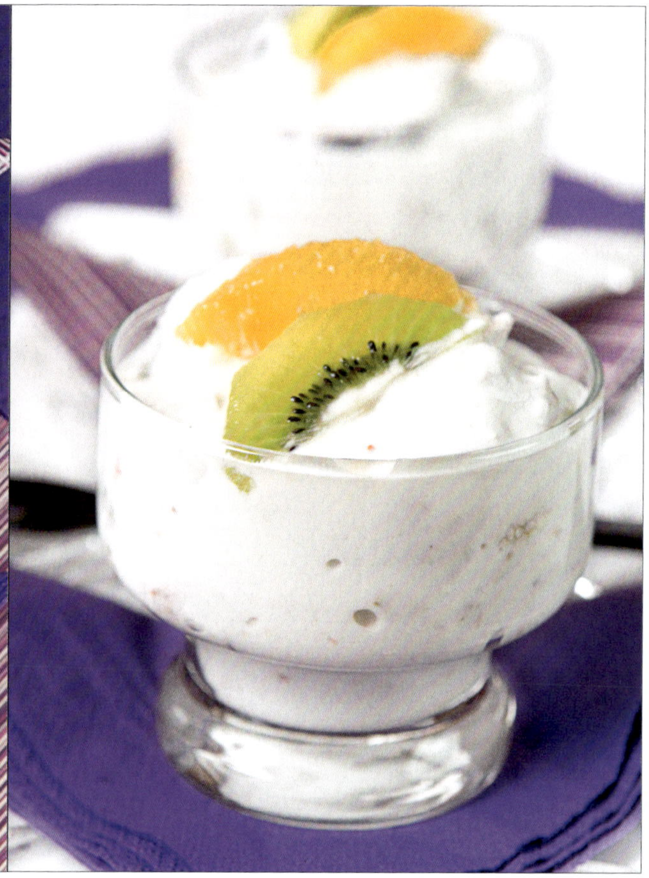

Früchtequark

Zutaten
2 Portionen

250 g Quark, 20 % Fett i.Tr.
Steviapulver
3 EL Mineralwasser
2 Kiwis
1 Orange
1 Feige
30 g Walnüsse

Den Quark mit Steviapulver nach Belieben süßen, das Mineralwasser zugeben und mit dem Handrührgerät cremig aufschlagen.

Die Kiwis schälen, halbieren und in Scheiben schneiden.

Die Orange schälen und mit einem scharfen Messer die Filets zwischen den Trennhäuten herausschneiden.

Die Feige waschen und achteln.

Die Walnüsse grob hacken.

Alle Zutaten mit dem Quark mischen, in Schälchen anrichten und mit etwas Obst dekorieren.

Pro Portion	kcal	kJ	Fett	Eiweiß	KH
Gesamt ca.	304,7	1278,1	17,1	18,3	14,7

Zubereitungszeit: ca. 10 Minuten

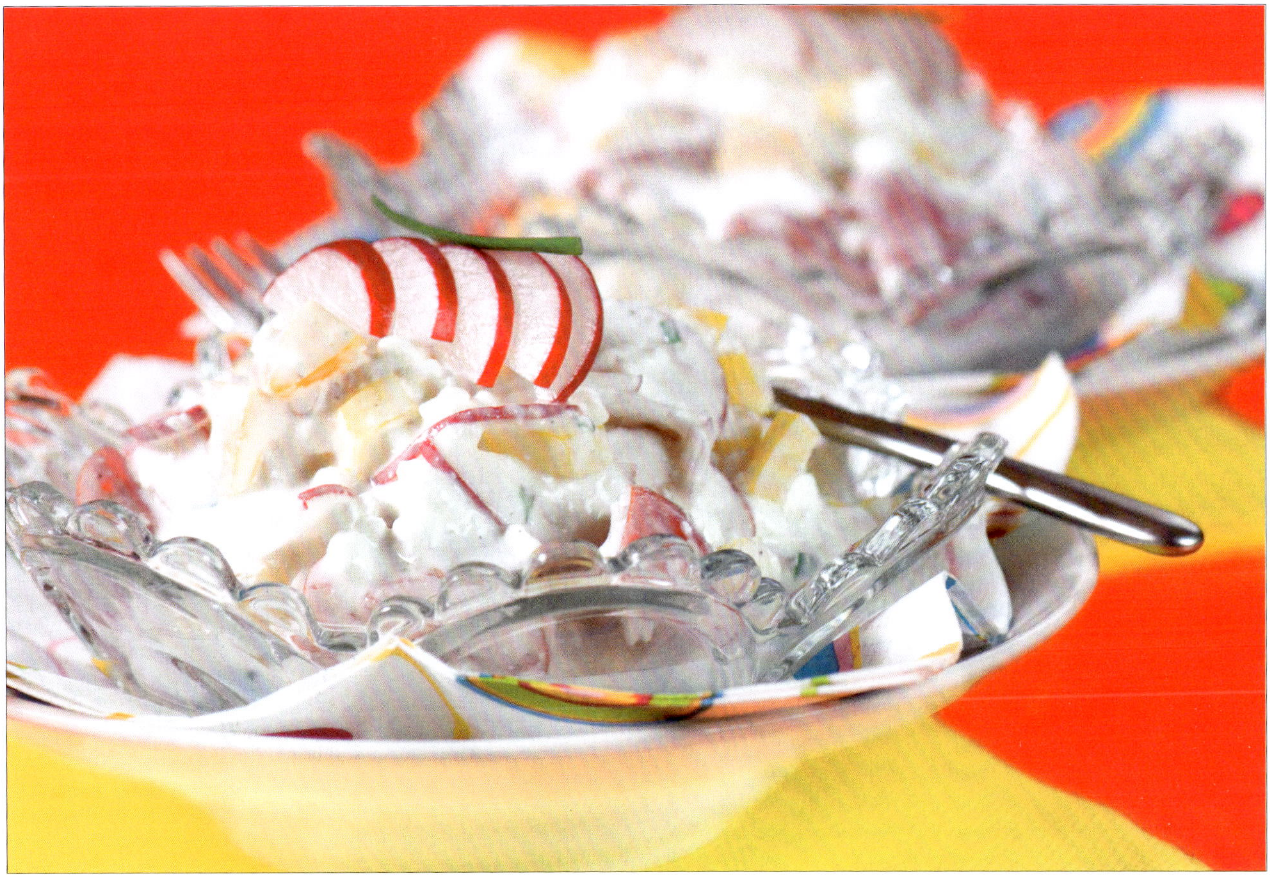

Hüttenkäse mit Putenbrust

Hüttenkäse mit dem Joghurt vermischen.

Die Schalotte schälen und würfeln.

Die Radieschen waschen, halbieren und in dünne Scheiben schneiden.

Die Cocktailtomaten waschen und achteln.

Die Paprika waschen und in schmale Streifen schneiden.

Den Apfel schälen, entkernen und in kleine Stücke schneiden.

Den Schnittlauch waschen, trocknen und in Röllchen schneiden.

Die Putenbrust in mundgerechte Stücke schneiden.

Alle Zutaten mit dem Hüttenkäse mischen und mit Salz und Pfeffer würzen.

Zutaten
2 Portionen

200 g Hüttenkäse
100 g Joghurt
1 Schalotte
5 Radieschen
5 Cocktailtomaten
50 g Paprika, gelb
1 Apfel
1 Bund Schnittlauch
50 g Putenbrust, geräuchert
Salz
Pfeffer, schwarz, frisch gemahlen

Pro Portion	kcal	kJ	Fett	Eiweiß	KH
Gesamt ca.	207,0	867,4	5,5	21,9	12,7

Zubereitungszeit: ca. 10 Minuten

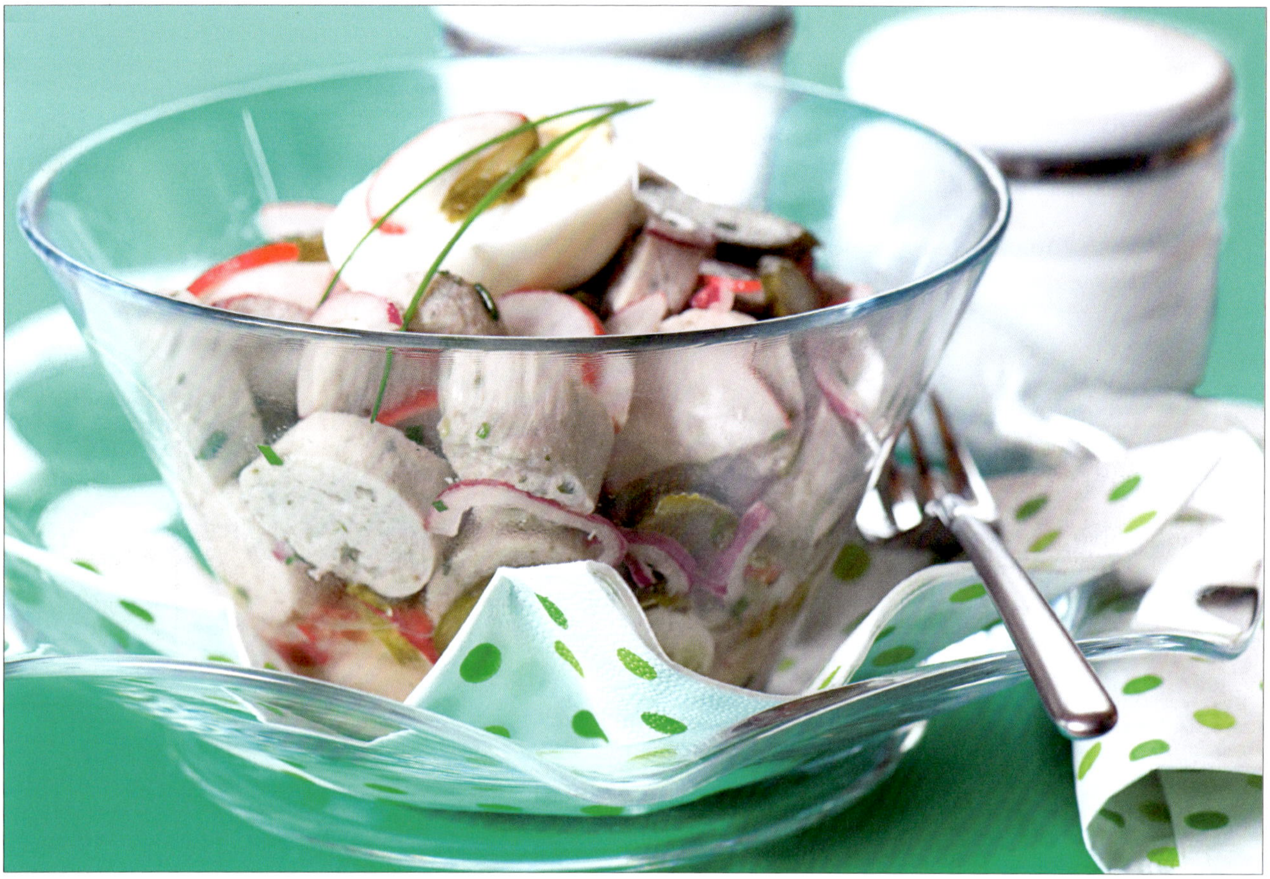

Weißwurstsalat

Zutaten
2 Portionen

4 Weißwürste
1 rote Zwiebel
6 Radieschen
1 Bund Schnittlauch
4 Cornichons
2 EL Weißweinessig
2 EL Sonnenblumenöl
1 TL Senf, mittelscharf
Salz
Pfeffer, weiß, frisch gemahlen
1 Ei, hart gekocht

Die Weißwürste in heißem Wasser ca. 7 Minuten ziehen lassen, mit einer Schaumkelle herausnehmen und etwas erkalten lassen.

Die Haut abziehen und die Wurst in Stücke schneiden.

Die Zwiebel schälen, halbieren und mit den gewaschenen Radieschen in dünne Scheiben schneiden.

Den Schnittlauch waschen, trocknen und in feine Röllchen schneiden.

Die Cornichons abtropfen lassen und in dünne Scheiben schneiden.

Ein Dressing aus Weißweinessig, Sonnenblumenöl, Senf, Salz und Pfeffer rühren und mit allen Zutaten mischen.

Den Weißwurstsalat anrichten und mit einem halben Ei garnieren.

Pro Portion	kcal	kJ	Fett	Eiweiß	KH
Gesamt ca.	456,0	1908,1	38,5	19,9	5,1

Zubereitungszeit: ca. 10 Minuten

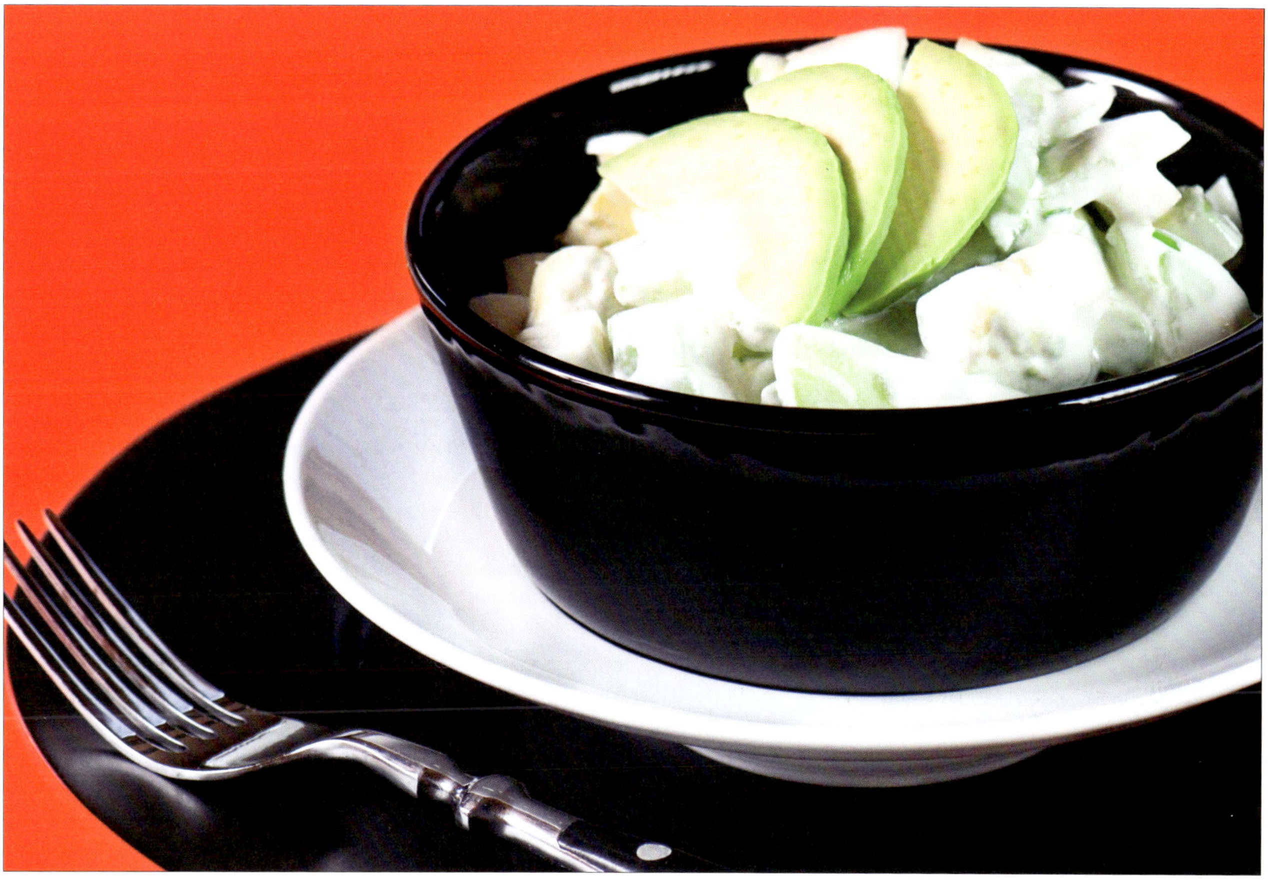

Eiersalat mit Avocado

Die Eier hart kochen, schälen, halbieren und in Stücke schneiden.

Die Salatgurke schälen und in schmale Scheiben schneiden.

Den Schnittlauch waschen, trocknen und in feine Röllchen schneiden.

Die Avocado schälen, das Fruchtfleisch vom Kern lösen und in mundgerechte Stücke schneiden.

Die Limette halbieren und den Saft auspressen.

Mayonnaise, Sauerrahm und Limettensaft mischen und mit Salz, Pfeffer und Koriander würzen.

Alle Salatzutaten mit der Marinade mischen und in Schälchen anrichten.

Zutaten
2 Portionen

4 Eier
200 g Salatgurke
1 Bund Schnittlauch
1 Avocado
1 Limette
50 g Mayonnaise
100 g Sauerrahm, 15 % Fett i.Tr.
Salz
Pfeffer, weiß, frisch gemahlen
Korianderpulver

Pro Portion	kcal	kJ	Fett	Eiweiß	KH
Gesamt ca.	452,2	1895,1	37,9	16,2	7,0

Zubereitungszeit: ca. 10 Minuten

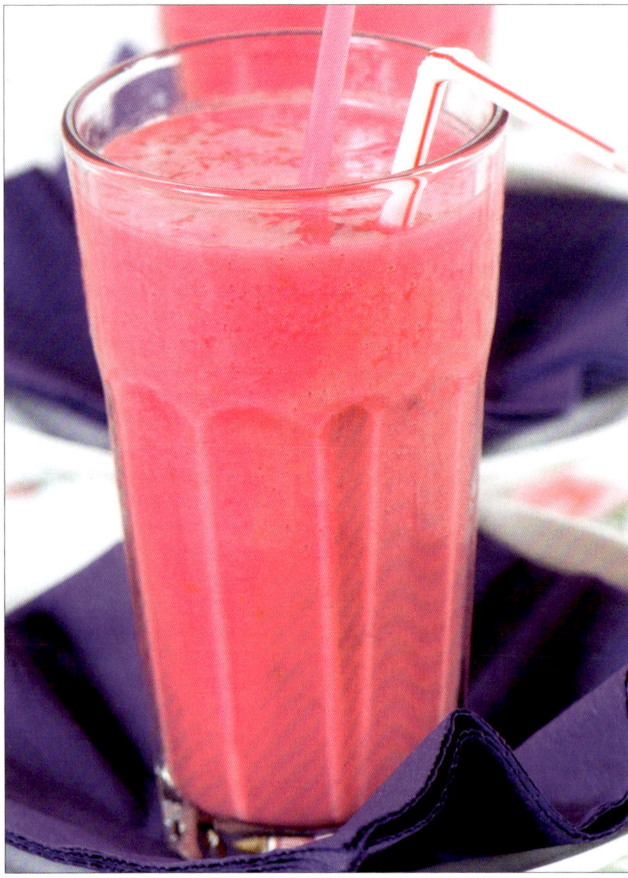 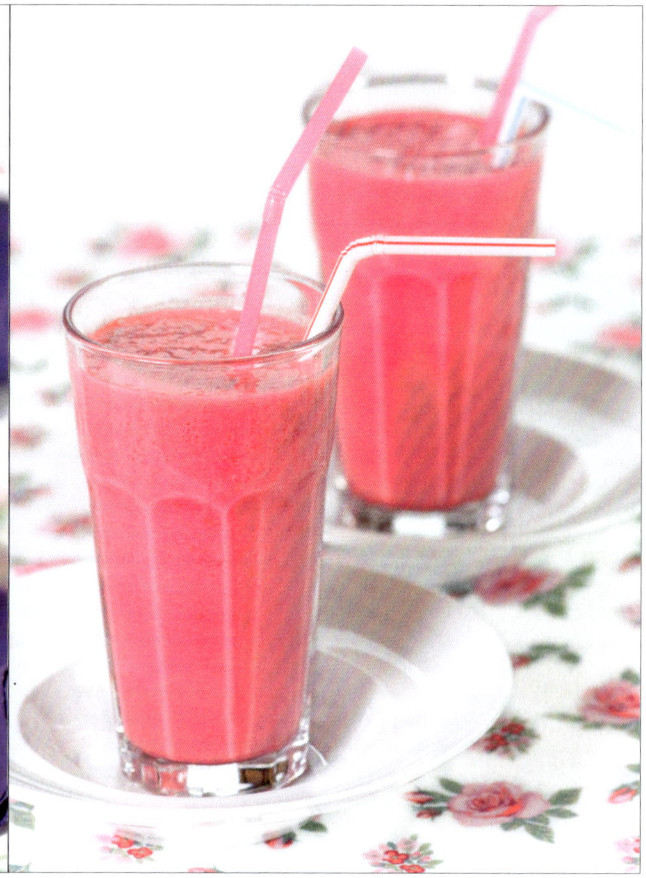

Himbeer-Buttermilch-Smoothie

Zutaten
2 Portionen

1 Limette
250 g Himbeeren
(frisch oder tiefgefroren)
500 ml Buttermilch
Steviapulver

Die Limette halbieren und den Saft auspressen.

Himbeeren, Limettensaft und Buttermilch in einen Mixer geben, mit Steviapulver süßen und sehr fein pürieren.

In Gläser füllen und einen Trinkhalm dazu reichen.

Pro Portion	kcal	kJ	Fett	Eiweiß	KH
Gesamt ca.	141,1	588,5	1,9	10,1	14,5

Zubereitungszeit: ca. 5 Minuten

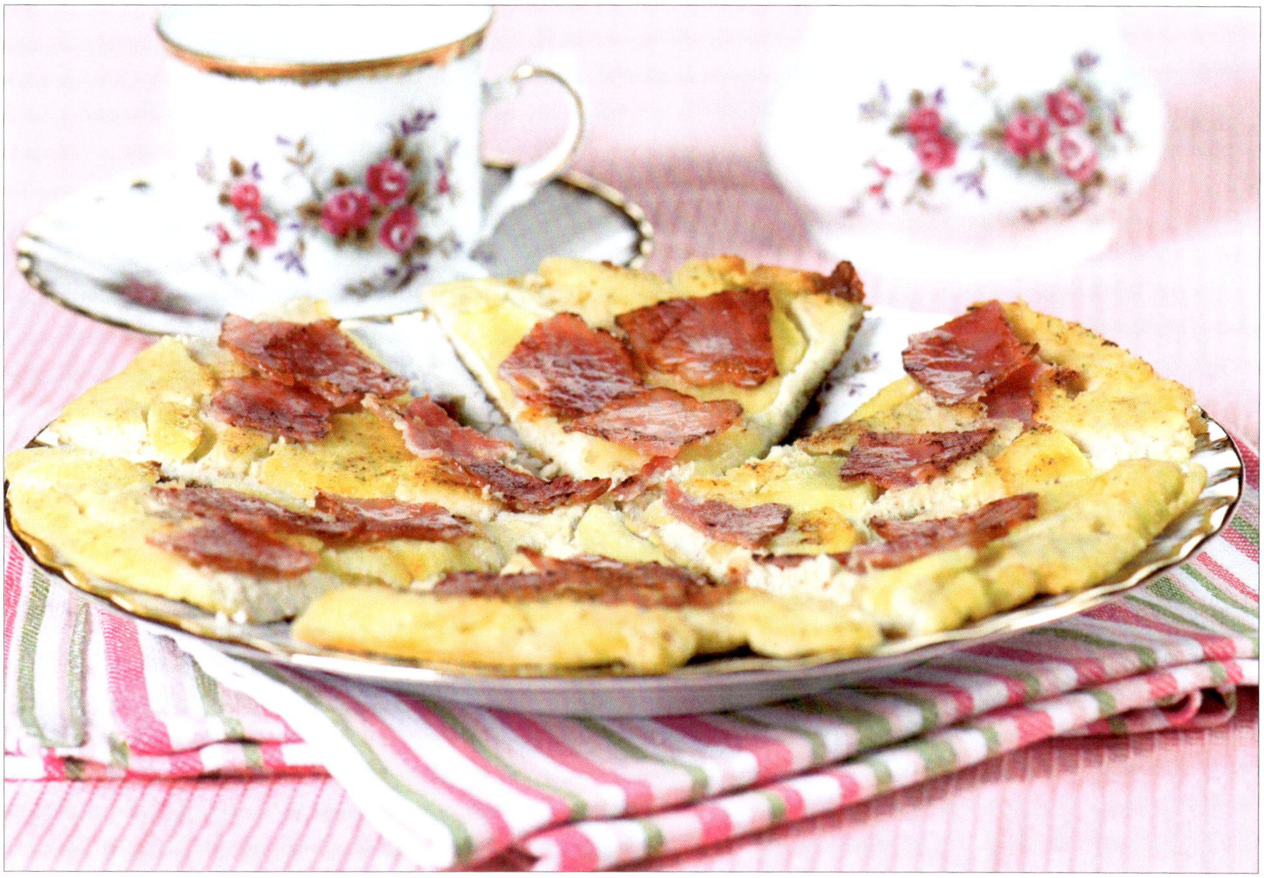

Mandelpfannkuchen

Mandelmehl, Eier und Milch mit dem Schneebesen mischen und mit Salz würzen.

Den Apfel schälen, halbieren, entkernen und in feine Scheiben schneiden.

Den Schinken in mundgerechte Stücke schneiden.

1 EL Olivenöl in einer Pfanne erhitzen und die Hälfte der Mandelmischung zugeben.

Je die Hälfte Schinken und Apfelscheiben darauflegen.

Bei milder Hitze ca. 3 Minuten goldbraun braten.

Mithilfe eines flachen Topfdeckels wenden und weitere 3 Minuten braten.

Warm stellen und den zweiten Pfannkuchen braten.

Zutaten
2 Portionen

180 g Mandelmehl
2 Eier
200 ml Milch
Salz
1 Apfel
80 g gekochter Schinken
2 EL Olivenöl

Pro Portion	kcal	kJ	Fett	Eiweiß	KH
Gesamt ca.	688,4	2882,6	43,5	29,6	7,5

Zubereitungszeit: ca. 20 Minuten

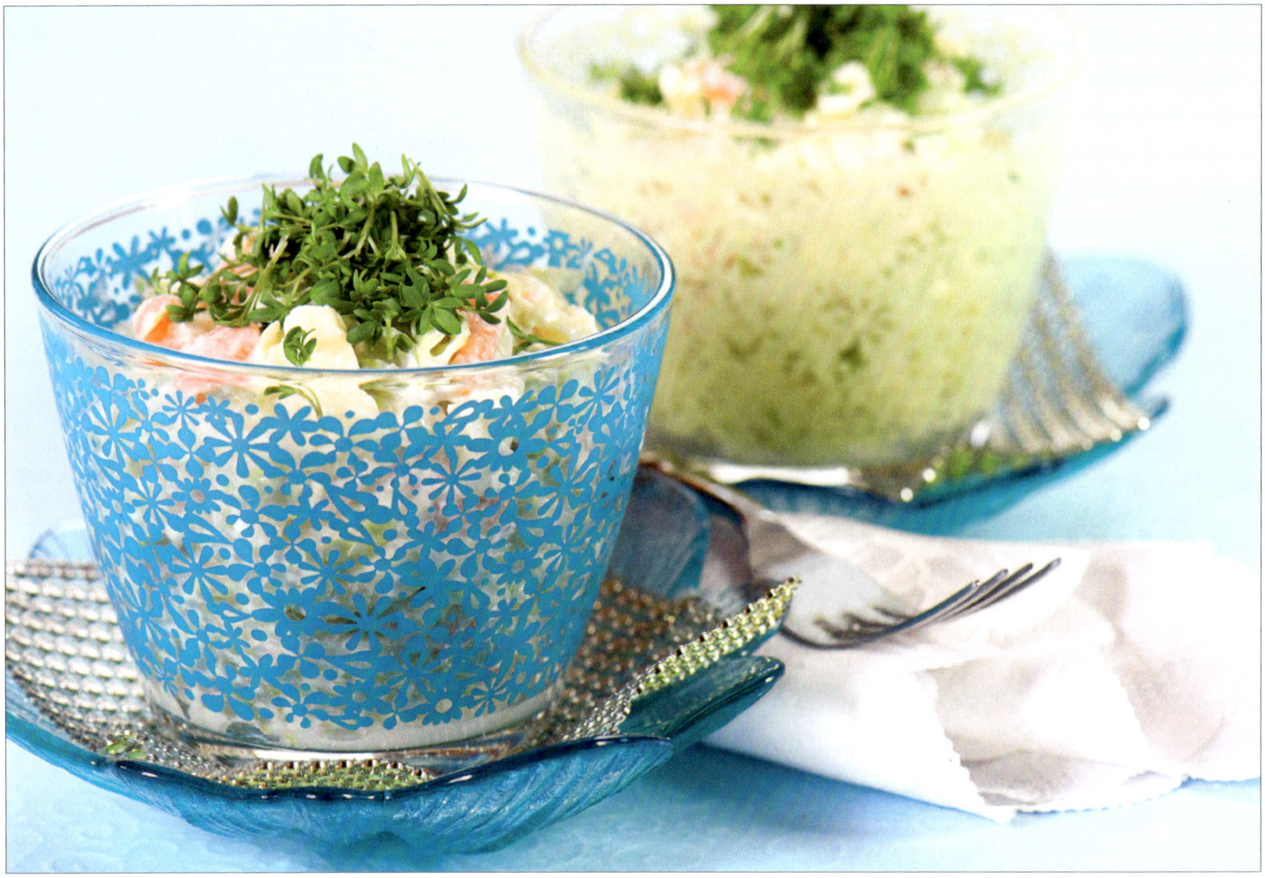

Lachs-Frischkäse-Salat

Zutaten
2 Portionen

300 g Eisbergsalat
1 Zitrone
200 g Frischkäse mit Meerrettich
100 g Lachs, geräuchert
1 Beet Kresse

Den Eisbergsalat putzen, halbieren, in feine Streifen schneiden, waschen und trocken schleudern.

Die Zitrone halbieren, den Saft auspressen und mit dem Frischkäse mischen.

Den Lachs in mundgerechte Stücke schneiden.

Alle Zutaten mit dem Frischkäse mischen und in Schälchen anrichten.

Kresse mit einer Schere vom Beet schneiden und über den Salat verteilen.

Pro Portion	kcal	kJ	Fett	Eiweiß	KH
Gesamt ca.	374,4	1568,3	28,8	18,6	7,4

Zubereitungszeit: ca. 10 Minuten

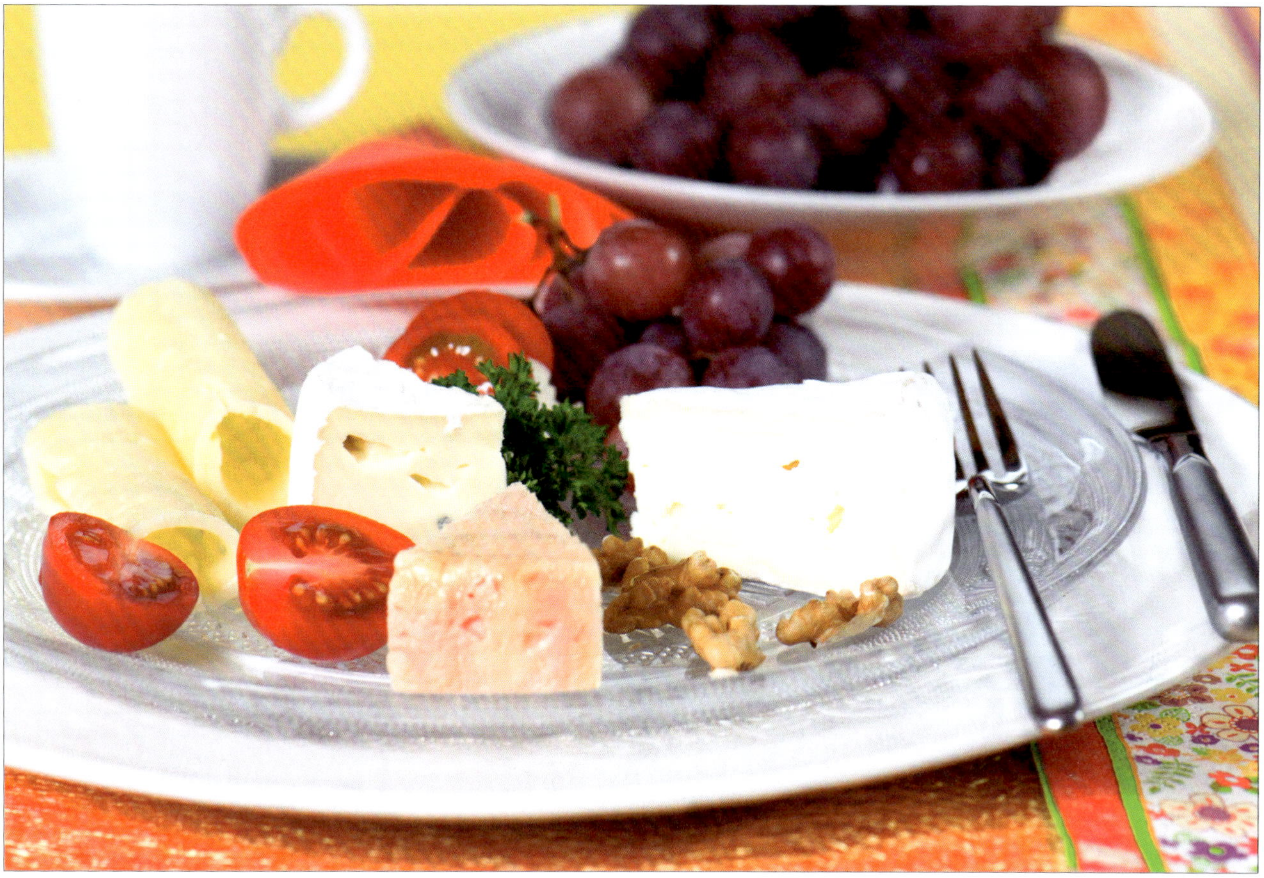

Bunter Käseteller

Die verschiedenen Käsesorten dekorativ auf zwei Teller verteilen.

Trauben und Tomaten waschen und trocknen.

Die Tomaten halbieren und mit den Trauben und den Walnüssen auf den Käsetellern verteilen.

Mit einem Petersilienzweig garnieren.

Zutaten
2 Portionen

60 g Frankendamer, 45 % Fett i.Tr.
60 g Münsterkäse, 45 % Fett i.Tr.
60 g Blauschimmelkäse, 45 % Fett i.Tr.
60 g Camembert, 30 % Fett i.Tr.
60 g Frischkäse, 17 % Fett i.Tr.
100 g Weintrauben, blau
4 Cocktailtomaten
30 g Walnüsse
2 Petersilienzweige

Pro Portion	kcal	kJ	Fett	Eiweiß	KH
Gesamt ca.	481,5	2010,0	35,7	27,6	9,2

Zubereitungszeit: ca. 10 Minuten

Lunch

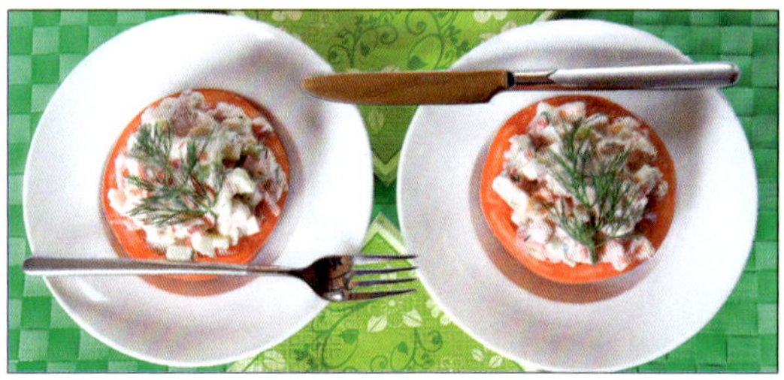

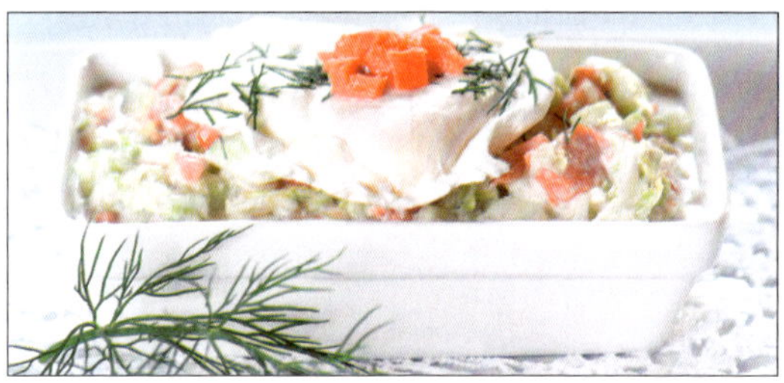

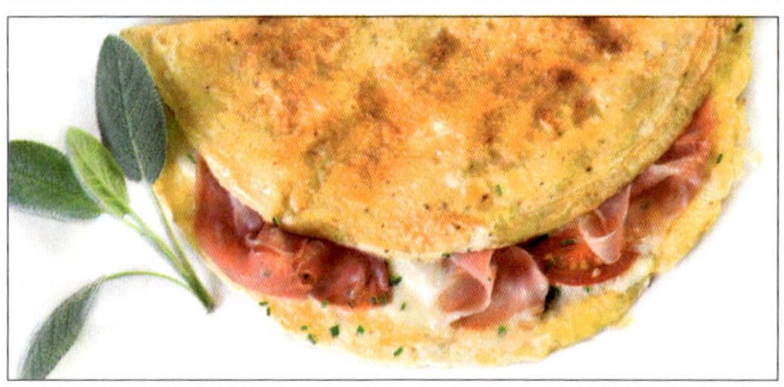

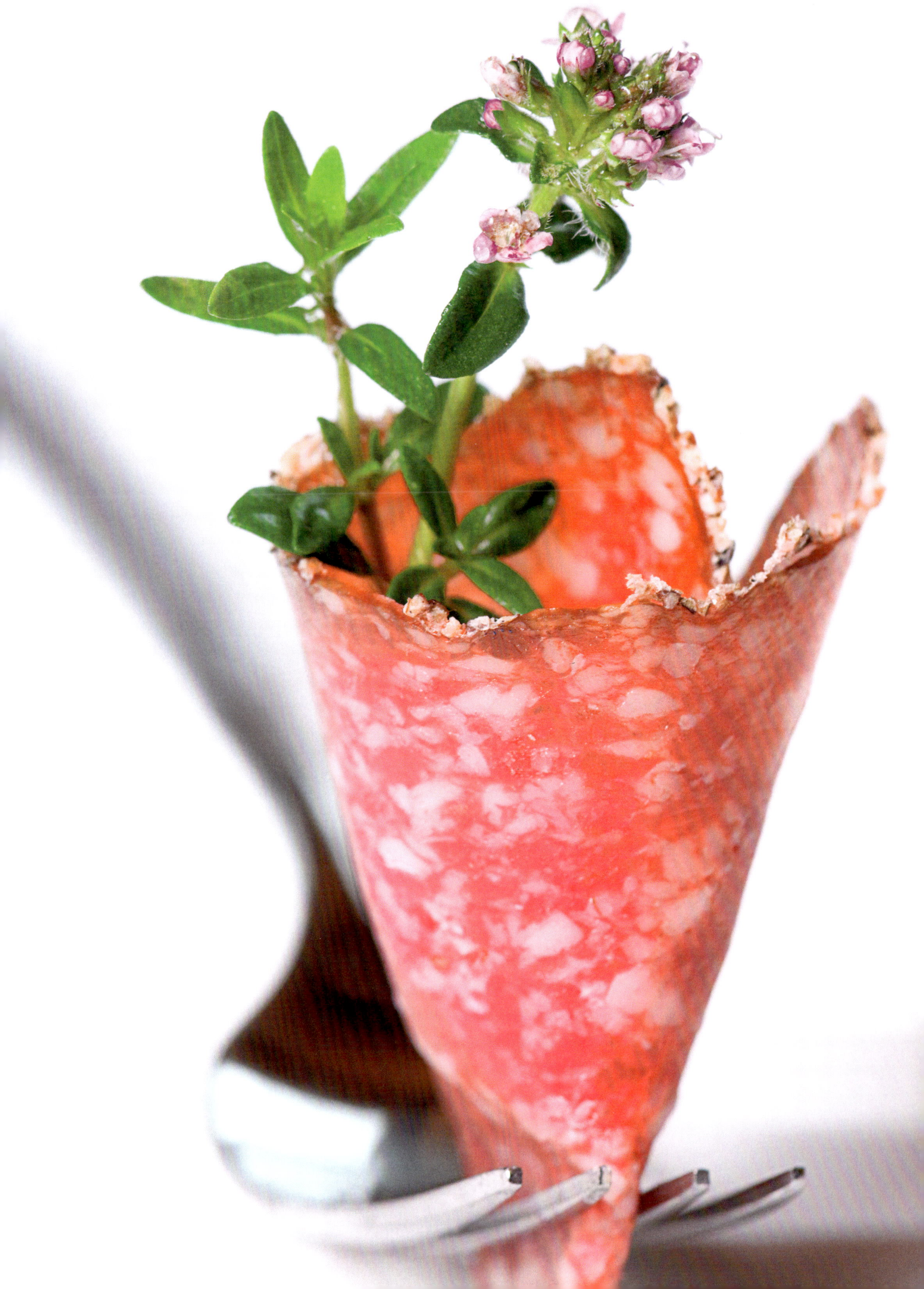

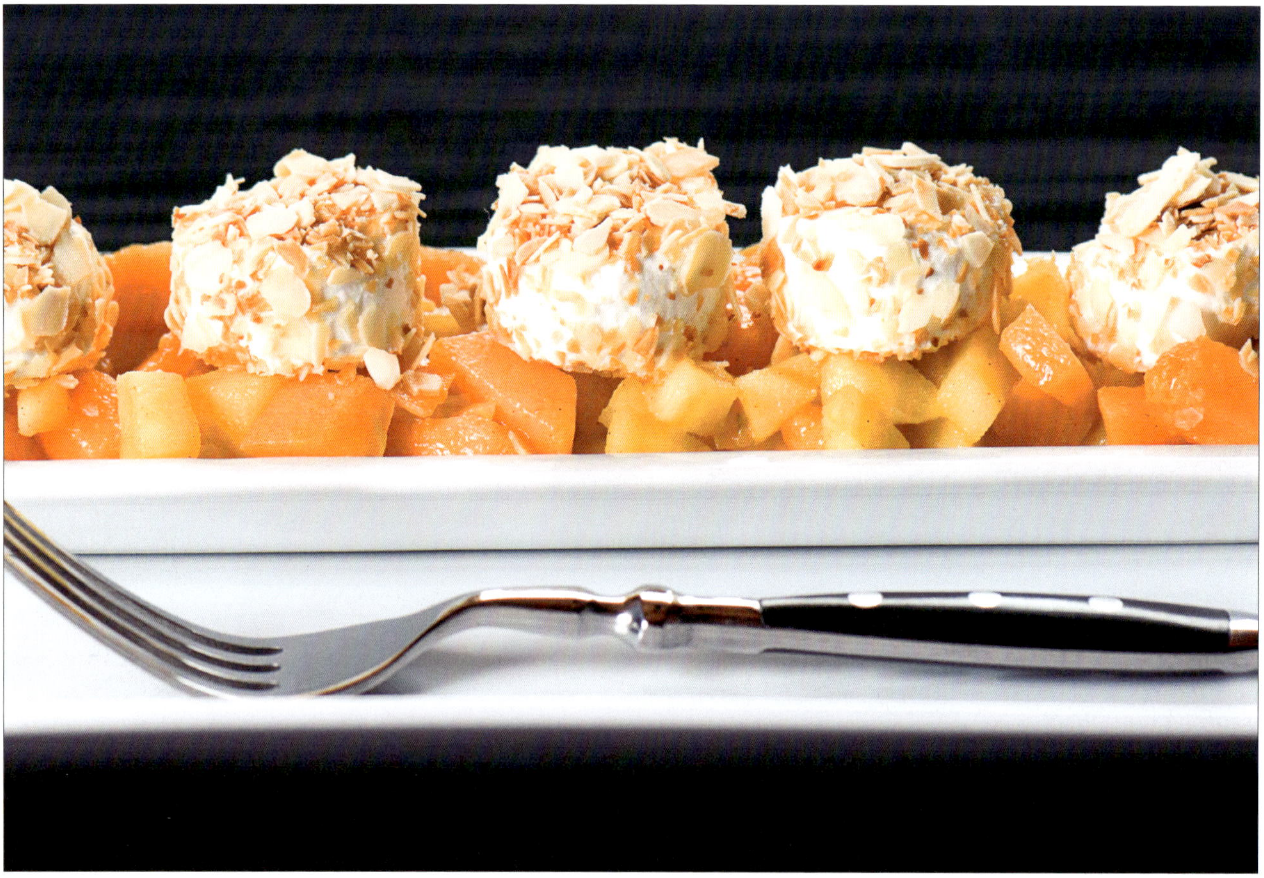

Ziegenfrischkäse mit Mandeln

Zutaten
2 Portionen

50 g Mandeln, blanchiert, gehobelt
10 Ziegenfrischkäse-Taler (ca. 200 g)
1 Apfel
5 g Butter
200 g Honigmelone
1 Limette
1 EL Balsamico bianco
2 EL Olivenöl
Cayennepfeffer
Pfeffer, bunt, frisch gemahlen

Die Mandeln in einer beschichteten Pfanne ohne Fettzugabe anrösten, bis sie duften.

Die Ziegenfrischkäse-Taler in den Mandeln wälzen, leicht andrücken und kühl stellen.

Den Apfel schälen, entkernen und in feine Würfel schneiden. Die Butter in einer Pfanne erhitzen und die Apfelwürfel darin leicht andünsten.

Die Honigmelone schälen, die Kerne ausschaben und das Fruchtfleisch in Stücke schneiden. Apfel- und Honigmelonenstücke miteinander mischen.

Die Limette halbieren und auspressen.

Aus dem Limettensaft, Balsamico, Olivenöl, Cayennepfeffer und gemahlenem Pfeffer ein Dressing rühren und mit dem Fruchtfleisch vermengen.

Auf zwei Tellern anrichten und die Ziegenfrischkäse-Taler darauf verteilen.

Pro Portion	kcal	kJ	Fett	Eiweiß	KH
Gesamt ca.	486,4	2049,9	32,2	19,1	22,5

Zubereitungszeit: ca. 10 Minuten

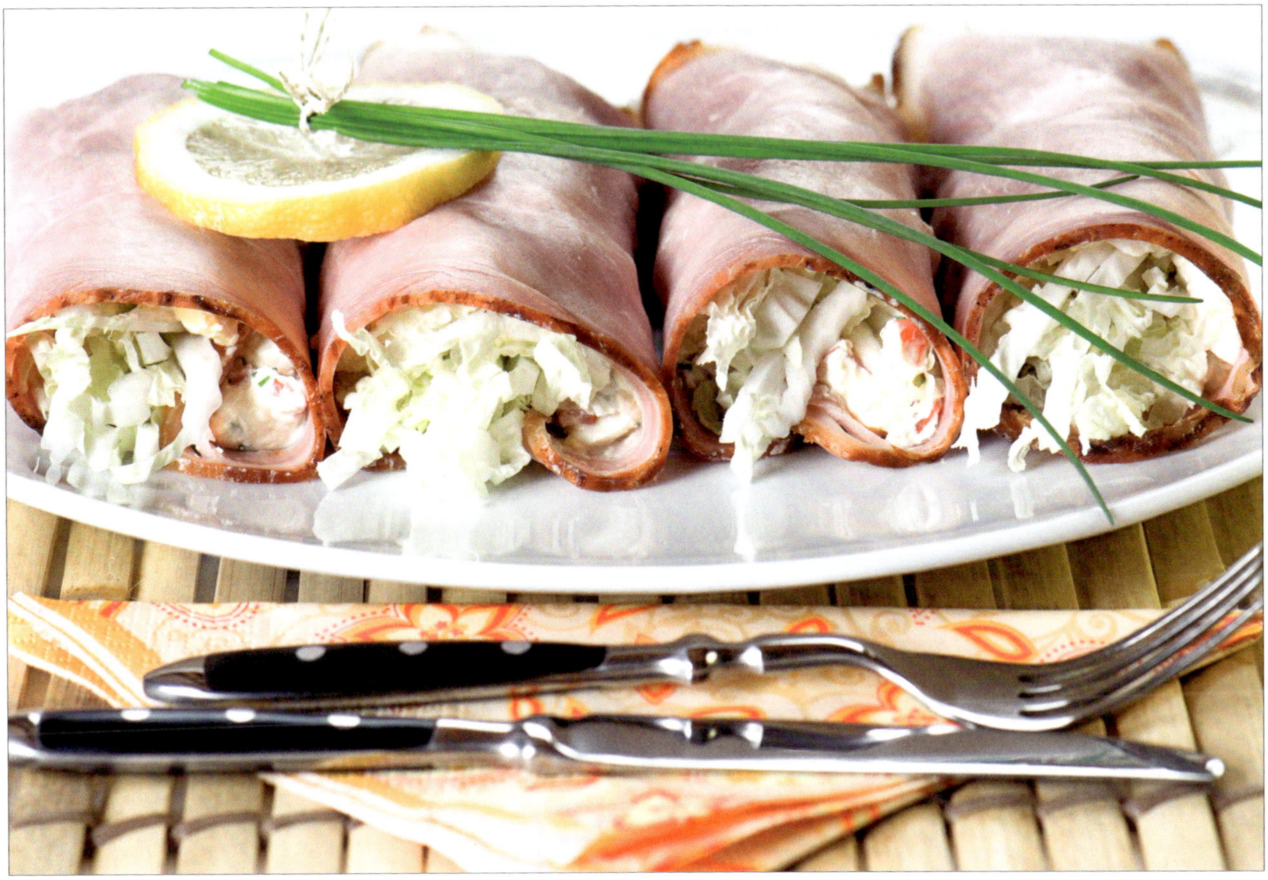

Schinkenröllchen mit Chinakohl

Zutaten
2 Portionen

200 g Frischkäse
100 g Tomaten
50 g eingelegte saure Gurken
2 Eier, hart gekocht
1 Bund Schnittlauch
1 EL Zitronensaft
Salz
Pfeffer, schwarz, frisch gemahlen
Cayennepfeffer
150 g Chinakohl
4 Scheiben Kochschinken

Den Frischkäse in eine Schüssel geben.

Die Tomaten waschen, halbieren und in feine Würfel schneiden.

Die sauren Gurken abtropfen lassen und sehr fein würfeln.

Die hart gekochten Eier schälen, halbieren und klein hacken.

Schnittlauch waschen, trocknen und in feine Röllchen schneiden.

Alle Zutaten unter den Frischkäse mischen und mit Zitronensaft, Salz, Pfeffer und Cayennepfeffer würzen.

Den Chinakohl putzen, waschen, trocken schütteln und in sehr feine Streifen schneiden.

Den gekochten Schinken auslegen, auf jede Scheibe eine Portion Frischkäsemischung streichen, mit Chinakohl belegen und zusammenrollen.

Pro Portion	kcal	kJ	Fett	Eiweiß	KH
Gesamt ca.	383,4	1606,1	24,6	25,4	7,9

Zubereitungszeit: ca. 15 Minuten

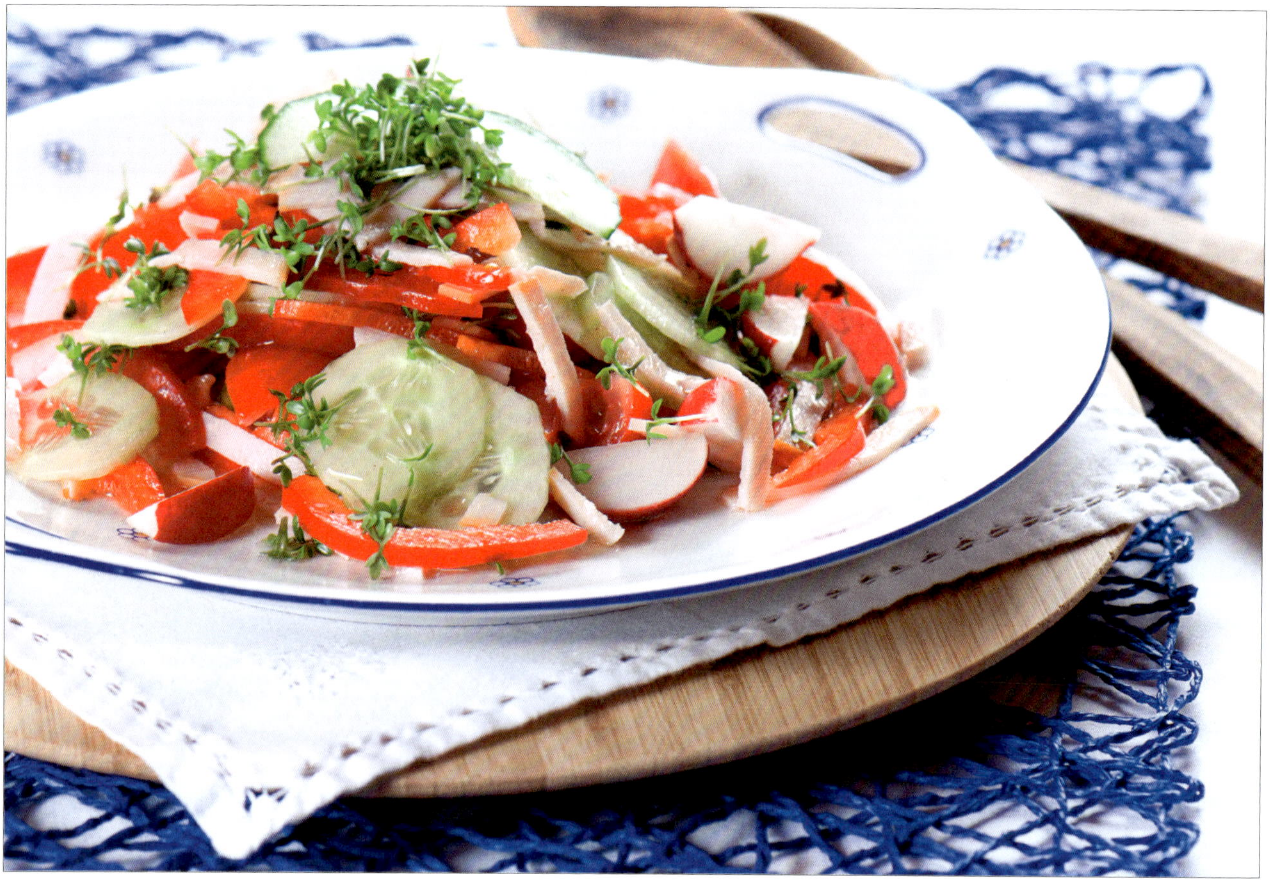

Bunter Geflügelsalat

Zutaten
2 Portionen

150 g Geflügelaufschnitt
150 g Cocktailtomaten
100 g Paprika, rot
100 g Salatgurke
6 Radieschen
1 Schalotte
1 Beet Brunnenkresse
2 EL Sonnenblumenöl
2 EL Weißweinessig
Salz
Pfeffer, bunt, frisch gemahlen

Den Geflügelaufschnitt in feine Streifen schneiden.

Die Cocktailtomaten waschen und vierteln.

Die Paprika waschen, halbieren, entkernen und in feine Streifen schneiden.

Die Salatgurke waschen, schälen und in dünne Scheiben schneiden.

Radieschen waschen, putzen und achteln.

Die Schalotte putzen und würfeln.

Die Brunnenkresse mit einer Schere vom Beet schneiden.

Alle Zutaten in eine Schüssel geben und mit einem Dressing aus Sonnenblumenöl, Weißweinessig, Salz und Pfeffer mischen.

Auf zwei Tellern anrichten.

Pro Portion	kcal	kJ	Fett	Eiweiß	KH
Gesamt ca.	263,5	1104,0	18,7	14,3	8,2

Zubereitungszeit: ca. 15 Minuten

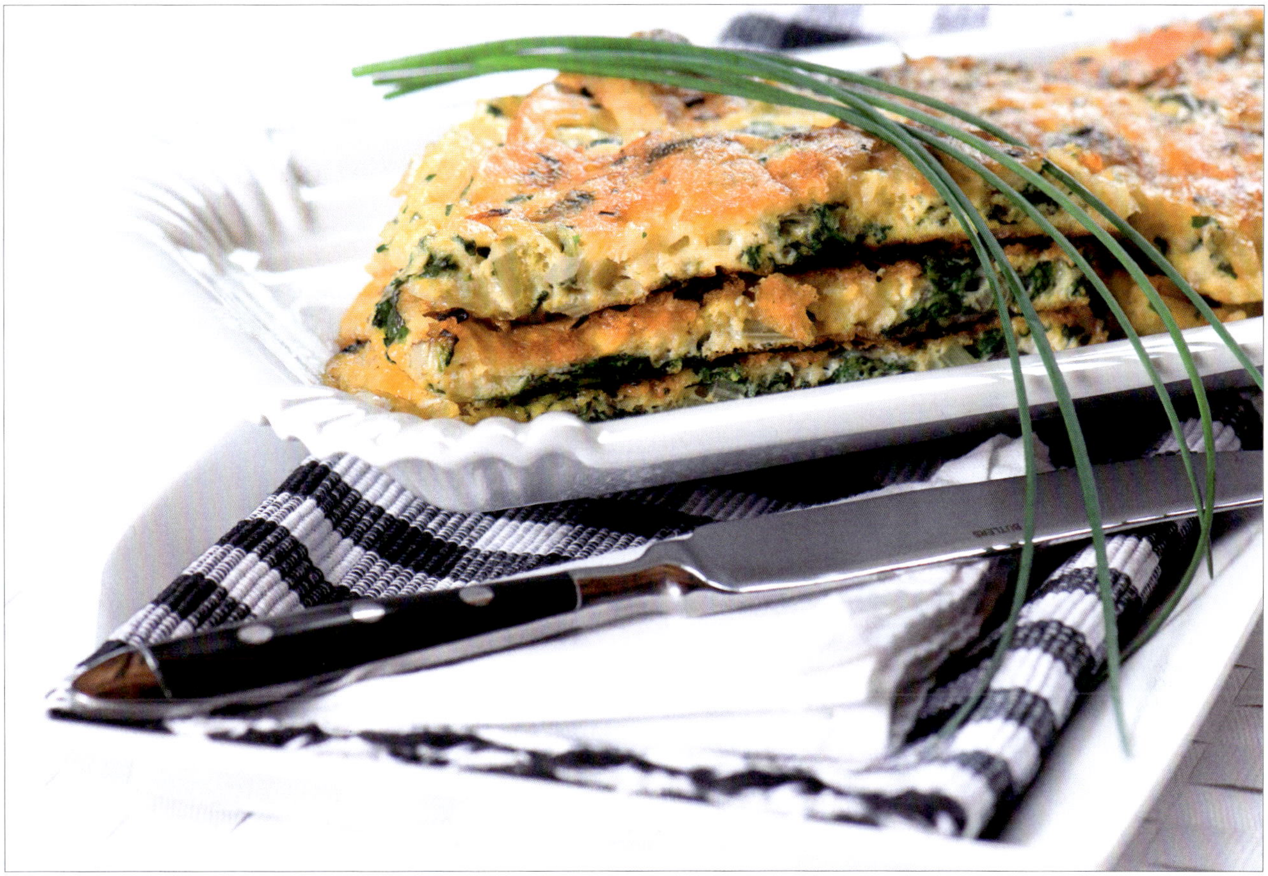

Mangold-Frittata

Die Mangoldblätter putzen, waschen, trocknen und in feine Streifen schneiden.

Die Zwiebel und den Knoblauch schälen und klein würfeln.

Den Schnittlauch waschen, trocknen und in feine Röllchen schneiden.

Den Bergkäse mit einem Gemüsehobel reiben.

Die Eier aufschlagen und in einer Schüssel mit Salz und Pfeffer verquirlen. Den Schnittlauch und den Bergkäse untermengen.

Das Olivenöl und die Butter in einer beschichteten Pfanne zergehen lassen und die Zwiebeln mit dem Knoblauch kurz andünsten. Den Mangold zugeben und ca. 3 Minuten weiterdünsten.

Die Eier über das Gemüse gießen, mit einem Deckel schließen und ca. 8 Minuten stocken lassen. Die Frittata wenden und weitere 8 Minuten stocken.

Die fertige Mangold-Frittata auf einen großen Teller gleiten lassen und in Portionen schneiden.

Zutaten
2 Portionen

100 g Mangold
1 Zwiebel
1 Knoblauchzehe
1 Bund Schnittlauch
100 g Bergkäse
4 Eier
Salz
Pfeffer, schwarz, frisch gemahlen
2 EL Olivenöl
10 g Butter

Pro Portion	kcal	kJ	Fett	Eiweiß	KH
Gesamt ca.	441,8	1850,5	35,6	24,9	4,7

Zubereitungszeit: ca. 20 Minuten

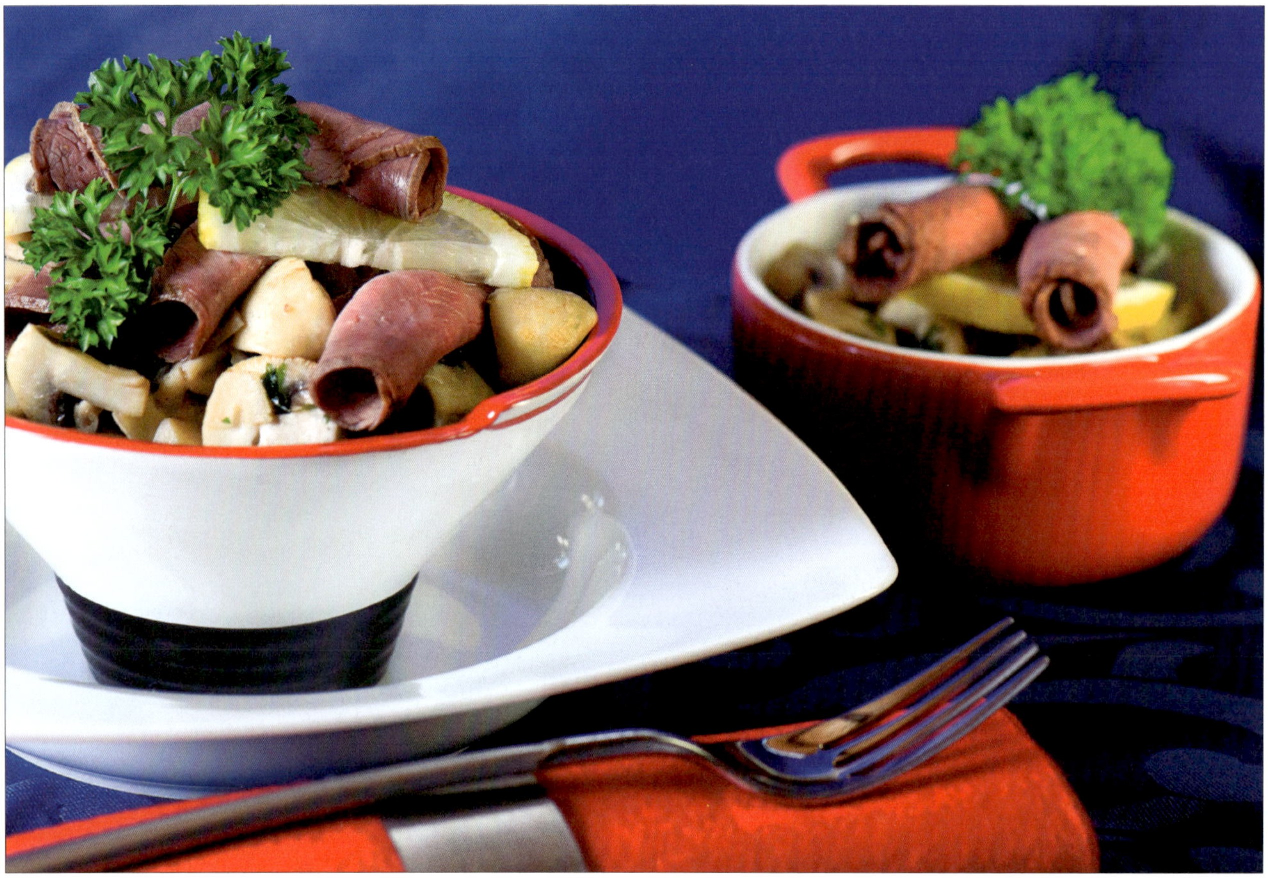

Sherry-Champignons

Zutaten
2 Portionen

400 g Champignons
4 rote Zwiebeln
2 Knoblauchzehen
1 Bund Petersilie
2 EL Olivenöl
50 ml Sherry
1 EL Zitronensaft
Salz
Pfeffer, schwarz, frisch gemahlen
Cayennepfeffer
100 g Roastbeef-Aufschnitt
2 Zitronenscheiben

Die Champignons putzen und achteln, die Zwiebeln schälen und vierteln.

Den Knoblauch schälen und in feine Würfel schneiden.

Die Petersilie waschen, trocken schütteln und klein hacken.

Das Olivenöl in einer Pfanne erhitzen, Zwiebeln und Knoblauch kurz darin anbraten.

Champignons und Petersilie zugeben und unter Rühren 5 Minuten braten.

Sherry und Zitronensaft angießen, mit Salz, Pfeffer und Cayennepfeffer würzen und die Flüssigkeit bei mittlerer Hitze etwas einkochen lassen.

Die Sherry-Champignons in Schälchen anrichten, den Roastbeef-Aufschnitt zu Röllchen drehen und verteilen.

Mit einer Zitronenscheibe und Petersilie garnieren.

Pro Portion	kcal	kJ	Fett	Eiweiß	KH
Gesamt ca.	246,6	995,0	11,9	20,7	10,9

Zubereitungszeit: ca. 15 Minuten

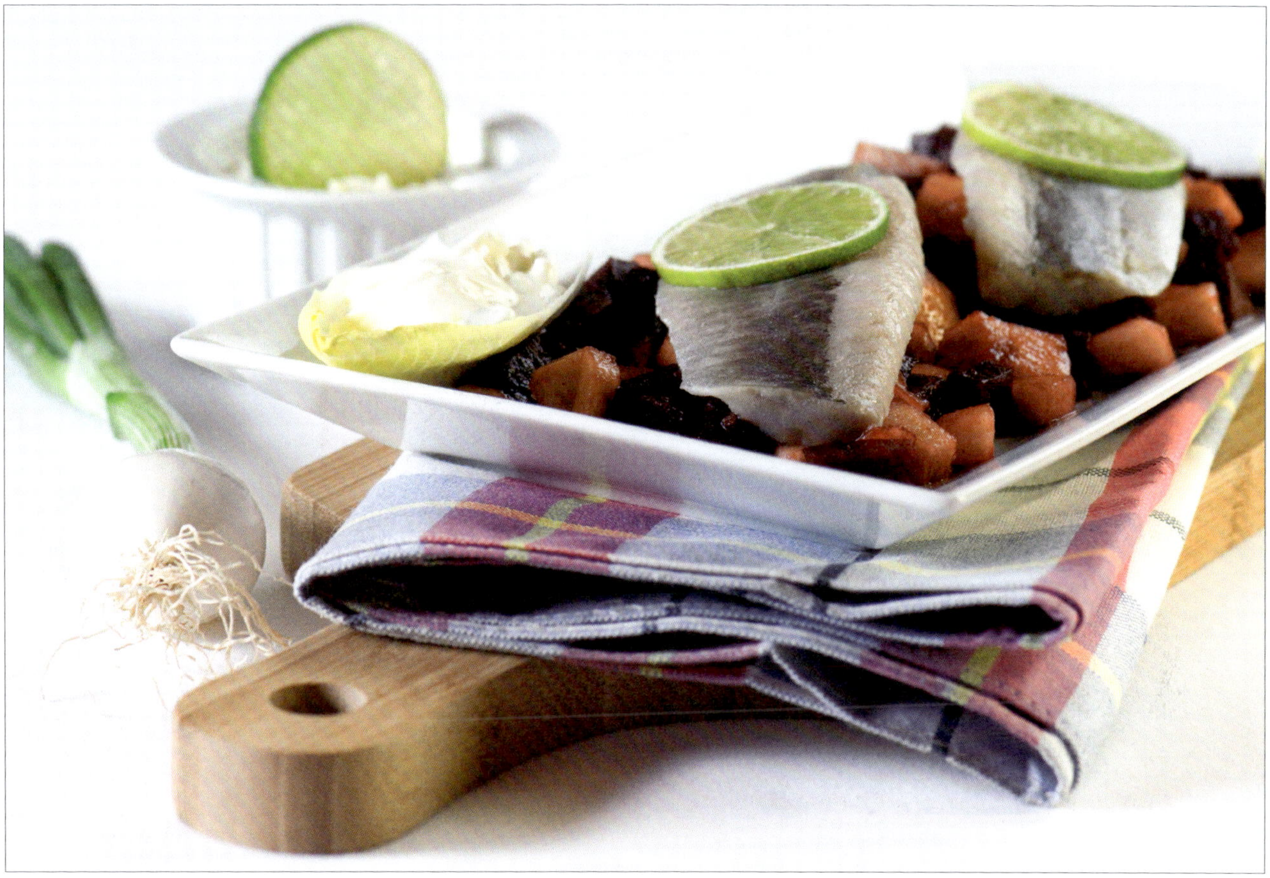

Matjesfilet auf Roter Bete

Die Matjesfilets auf einem Küchenkrepp abtropfen lassen.

Rote Bete abpellen und die Birne schälen.

Beide Zutaten in große Würfel schneiden, in eine Schüssel geben und mit einem Dressing aus Balsamico, Olivenöl, Limettensaft, Salz, Pfeffer und Cayennepfeffer mischen.

Den Ingwer schälen und fein hobeln.
Die Lauchzwiebeln putzen, waschen und in feine Röllchen schneiden.

Ingwer und Zwiebelringe mit der Crème fraîche verrühren und mit Salz und Pfeffer würzen.

Den Chicorée in einzelne Blätter zerteilen und waschen.

Das Rote-Bete-Ragout auf Tellern anrichten, jeweils zwei Matjesfilets darüberlegen und mit einer Limettenscheibe garnieren.

Die vier Chicoréeblätter mit der Crème fraîche füllen und verteilen.

Zutaten
2 Portionen

4 Matjesfilets (ca. 300 g)
200 g Rote Bete, fertig gekocht
1 Birne
2 EL Balsamico, rot
2 EL Olivenöl
2 EL Limettensaft
Salz
Pfeffer, bunt, frisch gemahlen
Cayennepfeffer
10 g Ingwer, frisch
3 Lauchzwiebeln
100 g Crème fraîche
4 Chicoréeblätter
4 Limettenscheiben

Pro Portion	kcal	kJ	Fett	Eiweiß	KH
Gesamt ca.	475,8	1990,7	31,7	16,0	18,9

Zubereitungszeit: ca. 15 Minuten

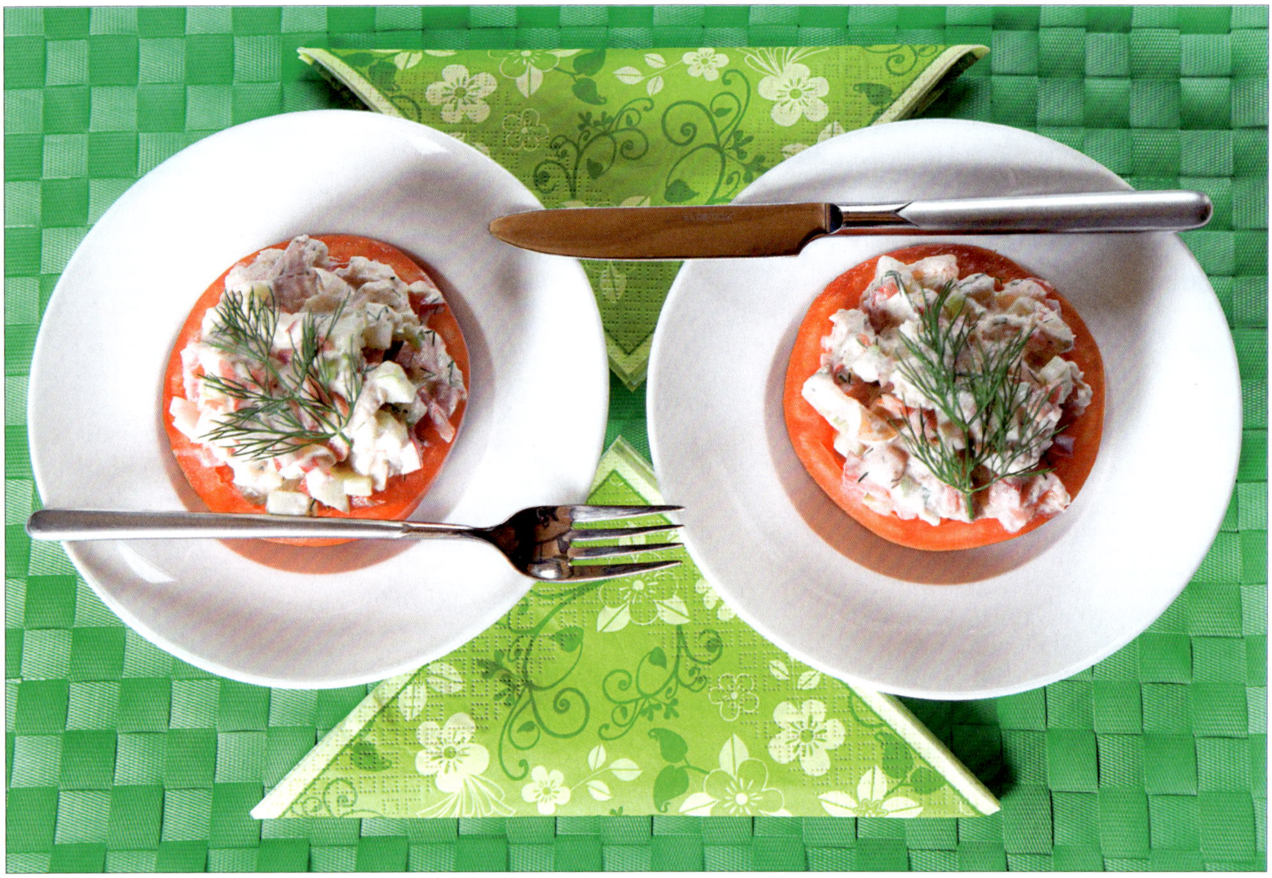

Forellentatar

Zutaten
2 Portionen

250 g geräuchertes Forellenfilet
2 Stangen Staudensellerie
1 Paprika, rot
100 g Salatgurke
1 Bund Dill
4 Fleischtomaten
100 g Crème fraîche
Salz
Pfeffer, schwarz, frisch gemahlen

Die Forellenfilets aus der Haut lösen und in kleine Stücke schneiden.

Den Staudensellerie putzen und waschen.

Die Paprika waschen, halbieren und entkernen.

Die Salatgurke schälen, längs halbieren und entkernen.

Das ganze Gemüse in feine Würfel schneiden.

Dill waschen, trocken schütteln und die Zweige abzupfen.

Die Fleischtomaten waschen, halbieren, das Fruchtfleisch mit einem Löffel herausnehmen und in kleine Würfel schneiden.

Alle Zutaten in eine Schüssel geben, die Crème fraîche unterheben und mit Salz und Pfeffer würzen.

Das Forellentatar in die Fleischtomaten füllen und mit einem Dillzweig garnieren.

Pro Portion	kcal	kJ	Fett	Eiweiß	KH
Gesamt ca.	356,5	1495,2	21,3	28,3	10,7

Zubereitungszeit: ca. 15 Minuten

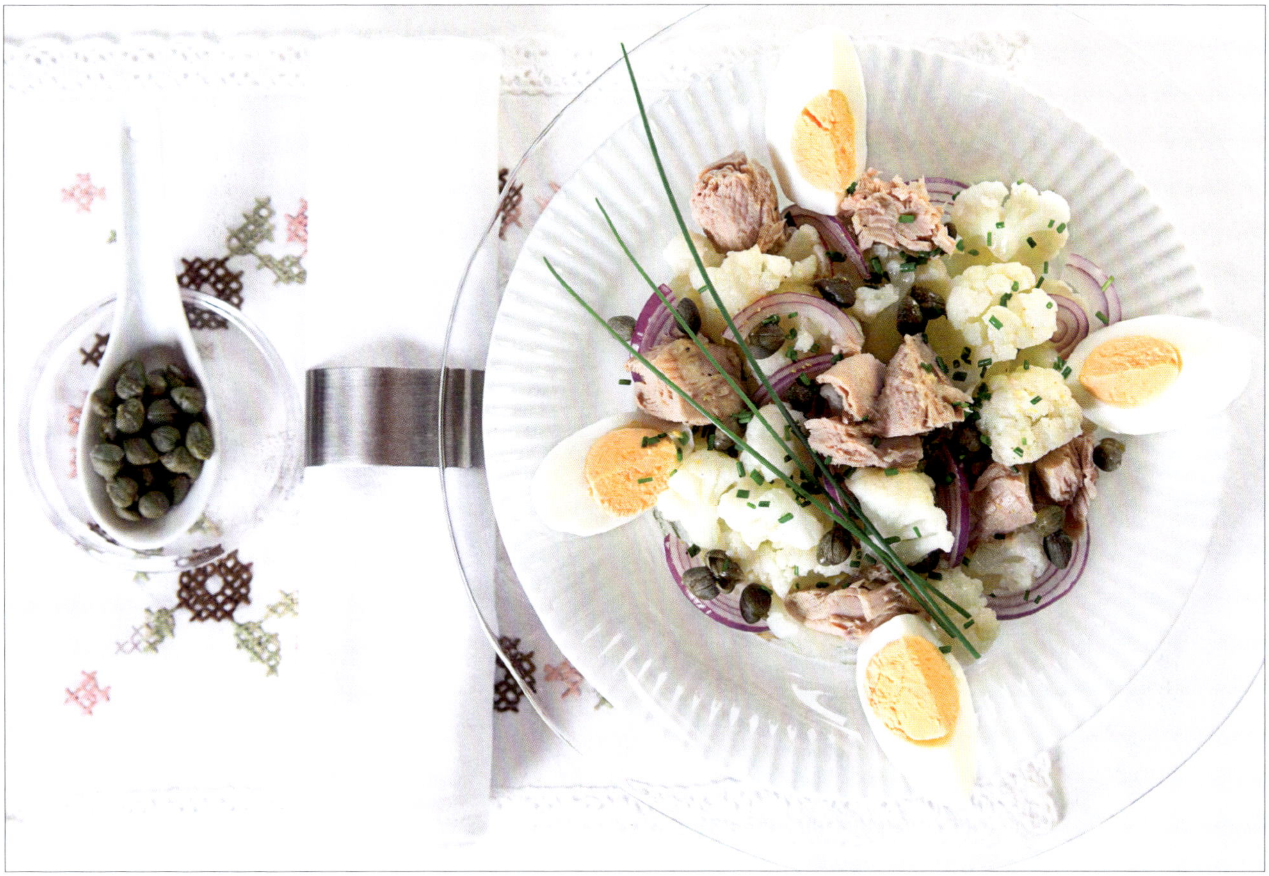

Thunfisch-Blumenkohl-Salat

Den Blumenkohl in kleine Röschen zerlegen, waschen und in heißem Salzwasser ca. 8 Minuten garen.

Die Zwiebeln schälen, halbieren und in feine Scheiben schneiden.

Die Eier hart kochen, abschrecken, schälen und vierteln.

Thunfisch und Kapern abtropfen lassen, den Thunfisch in Stücke teilen.

Den Schnittlauch waschen, trocknen und in feine Röllchen schneiden.

Alle Zutaten dekorativ auf zwei Tellern anrichten.

Mit einem Dressing aus Balsamico, Olivenöl, Senf, Salz und Pfeffer beträufeln.

Zutaten
2 Portionen

1 kleiner Blumenkohl
2 kleine Zwiebeln, rot
2 Eier
150 g Thunfisch, in eigenem Saft
20 g Kapern
1 Bund Schnittlauch
3 EL Balsamico bianco
3 EL Olivenöl
½ TL Senf, mittelscharf
Salz
Pfeffer

Pro Portion	kcal	kJ	Fett	Eiweiß	KH
Gesamt ca.	339,1	1417,0	18,4	31,0	9,3

Zubereitungszeit: ca. 15 Minuten

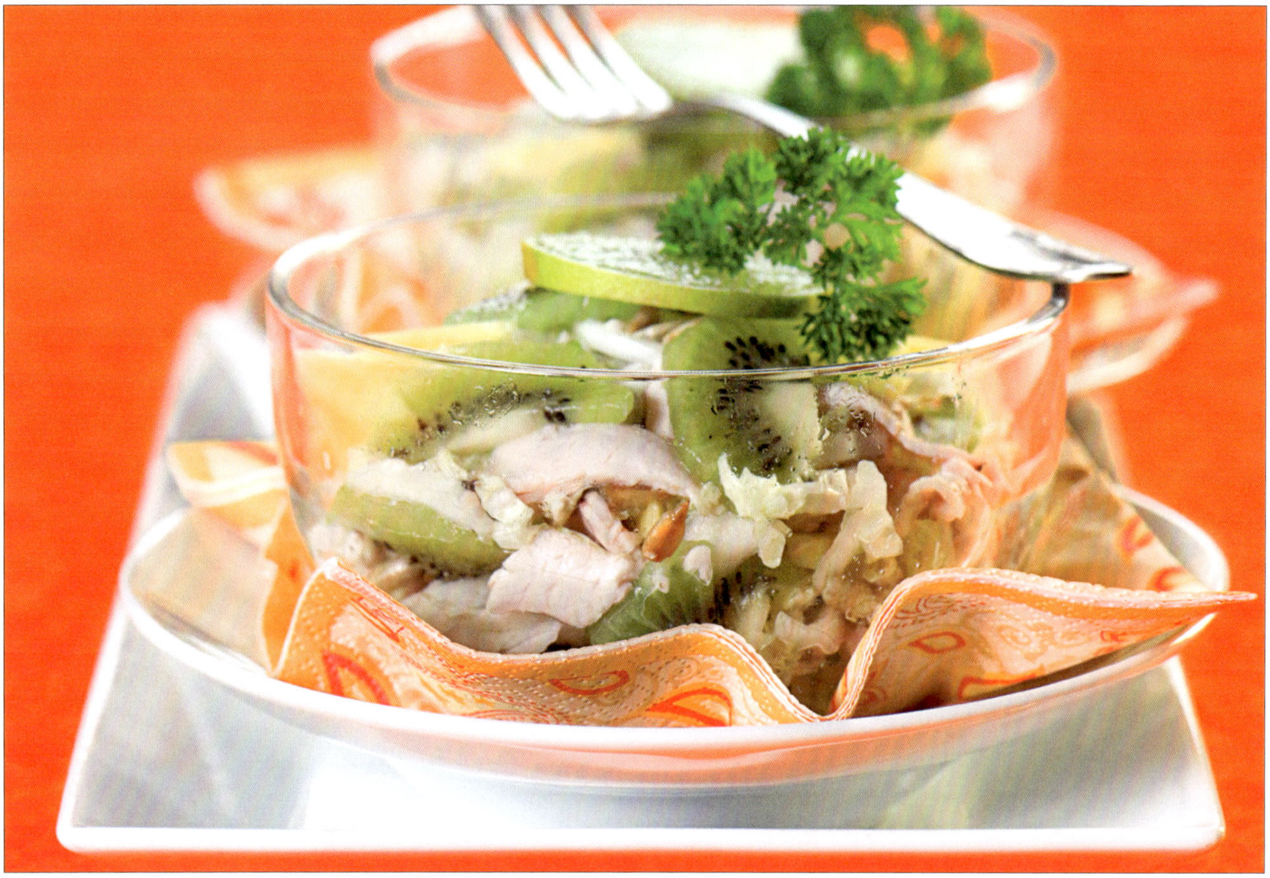

Fruchtiger Kasselersalat

Zutaten
2 Portionen

200 g Spitzkohl
Salz
Pfeffer, bunt, frisch gemahlen
1 Kiwi
1 Mango
1 Lauchzwiebel
10 g Sonnenblumenkerne
1 EL Limettensaft
3 EL Sonnenblumenöl
2 EL Balsamico bianco
Cayennepfeffer
200 g Kasseler-Aufschnitt
2 Limettenscheiben
2 Petersilienzweige

Den Spitzkohl putzen, waschen, halbieren, den Strunk herausschneiden und den Kohl in sehr feine Streifen schneiden. In eine Schüssel geben mit Salz und Pfeffer würzen und ca. 3 Minuten kräftig durchkneten.

Die Kiwi schälen, halbieren und in Scheiben schneiden.

Die Mango schälen und das Fruchfleisch in feine Scheiben schneiden.

Die Lauchzwiebel putzen und in Ringe schneiden.

Sonnenblumenkerne in einer beschichteten Pfanne goldgelb rösten.

Alle Zutaten zum Spitzkohl geben und mit einem Dressing aus Limettensaft, Sonnenblumenöl, Balsamico, Salz, Pfeffer und Cayennepfeffer mischen.

Den Kasseler-Aufschnitt in feine Streifen schneiden, unter den Salat mischen, anrichten und mit einer Limettenscheibe und einem Petersilienzweig garnieren.

Pro Portion	kcal	kJ	Fett	Eiweiß	KH
Gesamt ca.	331,7	1389,0	15,6	25,3	17,7

Zubereitungszeit: ca. 15 Minuten

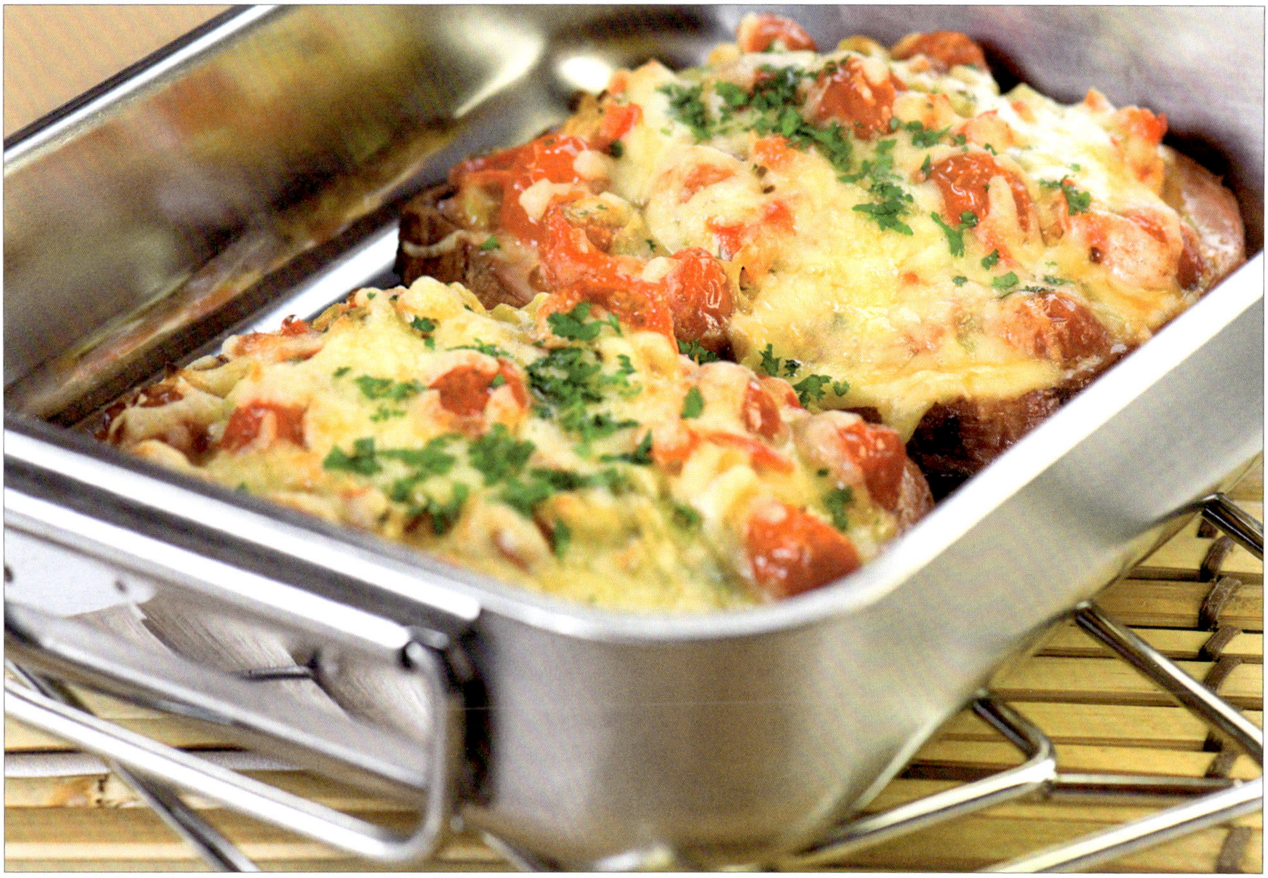

Überbackener Fleischkäse

Zutaten
2 Portionen

100 g Porree
100 g Paprika, rot
100 g Cocktailtomaten
1 Bund Petersilie
1 EL Olivenöl
240 g Fleischkäse
50 g Crème fraîche
Salz
Pfeffer, schwarz, frisch gemahlen
Paprikapulver
50 g Gouda, gerieben

Den Porree putzen, waschen und in Ringe schneiden.

Die Paprika putzen, waschen, halbieren, entkernen und in feine Streifen schneiden.

Die Tomaten waschen und halbieren.

Petersilie waschen, trocken schütteln und fein hacken.

Das Olivenöl in einer Pfanne erhitzen, den Fleischkäse auf beiden Seiten goldgelb anbraten und in eine Auflaufform legen.

Porree, Paprika, Tomaten und Petersilie in den Bratenfond geben und kurz andünsten.

Die Crème fraîche unterrühren, mit Salz, Pfeffer und Paprikapulver würzen und ca. 3 Minuten köcheln lassen.

Die Gemüsemischung auf dem Fleischkäse verteilen, den Gouda darüberstreuen und im vorgeheizten Backofen bei 200 °C ca. 10 Minuten überbacken.

Pro Portion	kcal	kJ	Fett	Eiweiß	KH
Gesamt ca.	593,2	2484,4	45,9	30,3	7,8

Zubereitungszeit: ca. 15 Minuten

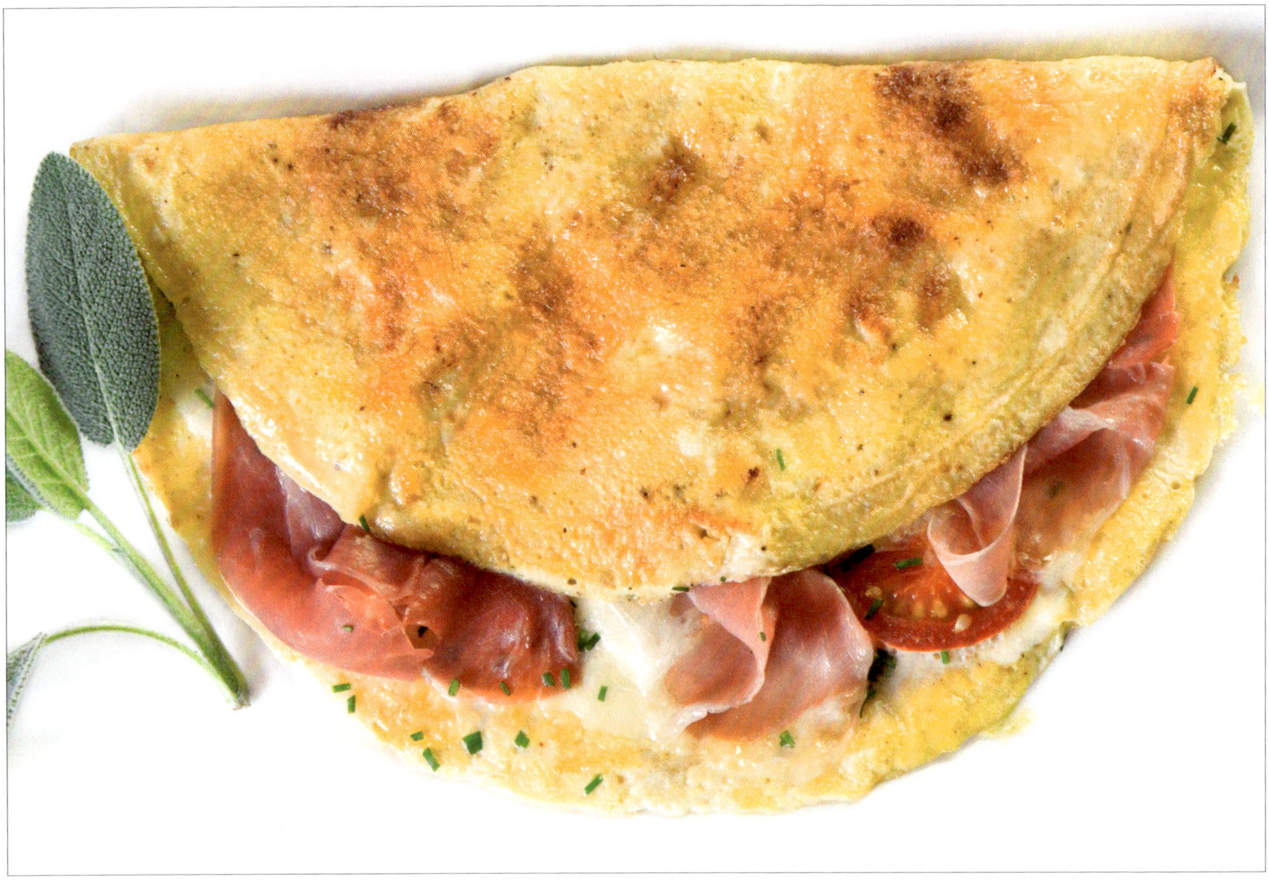

Parma-Omelett

Zutaten
2 Portionen

4 Eier
Salz
Pfeffer, schwarz, frisch gemahlen
150 g Cocktailtomaten
125 g Mozzarella
2 EL Olivenöl
10 g Butter
8 Salbeiblätter
1 Bund Schnittlauch
70 g Parmaschinken

Die Eier in eine Schüssel geben, mit Salz und Pfeffer würzen und mit einer Gabel kräftig verquirlen.

Die Tomaten waschen und in feine Scheiben schneiden. Den Mozzarella abtropfen lassen und in Scheiben schneiden.

Olivenöl und Butter in einer beschichteten Pfanne erhitzen und die Salbeiblätter darin knusprig anbraten. Aus der Pfanne nehmen und auf Küchenpapier abtropfen lassen.

Die Eier in den Bratenfond geben und zugedeckt bei mittlerer Hitze ca. 1 Minute stocken lassen. Den Schnittlauch waschen, trocknen und in feine Röllchen schneiden.

Das Omelett mit den Tomaten- und Mozzarellascheiben belegen, mit Salz und Pfeffer würzen und weitere 3 Minuten stocken lassen. Parmaschinken, Salbeiblätter und Schnittlauch darüber verteilen, das Omelett halb überklappen und ca. 2 Minuten fertig garen.

Sie können ein großes Omelett für zwei Personen braten oder zwei kleine.

Pro Portion	kcal	kJ	Fett	Eiweiß	KH
Gesamt ca.	468,3	1962,1	35,8	30,5	3,5

Zubereitungszeit: ca. 15 Minuten

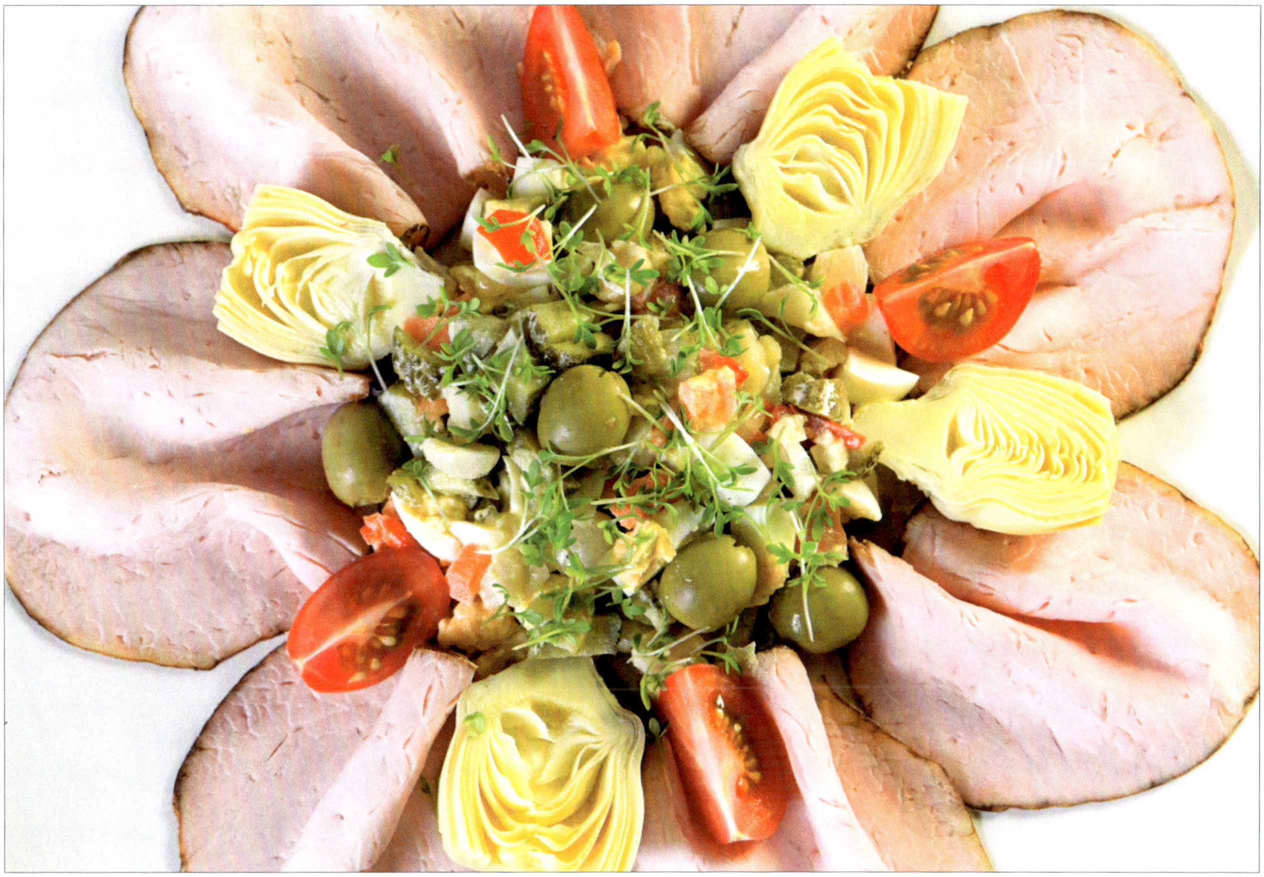

Zigeunerschinken mit Eiervinaigrette

Den Zigeunerschinken fächerförmig auf zwei Tellern anrichten.

Die Mixed Pickles abtropfen lassen und in grobe Würfel schneiden.

Die Artischocken halbieren, die Tomaten waschen und vierteln.

Die Eier in kleine Würfel schneiden.

Mixed Pickles, Eierwürfel und Oliven in eine Schüssel geben und mit einem Dressing aus Mayonnaise, Olivenöl, Balsamico, Salz und Pfeffer mischen.

Die Eiervinaigrette in die Tellermitte geben, die Artischocken und Tomaten dekorativ danebensetzen.

Brunnenkresse mit einer Schere vom Beet schneiden und über die Teller streuen.

Zutaten
2 Portionen

200 g Zigeunerschinken
200 g Mixed Pickles
4 Artischockenherzen (Konserve)
2 Cocktailtomaten
2 Eier, hart gekocht
50 g grüne Oliven, entsteint
1 EL Mayonnaise
1 EL Olivenöl
2 EL Balsamico bianco
Salz
Pfeffer, schwarz, frisch gemahlen
1 Beet Brunnenkresse

Pro Portion	kcal	kJ	Fett	Eiweiß	KH
Gesamt ca.	383,8	1605,6	25,7	28,9	10,4

Zubereitungszeit: ca. 10 Minuten

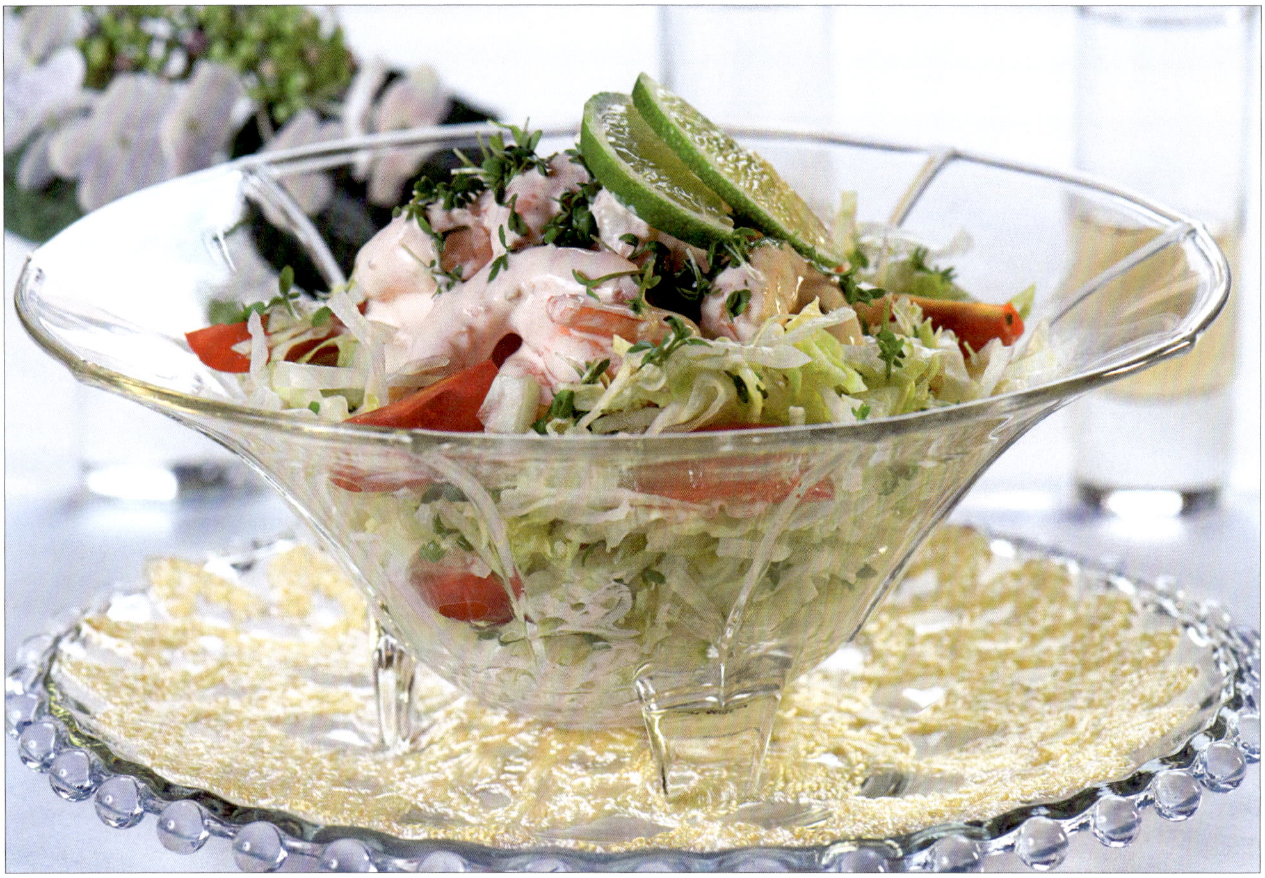

Shrimps-Cocktail

Zutaten
2 Portionen

200 g Shrimps
150 g Crème fraîche
1 EL Tomatenketchup
1 EL Limettensaft
1 EL Sherry
Salz
Pfeffer
Cayennepfeffer
200 g Eisbergsalat
150 g Salatgurke
8 Cherrytomaten
1 Beet Brunnenkresse
2 Limettenscheiben

Die Shrimps unter fließendem kalten Wasser abspülen und abtropfen lassen.

Crème fraîche, Tomatenketchup, Limettensaft und Sherry verrühren, mit Salz, Pfeffer und Cayennepfeffer würzen und mit den Shrimps mischen.

Den Eisbersalat putzen, halbieren, in sehr feine Streifen schneiden, waschen und trocken schleudern.

Die Salatgurke schälen, längs halbieren, mit einem Esslöffel die Kerne ausschaben und die Gurke in feine Würfel schneiden.

Die Cherrytomaten waschen und vierteln.

Die Brunnenkresse mit einer Schere vom Beet schneiden.

Alle Salatzutaten in eine Schüssel geben und mischen.

Die Salatmischung in zwei Glasschalen füllen und die Shrimps darüber verteilen.

Mit einer Limettenscheibe garnieren.

Pro Portion	kcal	kJ	Fett	Eiweiß	KH
Gesamt ca.	248,3	1040,4	12,7	18,3	10,6

Zubereitungszeit: ca. 15 Minuten

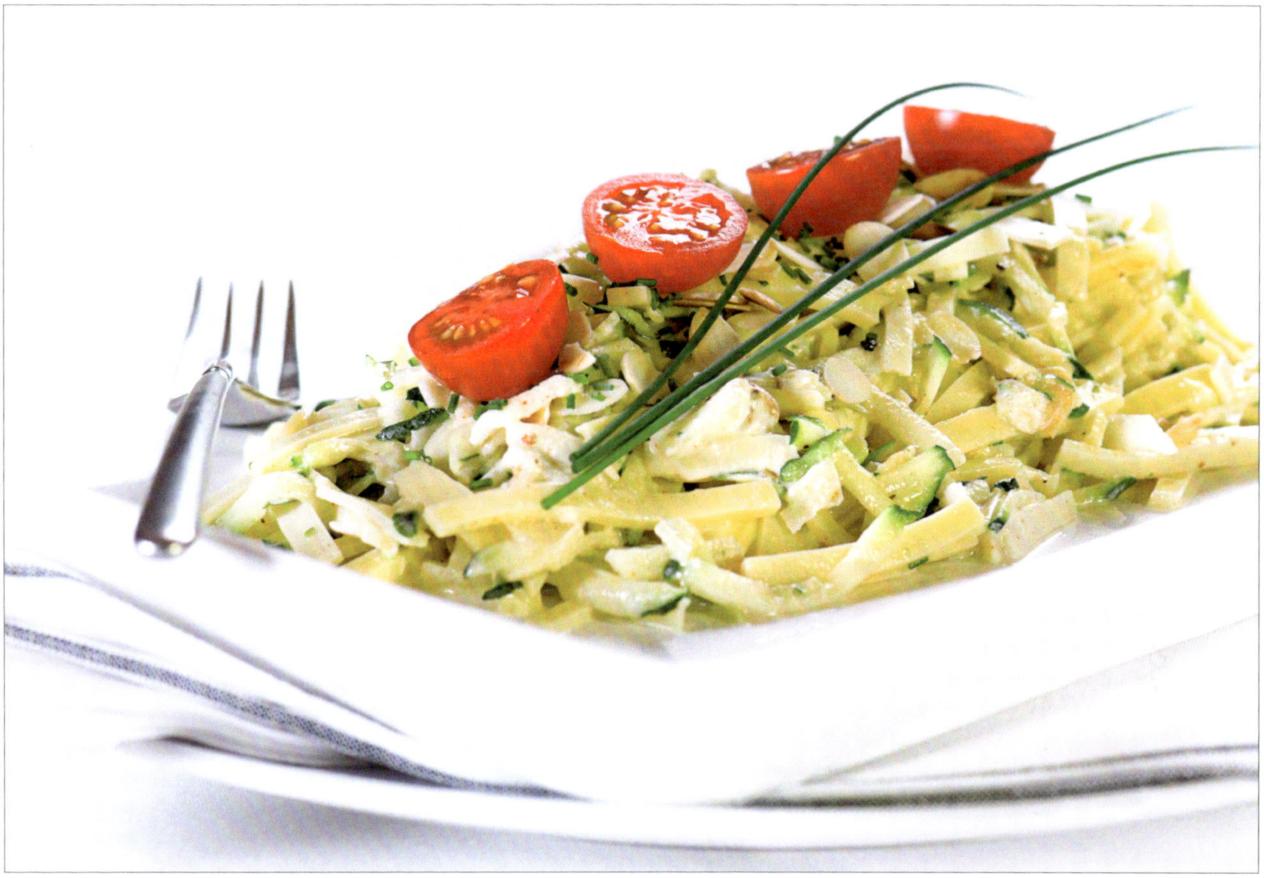

Zucchini-Käse-Salat

Zucchini putzen und waschen, den Apfel schälen, halbieren und entkernen.

Zucchini und Apfel mit einer Küchenreibe grob raspeln.

Edamer und Bergkäse in feine Streifen schneiden.

Die Mandeln in einer unbeschichteten Pfanne goldgelb rösten.

Den Schmand mit Limettensaft, Walnussöl und Balsamico verrühren und mit Salz, Pfeffer und Cayennepfeffer würzen.

Alle Zutaten mit der Marinade mischen.

Die Cocktailtomaten waschen und halbieren.
Schnittlauch waschen und in feine Röllchen schneiden.

Den Zucchini-Käse-Salat auf zwei Tellern anrichten und mit Schnittlauch und Tomaten garnieren.

Zutaten
2 Portionen

200 g Zucchini
1 Apfel
125 g Edamer, in Scheiben
125 g Bergkäse, in Scheiben
30 g Mandeln, gehobelt
30 g Schmand
2 EL Limettensaft
2 EL Walnussöl
2 EL Balsamico bianco
Salz
Pfeffer, schwarz, frisch gemahlen
Cayennepfeffer
4 Cocktailtomaten
1 Bund Schnittlauch

Pro Portion	kcal	kJ	Fett	Eiweiß	KH
Gesamt ca.	573,0	2453,4	39,8	38,0	9,4

Zubereitungszeit: ca. 15 Minuten

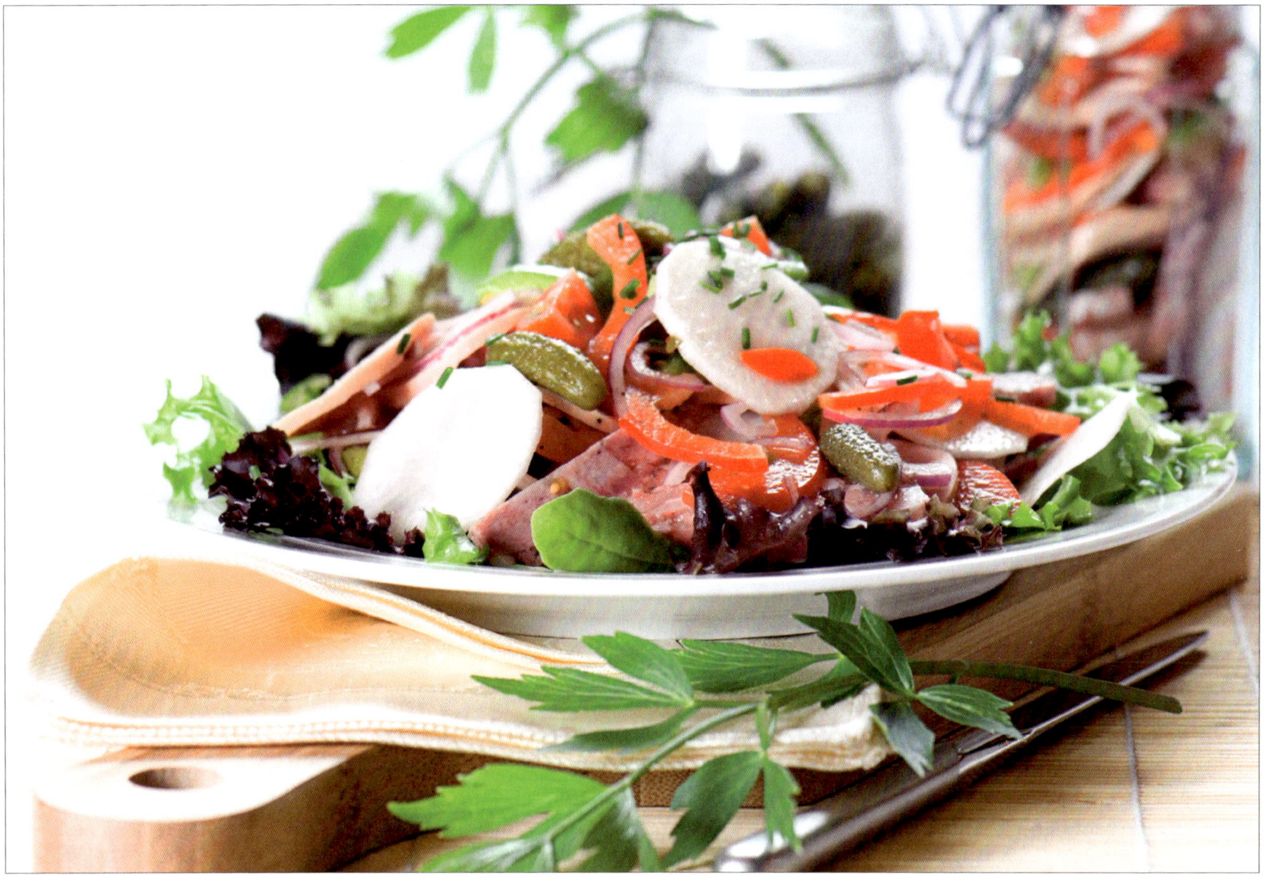

Bunter Fleischwurstsalat

Zutaten
2 Portionen

150 g Fleischwurst
150 g Schwartenmagen
100 g Rettich, weiß
70 g Paprika, rot
70 g Paprika, grün
50 g Cocktailtomaten
50 g Cornichons
1 Zwiebel, rot
3 EL Sonnenblumenöl
3 EL Weißweinessig
½ TL mittelscharfer Senf
Salz
Pfeffer, schwarz, frisch gemahlen
1 Bund Schnittlauch
50 g Pflücksalat

Die Haut von der Fleischwurst lösen und die Wurst in feine Scheiben schneiden. Den Schwartenmagen in schmale Streifen schneiden.

Den Rettich schälen und in dünne Scheiben hobeln.
Paprika waschen, entkernen und in Streifen schneiden.

Die Cocktailtomaten waschen und vierteln.
Zwiebel schälen, halbieren und in feine Scheiben schneiden.
Die Cornichons abtropfen lassen.

Für die Vinaigrette Sonnenblumenöl, Weißweinessig, Senf, Salz und Pfeffer verquirlen.

Alle Zutaten in einer großen Schüssel mit der Vinaigrette mischen.

Den Schnittlauch waschen, trocknen und in feine Röllchen schneiden.

Pflücksalat waschen, trocken schleudern und auf zwei Tellern anrichten.

Den Fleischwurstsalat darüber verteilen und mit dem Schnittlauch bestreuen.

Pro Portion	kcal	kJ	Fett	Eiweiß	KH
Gesamt ca.	522,5	2189,9	42,6	24,1	8,3

Zubereitungszeit: ca. 15 Minuten

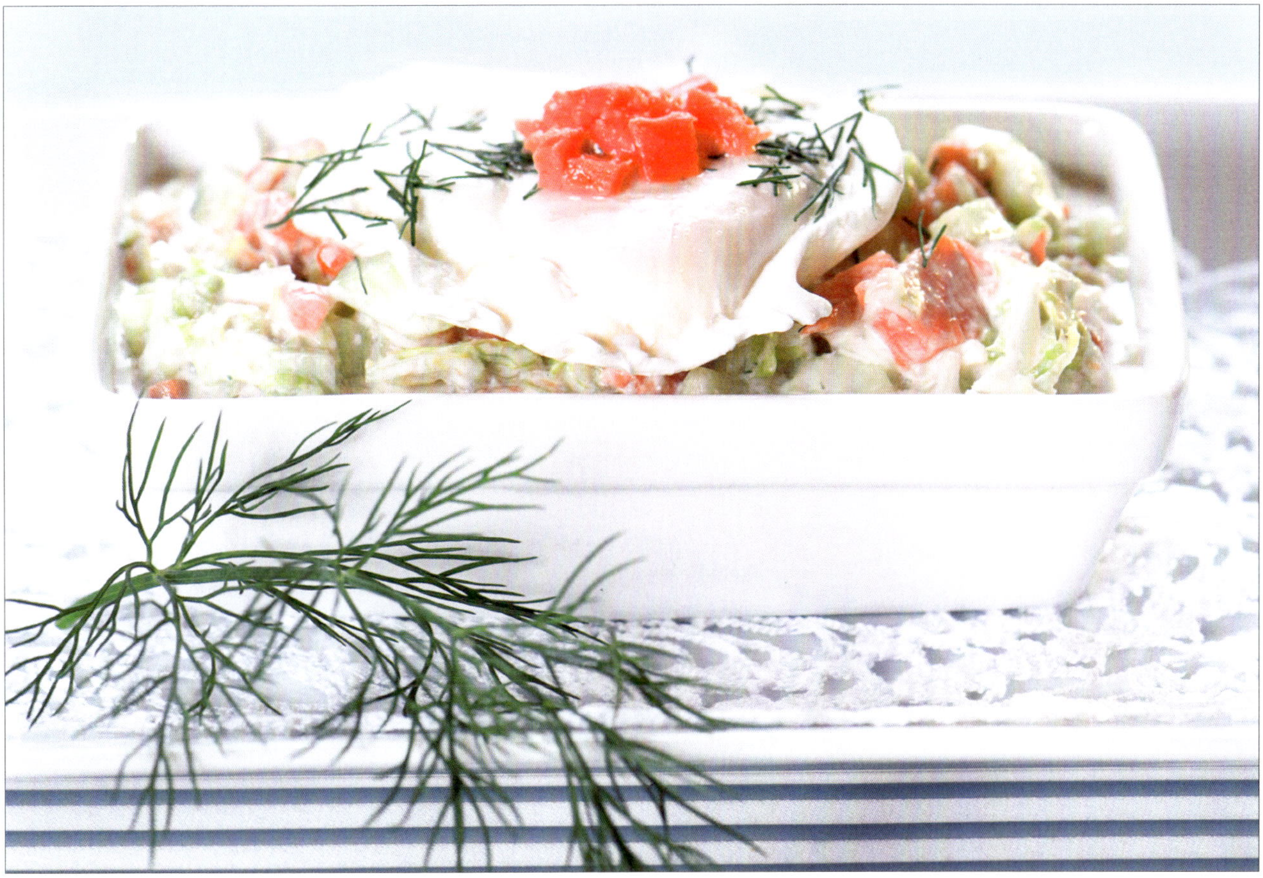

Pochiertes Ei mit Wildlachs

Wasser mit Essig in einem Topf erhitzen.

Die Eier einzeln in Tassen aufschlagen, vorsichtig ins Wasser gleiten lassen und ca. 4 Minuten siedend garen.

Den Lachs in Streifen schneiden.

Den Eisbergsalat putzen, in feine Streifen schneiden, waschen und trocken schleudern.

Die Salatgurke schälen, längs halbieren, mit einem Esslöffel die Kerne ausschaben und die Gurke in feine Würfel schneiden.

Dill waschen, trocken schütteln und die Zweige abzupfen.

Lachs, Eisbergsalat, Salatgurke und Dill mit dem Frischkäse in einer großen Schüssel mischen und mit Pfeffer würzen.

Die Lachsmischung in zwei Schälchen anrichten und das pochierte Ei daraufsetzen.

Zutaten
2 Portionen

3 EL Essig
2 Eier
150 g Wildlachs, geräuchert
200 g Eisbergsalat
200 g Salatgurke
1 Bund Dill
125 g Frischkäse mit Meerrettich
Pfeffer, weiß, frisch gemahlen

Pro Portion	kcal	kJ	Fett	Eiweiß	KH
Gesamt ca.	382,5	1602,7	25,0	31,8	7,2

Zubereitungszeit: ca. 15 Minuten

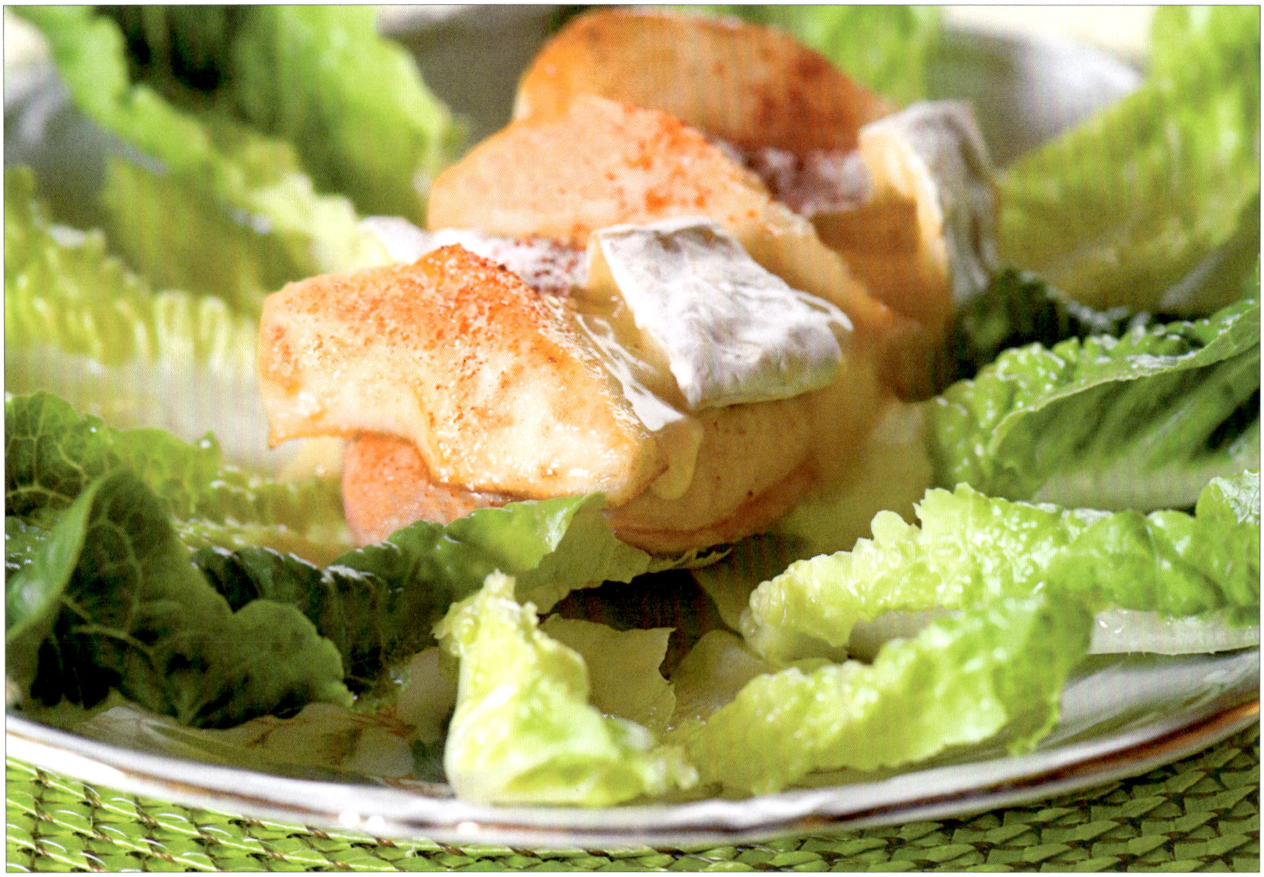

Camembert-Putenschnitzel

Zutaten
2 Portionen

200 g Salatherzen
2 EL Sonnenblumenöl
2 EL Balsamico bianco
Salz
2 Putenschnitzel à 120 g
Paprikapulver, edelsüß
125 g Camembert, 45 % Fett i.Tr.
1 Birne
1 EL Olivenöl

Den Salat putzen, waschen, trocken schleudern und auf zwei Tellern verteilen.

Eine Vinaigrette aus Sonnenblumenöl, Balsamico und Salz rühren und über den Salat träufeln.

Die Putenschnitzel waschen, trocken tupfen und mit Salz und Paprikpulver würzen.

Den Camembert in sechs Ecken schneiden.

Die Birne schälen, halbieren, entkernen und achteln.

Das Olivenöl in einer Pfanne erhitzen und die Putenschnitzel auf jeder Seite ca. 2 Minuten anbraten, herausnehmen und in eine Auflaufform geben.

Die Birnenschnitze in dem Bratenfond ca. 2 Minuten andünsten und mit den Camembert-Ecken auf dem Fleisch verteilen.

Im vorgeheizten Backofen bei 200 °C ca. 3 Minuten überbacken.

Pro Portion	kcal	kJ	Fett	Eiweiß	KH
Gesamt ca.	454,7	1901,1	28,6	29,7	13,0

Zubereitungszeit: ca. 15 Minuten

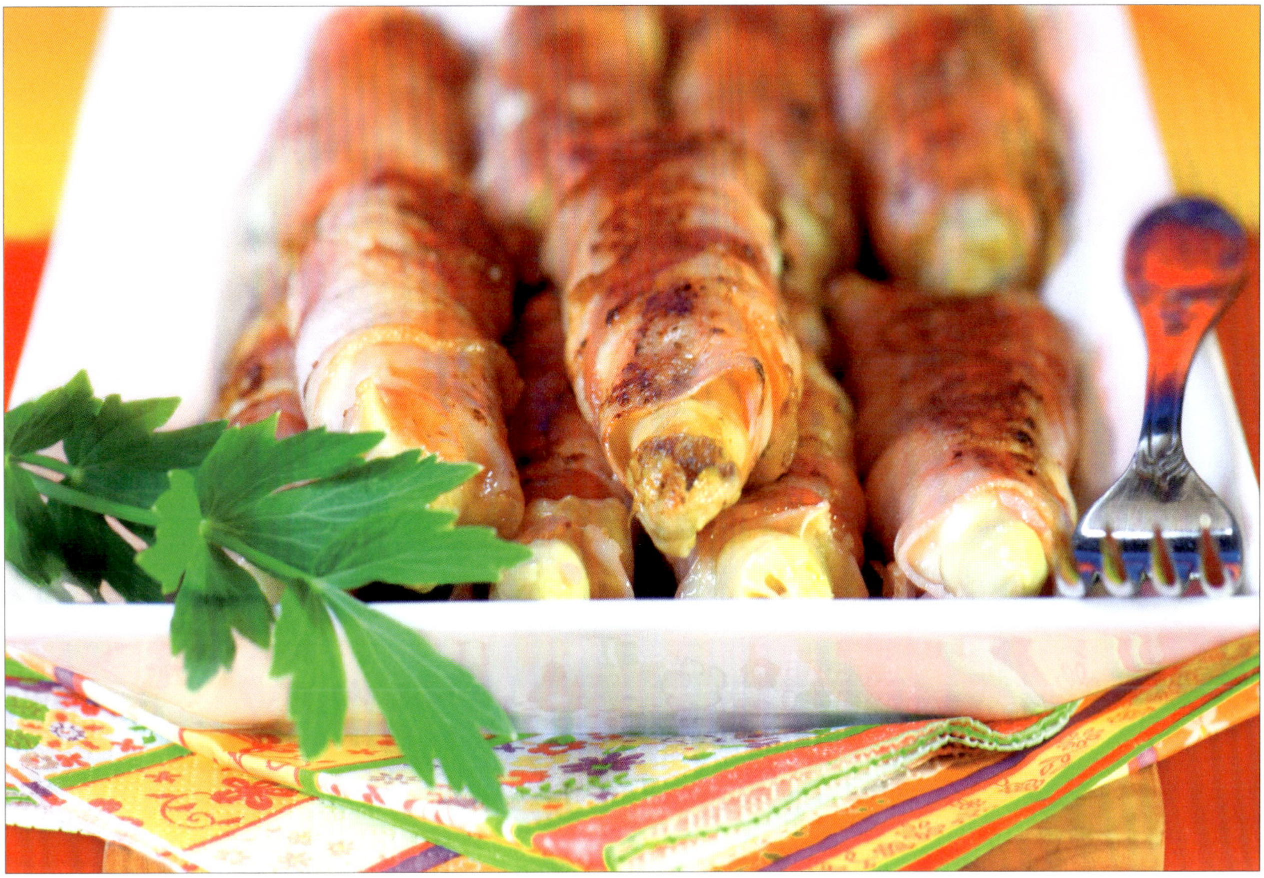

Spargel im Schinkenmantel

Den Spargel abtropfen lassen.

Eine Scheibe Leerdammer auf einer Scheibe Kochschinken plazieren.

Eine Spargelstange darauf legen und einrollen.

Mit einer Scheibe Frühstücksspeck umrollen.

Das Olivenöl in einer beschichteten Pfanne erhitzen und die Spargelröllchen rundum goldgelb anbraten.

Dazu passt ein grüner Blattsalat.

Zutaten
2 Portionen

400 g Spargel (im Glas)
8 Scheiben Leerdammer 45 % Fett i.Tr.
8 Scheiben Kochschinken
(dünn geschnitten)
8 Scheiben Frühstücksspeck, mild
(dünn geschnitten)
1 EL Olivenöl

Pro Portion	kcal	kJ	Fett	Eiweiß	KH
Gesamt ca.	547,0	2291,4	35,4	51,5	3,4

Zubereitungszeit: ca. 10 Minuten

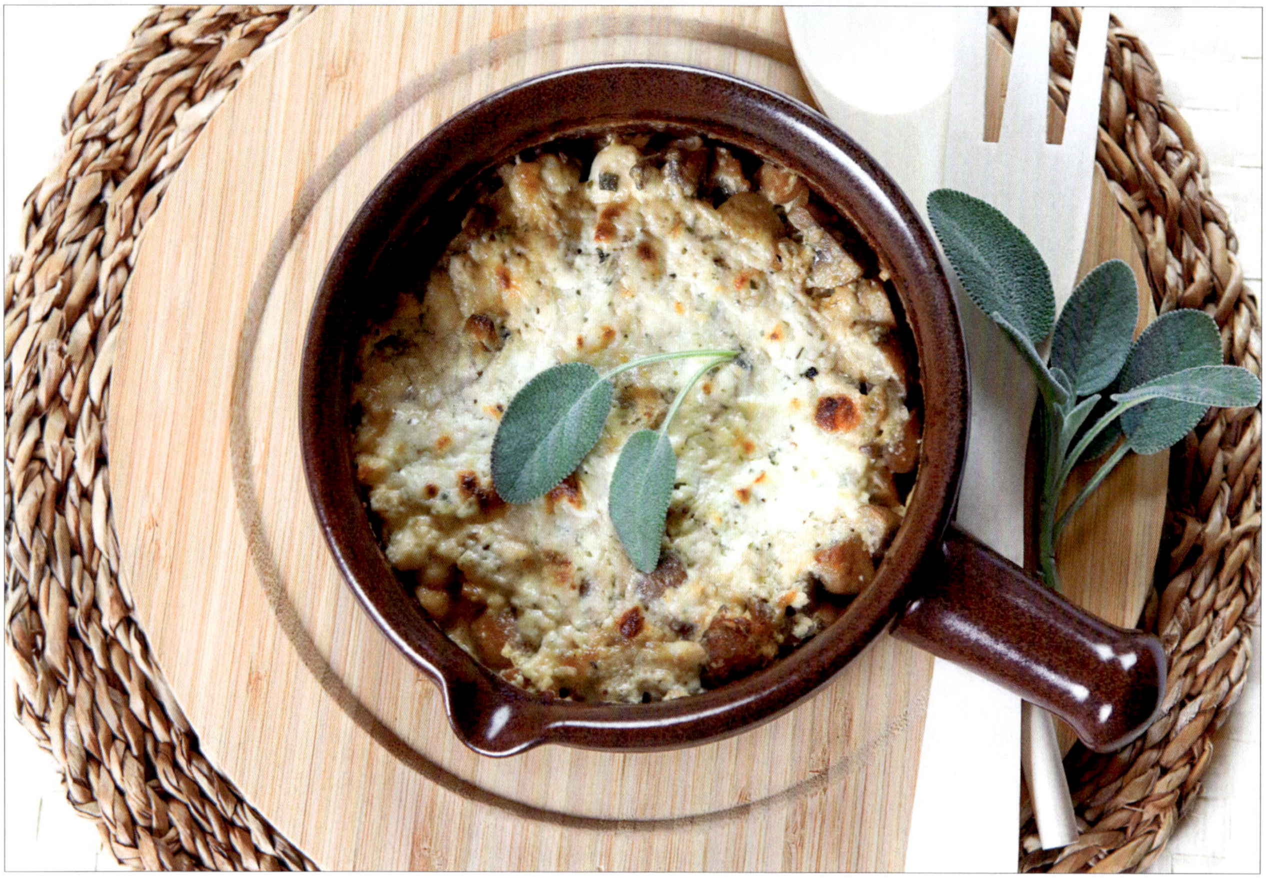

Pilzpfanne mit Büffelmozzarella

Zutaten
2 Portionen

200 g Champignons, braun
200 g Champignons, weiß
1 Zwiebel
1 Knoblauchzehe
4 Salbeiblätter
2 EL Olivenöl
Salz
Pfeffer, schwarz, frisch gemahlen
125 g Büffelmozzarella
150 g Crème fraîche mit Kräutern
1 TL Butter

Die Champignons putzen, säubern und vierteln.

Zwiebel und Knoblauch schälen und in kleine Würfel schneiden.

Die Salbeiblätter waschen, trocknen und klein hacken.

Das Olivenöl in einer Pfanne erhitzen und die Zwiebeln mit Knoblauch kurz andünsten.

Die Pilze zugeben und ca. 5 Minuten braten, bis die entstandene Flüssigkeit verdampft ist. Mit Salz und Pfeffer würzen.

Den Büffelmozzarella abtropfen lassen, in kleine Würfel schneiden, mit Crème fraîche und dem Salbei in einer Schüssel mischen und mit Salz und Pfeffer würzen.

Eine Auflaufform mit Butter ausstreichen.

Champignons und Büffelmozzarella in die Auflaufform geben und unter dem heißen Grill ca. 8 Minuten überbacken.

Pro Portion	kcal	kJ	Fett	Eiweiß	KH
Gesamt ca.	567,9	2377,2	49,1	23,6	10,5

Zubereitungszeit: ca. 15 Minuten

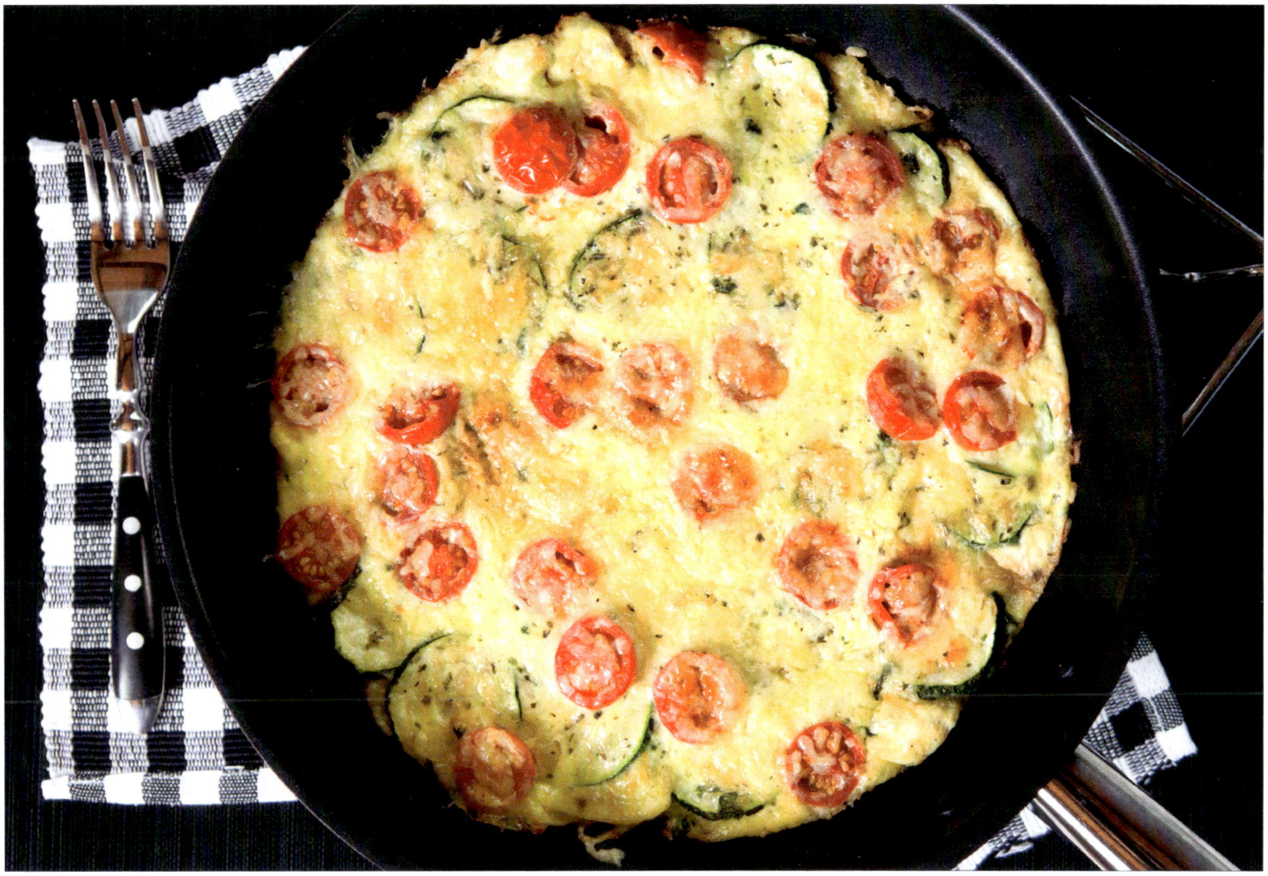

Tomaten-Zucchini-Quiche

Zutaten
2 Portionen

200 g Zucchini
2 Lauchzwiebeln
2 Knoblauchzehen
150 g Cherrytomaten
1 Bund Petersilie
4 Eier
Salz
Pfeffer, schwarz, frisch gemahlen
2 EL Olivenöl
Kräuter der Provence
50 g Emmentaler, 45 % Fett i.Tr., gerieben

Zucchini waschen, Lauchzwiebeln und Knoblauchzehen schälen und alles in feine Scheiben schneiden.

Die Cherrytomaten waschen und halbieren.

Petersilie waschen, trocken schütteln und fein hacken.

Die Eier in einer Schüssel mit der Gabel verquirlen und mit Salz und Pfeffer würzen.

Das Olivenöl in einer backofenfesten Pfanne erhitzen und die Frühlingszwiebeln mit dem Knoblauch kurz dünsten.

Zucchini und Petersilie zugeben und weitere 3 Minuten braten.

Die Eier und die Kirschtomaten darüber verteilen und mit den Kräutern der Provence und dem Reibekäse bestreuen.

Die Eiermasse zugedeckt ca. 10 Minuten bei geringer Hitze stocken lassen.

Im vorgeheizten Ofen bei 200 °C weitere 5 Minuten backen.

Pro Portion	kcal	kJ	Fett	Eiweiß	KH
Gesamt ca.	340,1	1423,8	23,1	20,3	9,2

Zubereitungszeit: ca. 20 Minuten

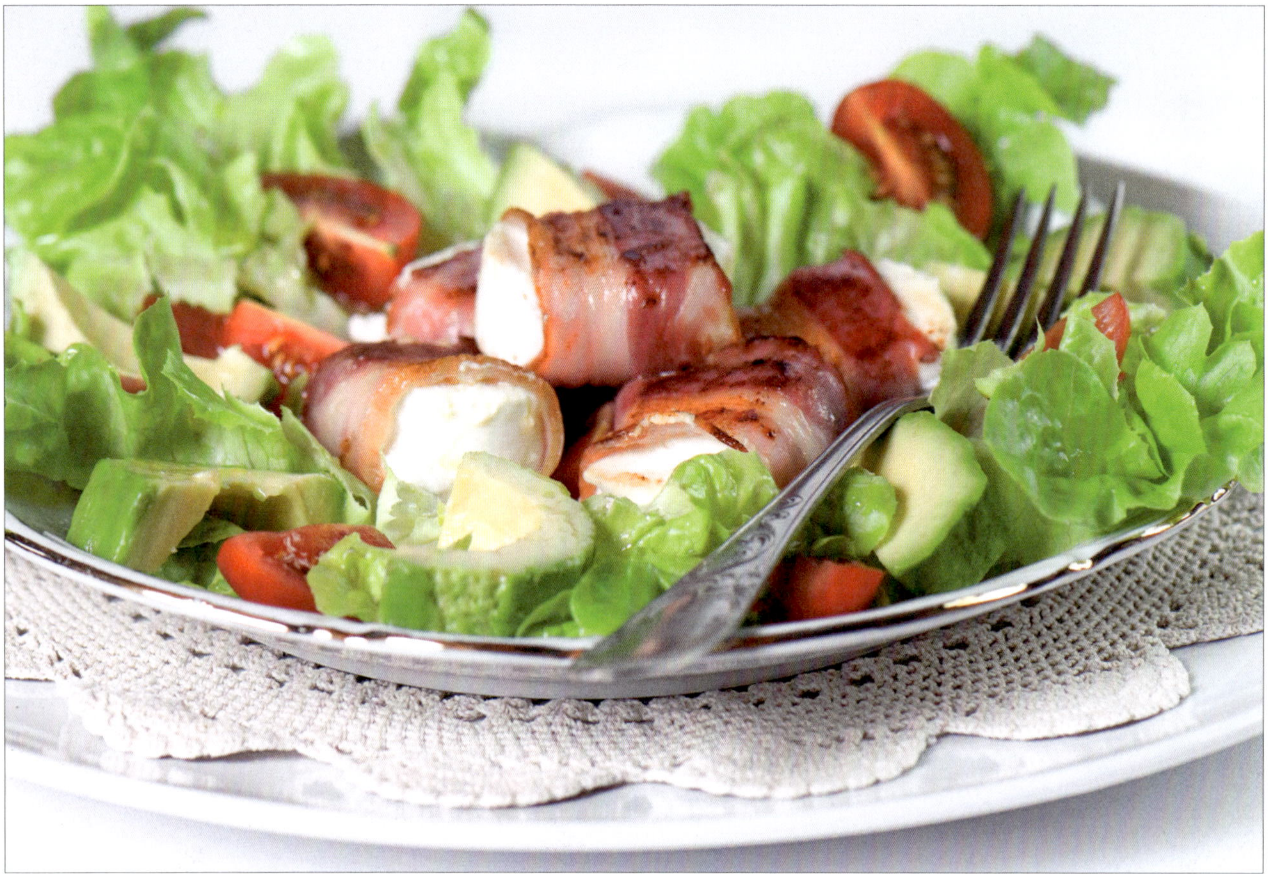

Ziegenkäse im Salatbett

Zutaten
2 Portionen

1 Eichblattsalat
1 Avocado
150 g Cocktailtomaten
1 Limette, unbehandelt
2 EL Walnussöl
Salz
Pfeffer, weiß, frisch gemahlen
200 g Ziegenfrischkäse
100 g Speck, dünn geschnitten

Den Eichblattsalat putzen, waschen und trocken schleudern.

Die Avocado halbieren, entsteinen, schälen und das Fruchtfleisch in Scheiben schneiden.

Die Cocktailtomaten waschen und vierteln.

Die Limette heiß abspülen, trocknen, die Schale fein abreiben und den Saft auspressen.

Den Salat, die Avocadoscheiben und Tomatenviertel auf zwei Tellern dekorativ anrichten.

Eine Vinaigrette aus Walnussnöl, Limettensaft, Salz und Pfeffer rühren und über den Salat träufeln.

Den Ziegenkäse in Scheiben schneiden, mit je einer Scheibe Speck umwickeln und in einer beschichteten Pfanne bei mittlerer Hitze rundum goldbraun anbraten.

Auf dem Salat verteilen.

Pro Portion	kcal	kJ	Fett	Eiweiß	KH
Gesamt ca.	482,1	2020,7	38,3	27,5	7,5

Zubereitungszeit: ca. 20 Minuten

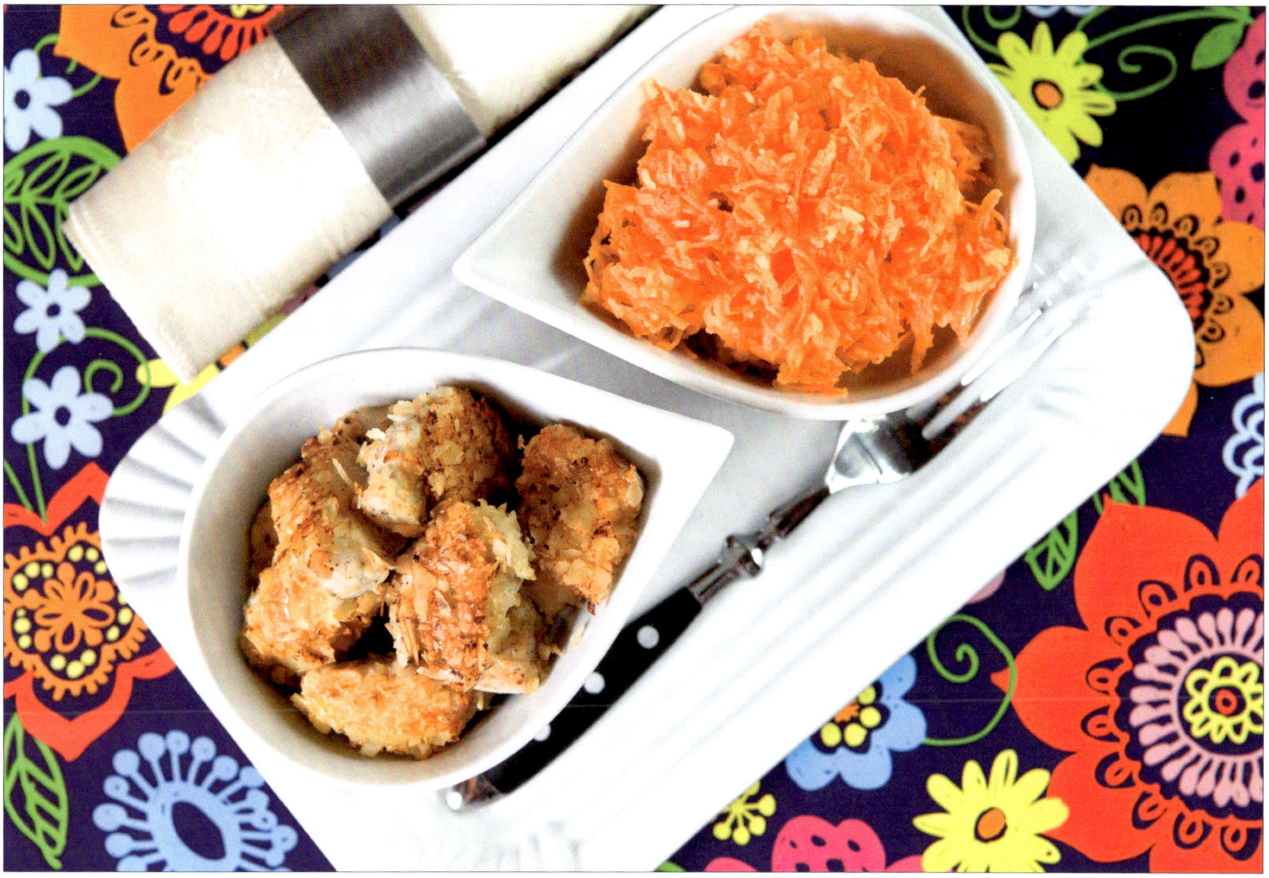

Chicken Nuggets mit Karottensalat

Die Karotten schälen und mit einer Küchenmaschine sehr fein reiben.

Den Apfel schälen, halbieren, entkernen und reiben.

Eine Vinaigrette aus Weißweinessig, Sonnenblumenöl, Sahne, Steviapulver, Salz und Cayennepfeffer anrühren und mit den Karotten und dem Apfel mischen.

Hähnchenbrustfilet kalt abspülen, trocken tupfen, in Würfel schneiden und mit Worcestersoße, Salz und Pfeffer würzen.

Die Mandeln klein hacken.

Das Eiweiß in einem tiefen Teller verquirlen.

Hähnchenwürfel durch die Eimasse ziehen und in den Mandeln wenden.

Das Olivenöl in einer beschichteten Pfanne erhitzen und das Hähnchenfleisch bei mittlerer Hitze rundum goldbraun braten.

Chicken Nuggets und Karottensalat in Schälchen anrichten.

Zutaten
2 Portionen

300 g Karotten
1 Apfel
2 EL Weißweinessig
1 EL Sonnenblumenöl
2 EL Sahne
Steviapulver
Salz
Cayennepfeffer
300 g Hähnchenbrustfilet
1 EL Worcestersoße
Pfeffer, schwarz, frisch gemahlen
50 g Mandeln, blanchiert, gehobelt
1 Eiweiß
2 EL Olivenöl

Pro Portion	kcal	kJ	Fett	Eiweiß	KH
Gesamt ca.	460,3	1929	24,4	41,0	12,3

Zubereitungszeit: ca. 20 Minuten

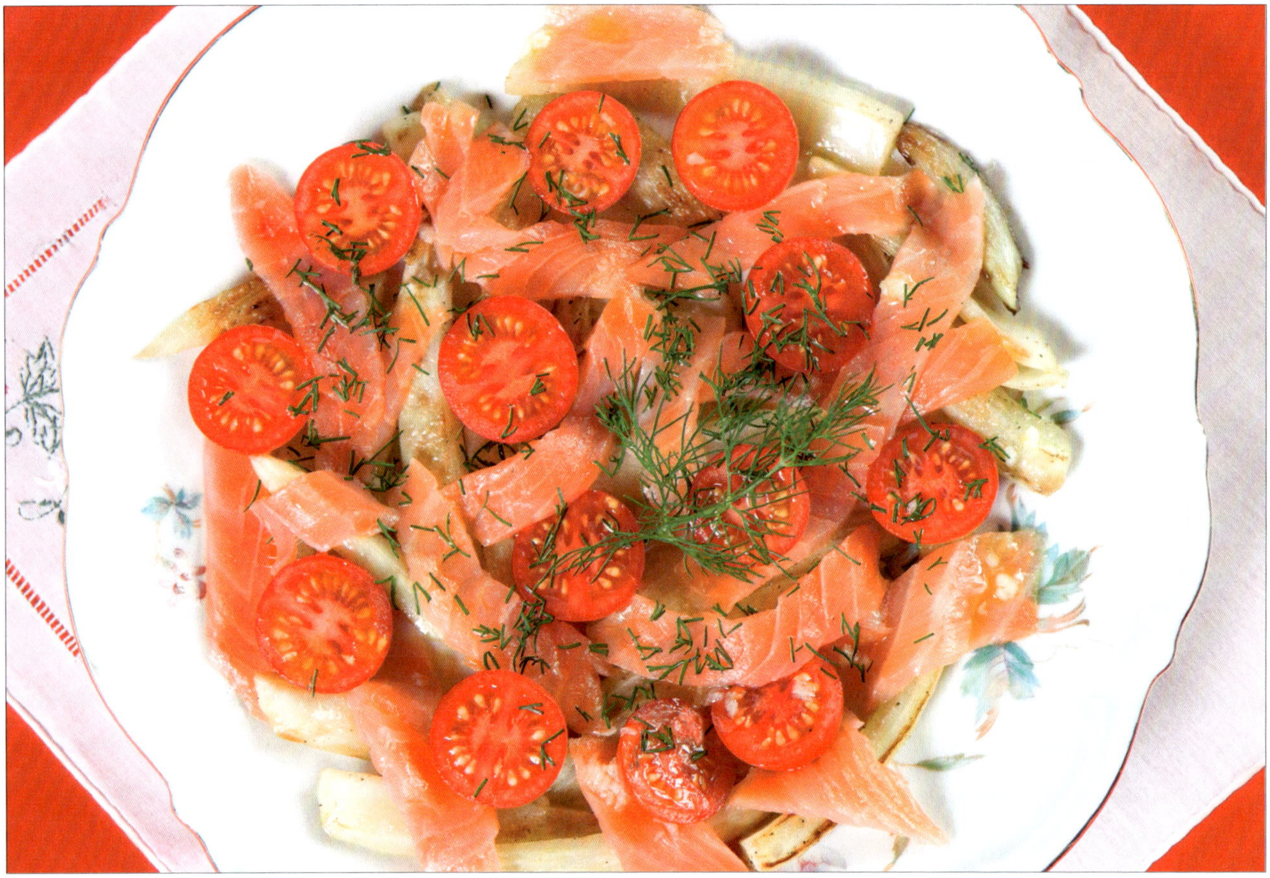

Fenchel mit Räucherlachs

Zutaten
2 Portionen

1 Fenchelknolle (ca. 250 g)
3 EL Olivenöl
Salz
Pfeffer, schwarz, frisch gemahlen
150 g Cherrytomaten
200 g Räucherlachs
1 Knoblauchzehe
2 EL Balsamico bianco
2 Dillzweige

Den Fenchel waschen, putzen, halbieren, den Strunk entfernen und das Gemüse in Streifen schneiden.

1 EL Olivenöl in einer Pfanne erhitzen und die Fenchelstreifen ca. 10 Minuten bissfest dünsten. Mit Salz und Pfeffer würzen.

Auf zwei Tellern auslegen und erkalten lassen.

Die Cherrytomaten waschen, halbieren, den Räucherlachs in Streifen schneiden und beides dekorativ auf den Tellern verteilen.

Den Knoblauch schälen und pressen.

Eine Vinaigrette aus 2 EL Olivenöl, Balsamico, Knoblauch, Salz und Pfeffer rühren und über das Gemüse und den Lachs träufeln.

Dill waschen, trocken schütteln, die Fähnchen abzupfen und klein schneiden.

Vor dem Servieren damit bestreuen.

Pro Portion	kcal	kJ	Fett	Eiweiß	KH
Gesamt ca.	354,6	1486,6	24,1	21,8	9,3

Zubereitungszeit: ca. 15 Minuten

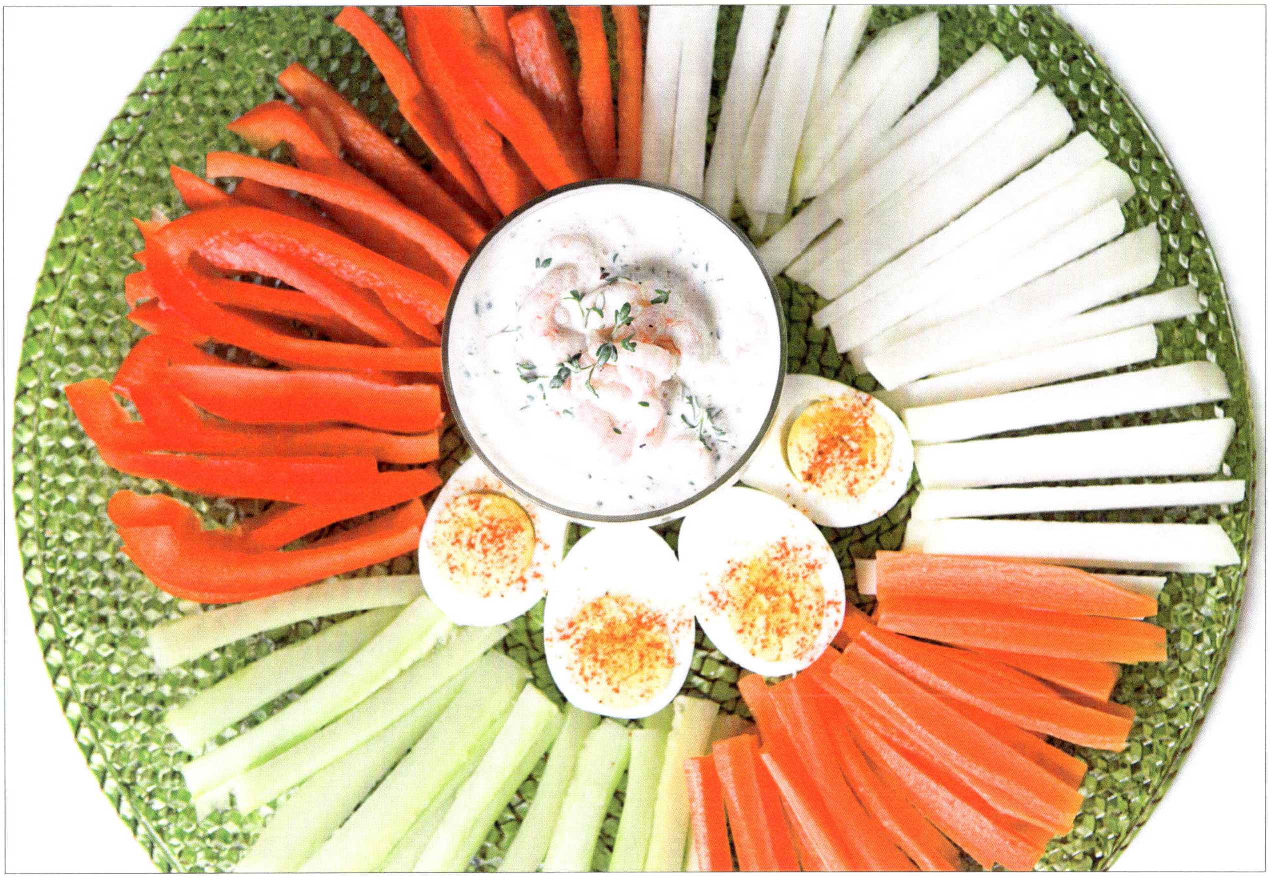

Rohkostplatte mit Eismeergarnelen

Zutaten
2 Portionen

250 g Eismeergarnelen
1 Beet Kresse
200 g Sauerrahm, 20 % Fett i.Tr.
Salz
Pfeffer, weiß, frisch gemahlen
Paprikapulver, edelsüß
2 Eier, hart gekocht
1 Kohlrabi
150 g Karotten
1 Paprika, rot
100 g Salatgurke

Die Eismeergarnelen in einem Sieb kalt abspülen und abtropfen lassen.

Die Kresse mit einer Schere vom Beet schneiden.

Garnelen und Kresse mit dem Sauerrahm in einer Schüssel mischen und mit Salz, Pfeffer und Paprikapulver würzen.

Die Eier schälen und halbieren.

Kohlrabi und Karotten schälen.
Paprika waschen, halbieren und entkernen.
Salatgurke schälen, halbieren und die Kerne mit einem Löffel ausschaben.

Das Gemüse in gleichmäßig lange Stifte schneiden und dekorativ auf einer großen Platte anrichten.

Den Garnelencocktail in eine Schale füllen und mit den Eiern auf die Platte setzen.

Die Eier mit Paprikapulver bestäuben.

Pro Portion	kcal	kJ	Fett	Eiweiß	KH
Gesamt ca.	365,8	1535,7	19,9	30,3	10,4

Zubereitungszeit: ca. 15 Minuten

Suppen

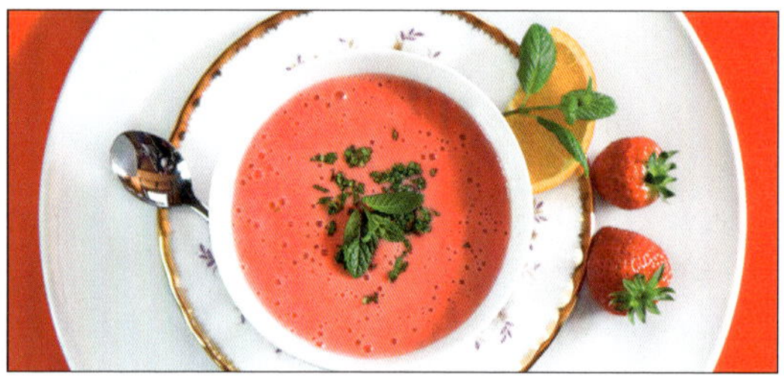

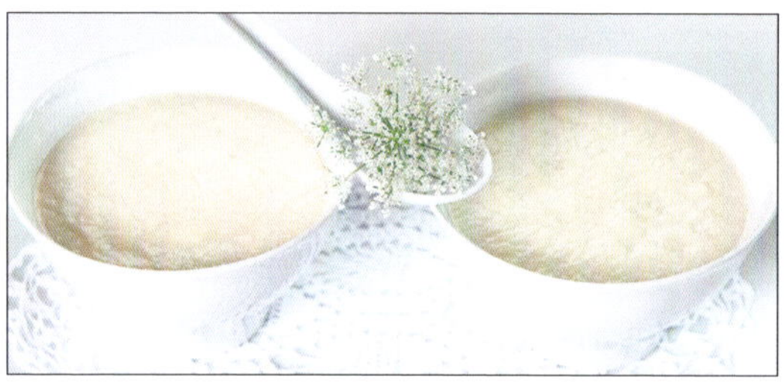

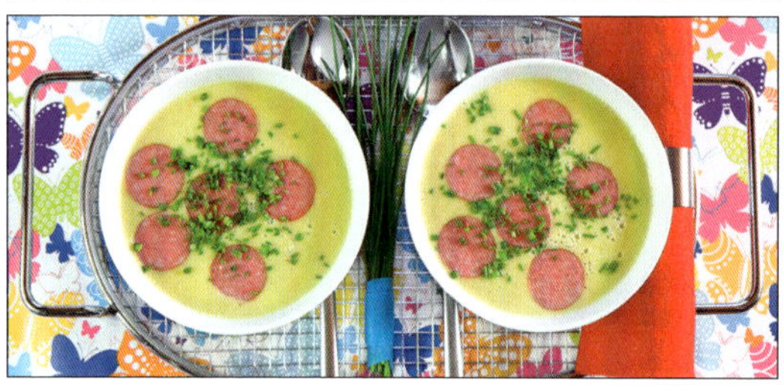

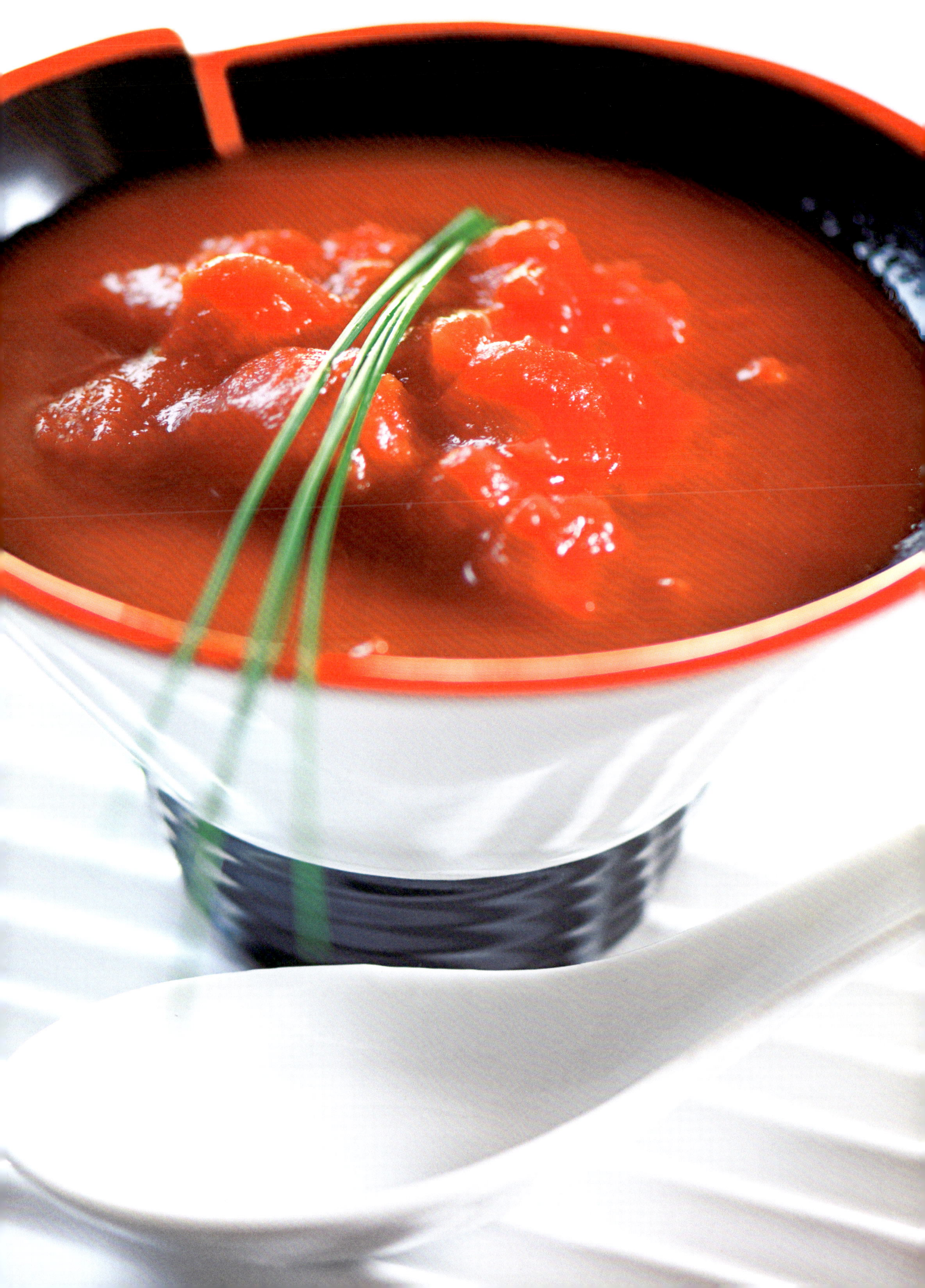

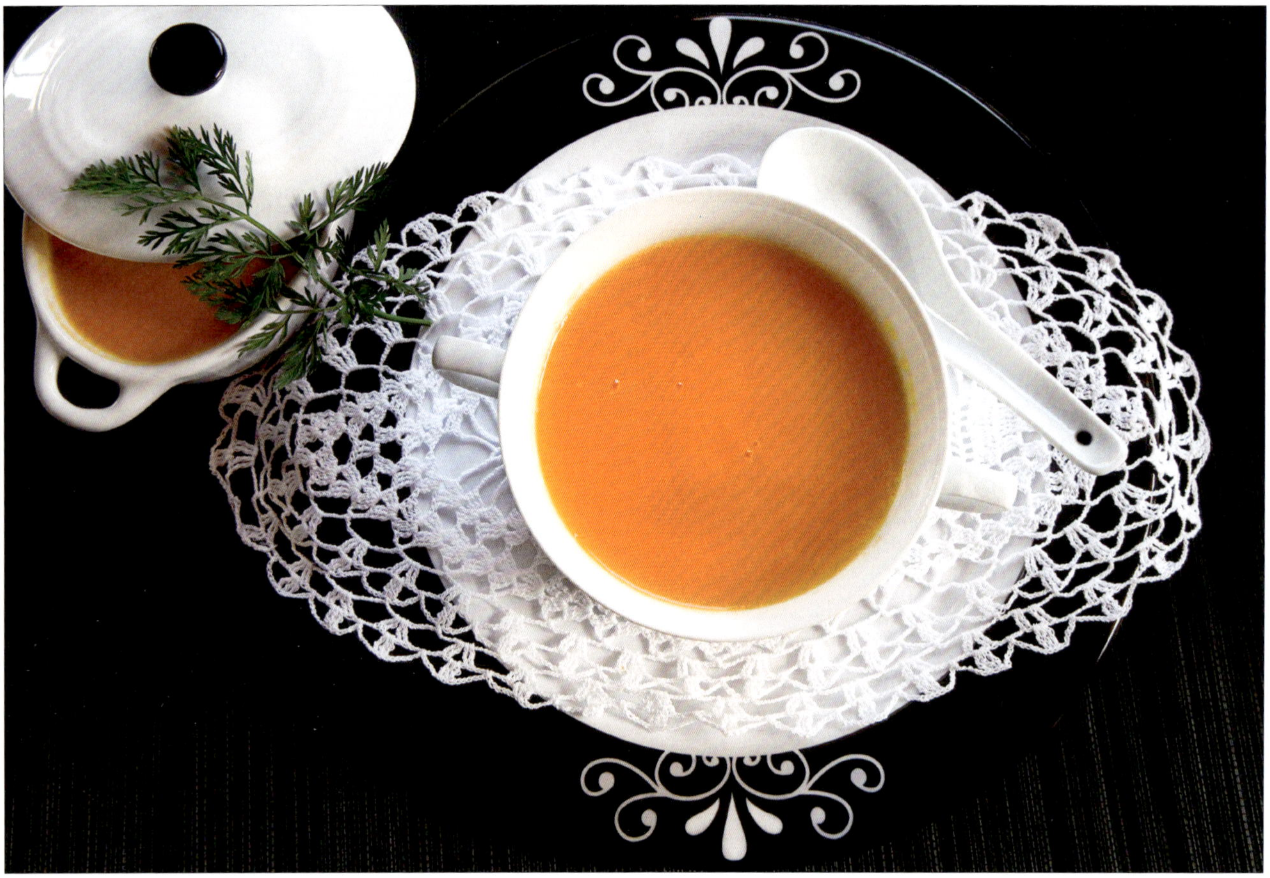

Karotten-Birnen-Suppe

Zutaten
2 Portionen

250 g Karotten
1 Knoblauchzehe
1 Birne
1 EL Olivenöl
100 ml Weißwein
300 ml Gemüsebrühe
Salz
1 Msp. Korianderpulver

Karotten und Knoblauch schälen und in feine Scheiben schneiden.

Die Birne schälen, halbieren, entkernen und klein würfeln.

Das Olivenöl in einem Topf erhitzen, Karotten, Knoblauch und Birnenstücke ca. 3 Minuten glasig dünsten.

Mit dem Weißwein und der Gemüsebrühe ablöschen und mit Salz und Korianderpulver würzen.

Circa 10 Minuten köcheln lassen.

In einen Mixer füllen, sehr fein pürieren und in Suppenschälchen anrichten.

Pro Portion	kcal	kJ	Fett	Eiweiß	KH
Gesamt ca.	145,5	608,6	5,1	1,9	15,7

Zubereitungszeit: ca. 15 Minuten

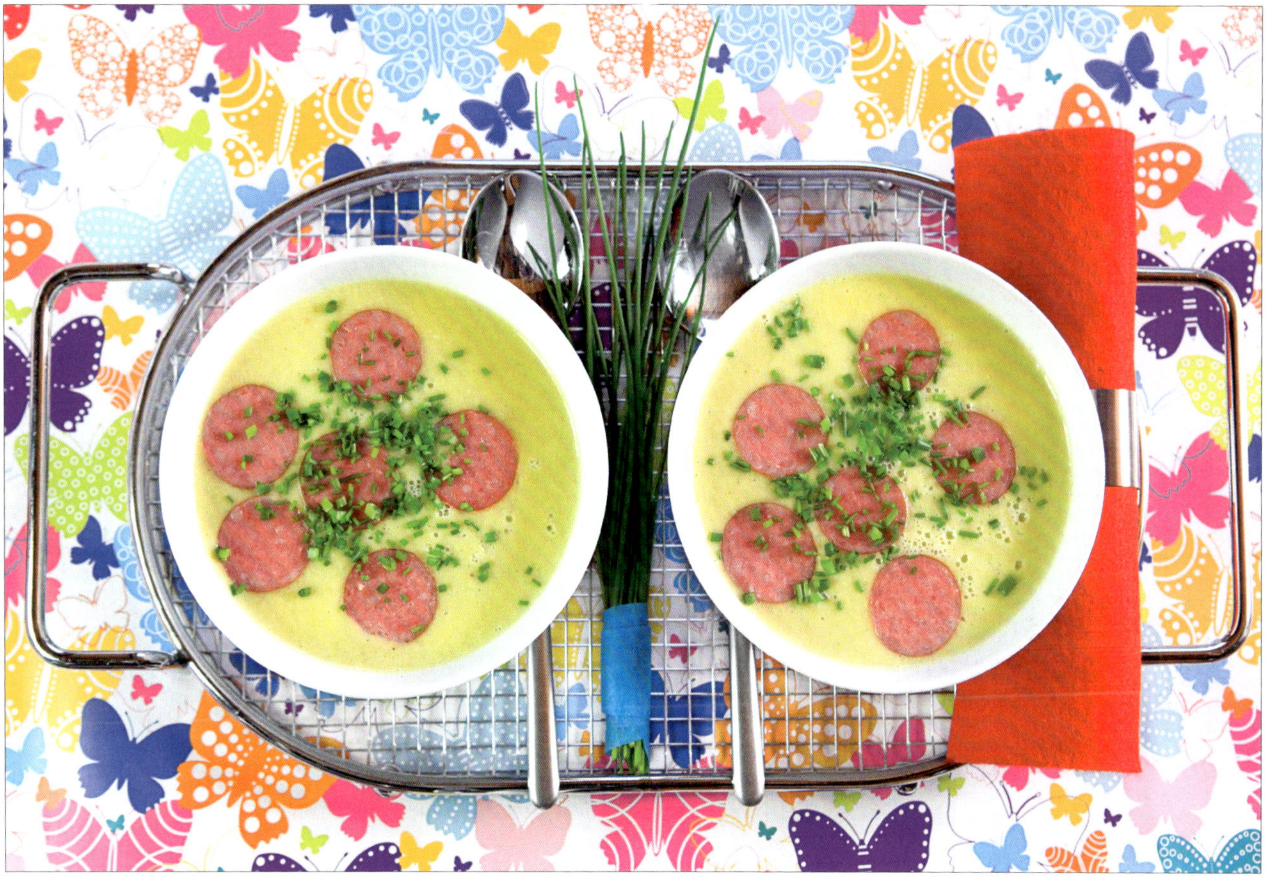

Porreesuppe mit Frischkäse

Zutaten
2 Portionen

500 g Porree
500 ml Gemüsebrühe
100 g Kräuterfrischkäse
Salz
Muskatnuss, frisch gemahlen
2 grobe Bauernwürste (ca. 300 g)
2 EL Schnittlauch

Den Porree putzen, in grobe Stücke schneiden und waschen.

Die Gemüsebrühe in einem Topf erhitzen, den Porree und den Kräuterfrischkäse hinzufügen und mit Salz und Muskat würzen.

Bei geringer Hitze ca. 8 Minuten köcheln lassen, in einen Mixer füllen und sehr fein pürieren.

Die Bauernwürste in feine Scheiben schneiden.

Die pürierte Suppe mit der Wurst noch einmal kurz aufkochen.

Schnittlauch waschen, trocken schütteln und in feine Röllchen schneiden.

In Suppenschalen anrichten und mit Schnittlauch bestreuen.

Pro Portion	Kcal	kJ	Fett	Eiweiß	KH
Gesamt ca.	370,8	1551,0	26,6	22,9	9,1

Zubereitungszeit: ca. 15 Minuten

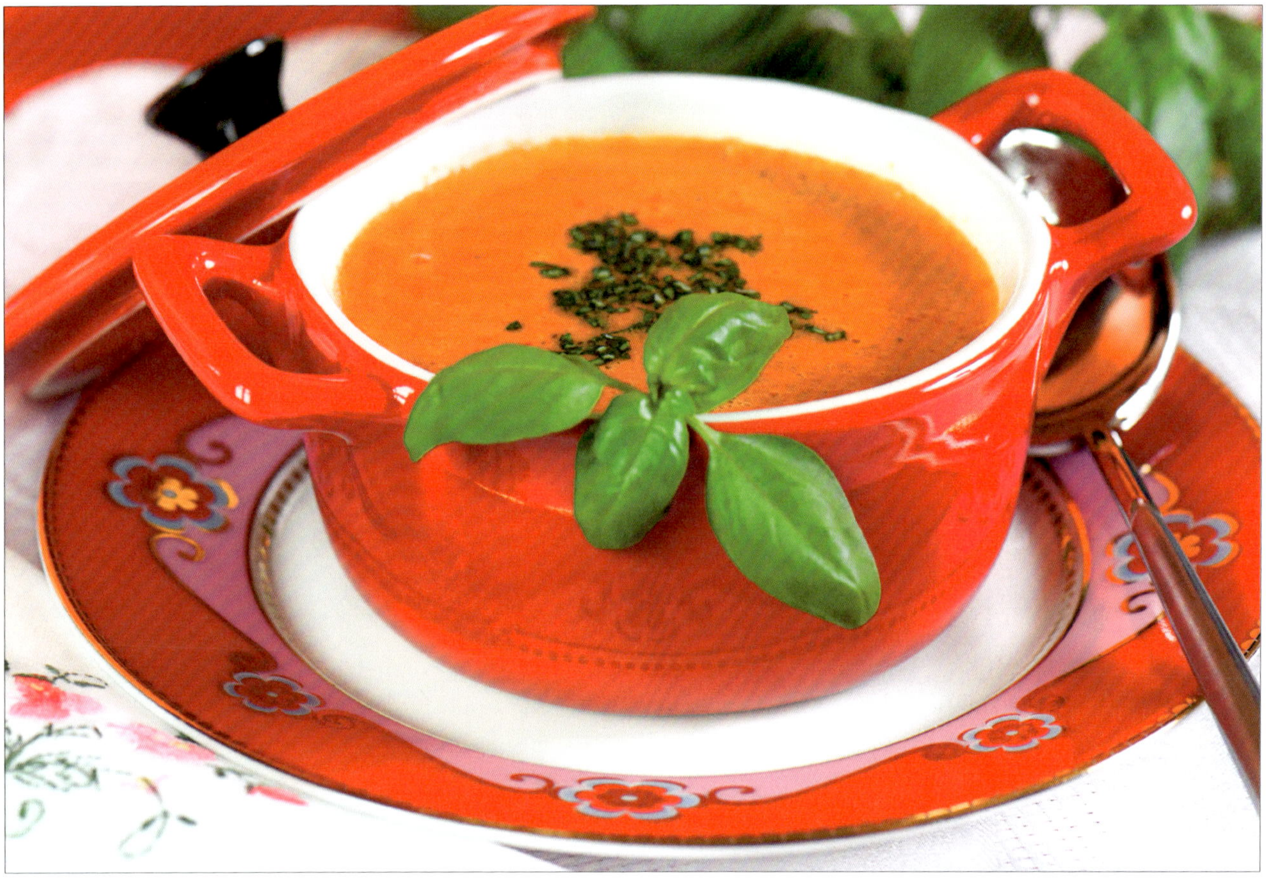

Paprikasuppe

Zutaten
2 Portionen

200 g Paprika, rot
200 g Paprika, gelb
1 Bund Basilikum
200 ml Gemüsebrühe
100 g Sahne
½ TL Paprikapulver
½ TL Currypulver
1 Msp. Muskatnuss, frisch gerieben
Salz
Pfeffer, bunt, frisch gemahlen

Die Paprikaschoten putzen, waschen, entkernen und in Stücke schneiden.

Den Basilikum waschen, trocken schütteln und fein hacken.

Die Gemüsebrühe zum Kochen bringen, die Paprikastücke und den Basilikum zugeben und ca. 5 Minuten bei mittlerer Hitze köcheln lassen.

Die Sahne unterrühren, mit Paprika- und Currypulver, Muskat, Salz und Pfeffer abschmecken und im Mixer sehr fein pürieren.

In Suppenschalen anrichten und mit dem Basilikum bestreuen.

Pro Portion	kcal	kJ	Fett	Eiweiß	KH
Gesamt ca.	210,2	880,6	16,1	3,4	12,6

Zubereitungszeit: ca. 10 Minuten

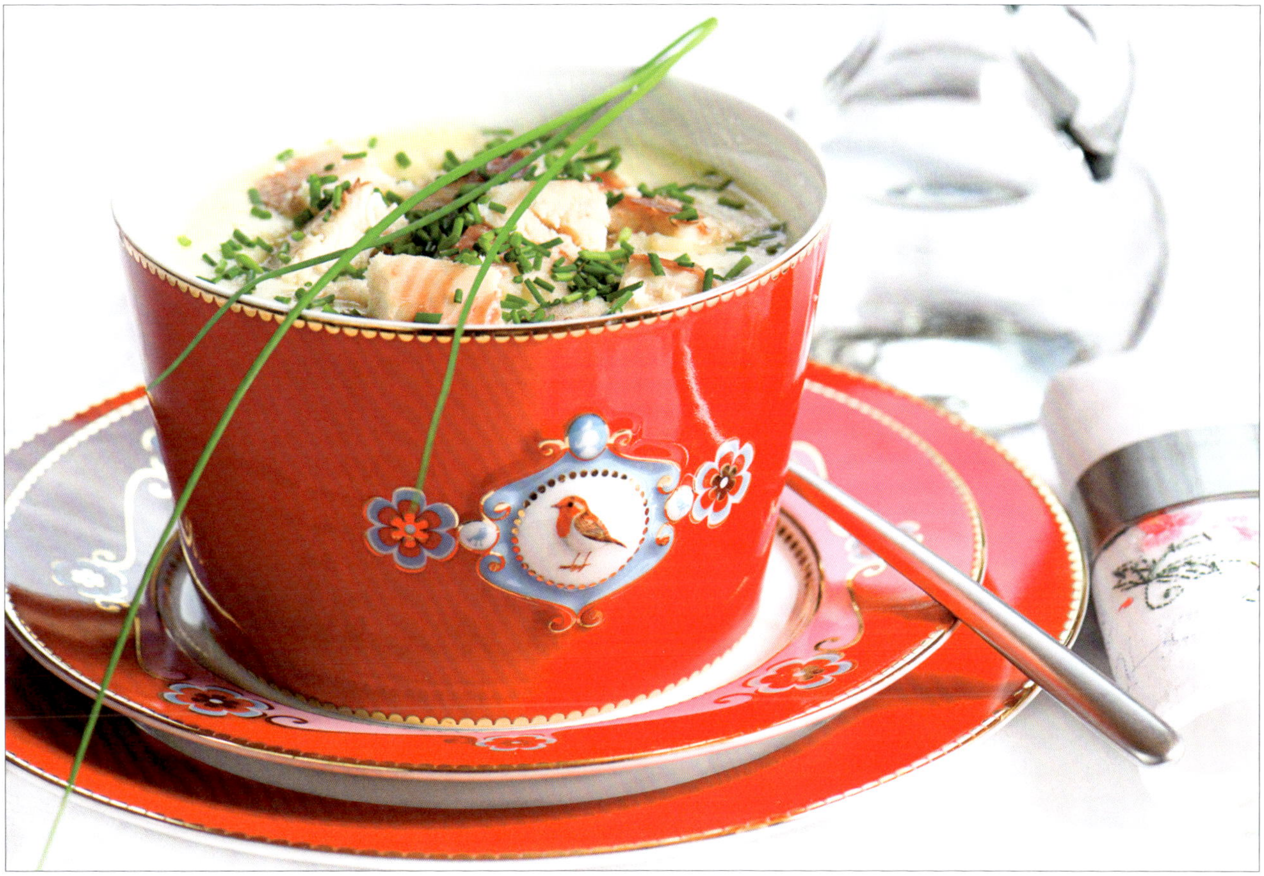

Blumenkohlcremesuppe

Den Blumenkohl putzen, in Röschen teilen, waschen und in einem Sieb abtropfen lassen.

Den Knoblauch und die Schalotte schälen und fein hacken.

Das Olivenöl in einem Topf erhitzen, Zwiebeln und Knoblauch zugeben und ca. 3 Minuten andünsten.
Den Blumenkohl zufügen und unter Rühren weitere 2 Minuten dünsten.

Gemüsebrühe und Sahne dazugießen und bei geringer Hitze ca. 10 Minuten köcheln lassen. Mit Currypulver und Salz würzen.

Schnittlauch waschen, trocken schütteln und in feine Röllchen schneiden.

Das Forellenfilet in mundgerechte Stücke schneiden.

Das fertig gegarte Gemüse in einen Mixer geben und fein pürieren.

Die Suppe zusammen mit dem Forellenfilet noch einmal kurz erhitzen, in Suppenschalen anrichten und mit dem Schnittlauch bestreuen.

Pro Portion	kcal	kJ	Fett	Eiweiß	KH
Gesamt ca.	282,5	1179,8	16,1	22,3	11,0

Zubereitungszeit: ca. 15 Minuten

Zutaten
2 Portionen

500 g Blumenkohl
1 Knoblauchzehe
1 Schalotte
1 EL Olivenöl
300 ml Gemüsebrühe
50 g Sahne
½ TL Currypulver
Salz
2 EL Schnittlauch
1 Forellenfilet, geräuchert

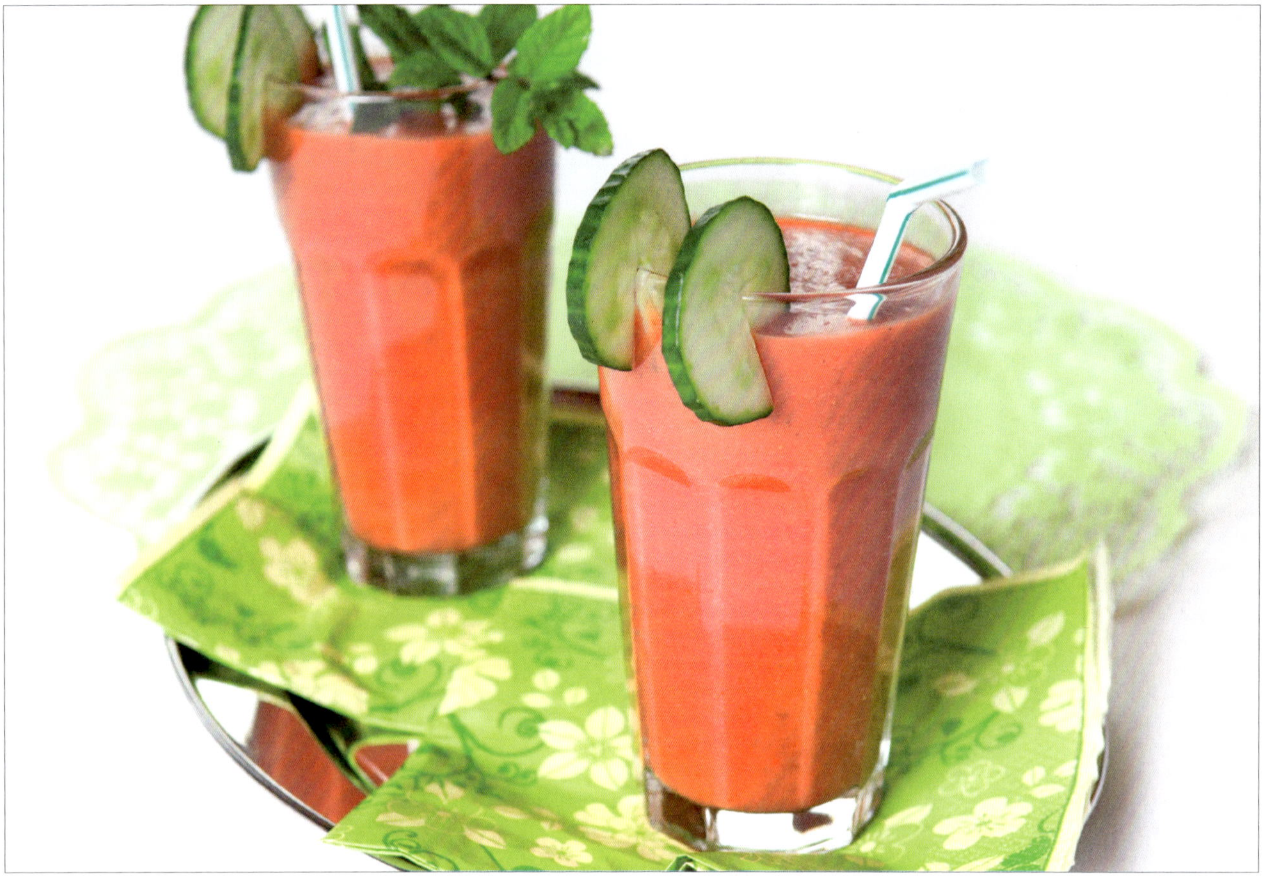

Erdbeer-Gazpacho

Zutaten
2 Portionen

250 g Erdbeeren
200 g Paprika, rot
100 g Salatgurke
5 Minzeblätter
2 EL Olivenöl
3 EL Balsamico, rot
Pfeffer, weiß, frisch gemahlen
Salz

Die Erdbeeren putzen und waschen.

Die Paprikaschote putzen, waschen, entkernen und stückeln.

Ein paar Gurkenscheiben für die Dekoration zur Seite legen. Danach schälen, längs halbieren, entkernen und in Stücke schneiden.

Alle Zutaten mit den Minzeblättern, Olivenöl, Balsamico, Pfeffer und Salz in einem Mixer sehr fein pürieren.

Den Gazpacho in Glas- oder Porzellanschalen anrichten und mit den Gurkenscheiben oder einem Minzezweig garnieren.

Kühl stellen.

Pro Portion	kcal	kJ	Fett	Eiweiß	KH
Gesamt ca.	218,9	918,9	10,0	2,8	19,2

Zubereitungszeit: ca. 10 Minuten

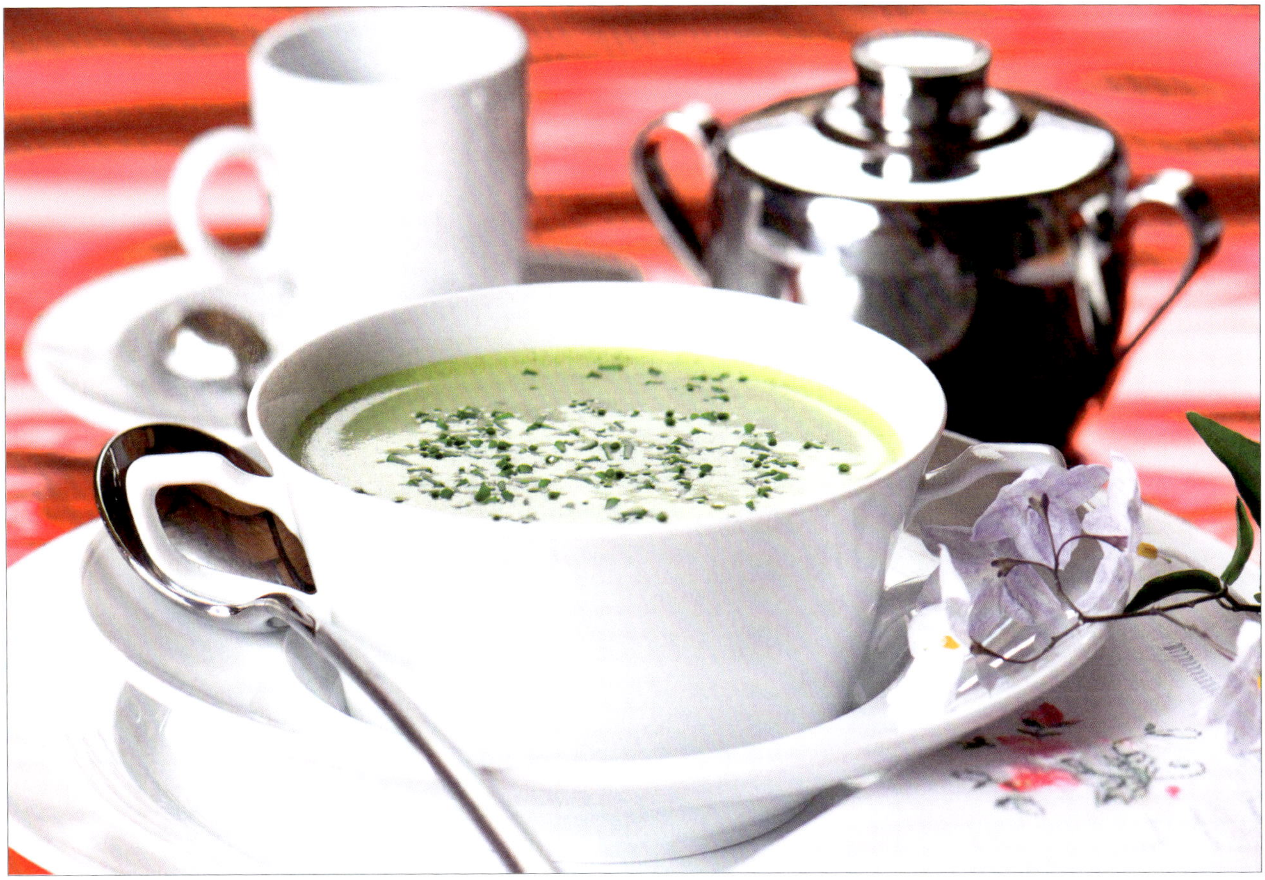

Mangoldcremesuppe

Den Mangold putzen, waschen, trocknen und in feine Streifen schneiden.

Die Zwiebel und den Knoblauch schälen und klein würfeln.

Die Butter und das Olivenöl in einem Topf erhitzen und die Zwiebeln mit dem Knoblauch andünsten.

Den Mangold zugeben, kurz wenden, mit der Gemüsebrühe und der Kokosmilch ablöschen und ca. 10 Minuten bei mittlerer Hitze köcheln lassen.

Mit Zitronensaft, Cayennepfeffer, Currypulver, Kurkuma und Salz würzen.

In einen Mixer füllen, sehr fein pürieren und in Suppenschälchen anrichten.

Den Schnittlauch waschen, trocken schütteln, in feine Röllchen schneiden und über die Suppe streuen.

Zutaten
2 Portionen

200 g Mangold
1 kleine Zwiebel
1 Knoblauchzehe
10 g Butter
1 EL Olivenöl
200 ml Gemüsebrühe
200 ml Kokosmilch
1 EL Zitronensaft
1 Msp. Cayennepfeffer
1 Msp. Currypulver
1 Msp. Kurkuma
Salz
1 Bund Schnittlauch

Pro Portion	kcal	kJ	Fett	Eiweiß	KH
Gesamt ca.	296,1	1239,8	26,1	4,9	8,0

Zubereitungszeit: ca. 15 Minuten

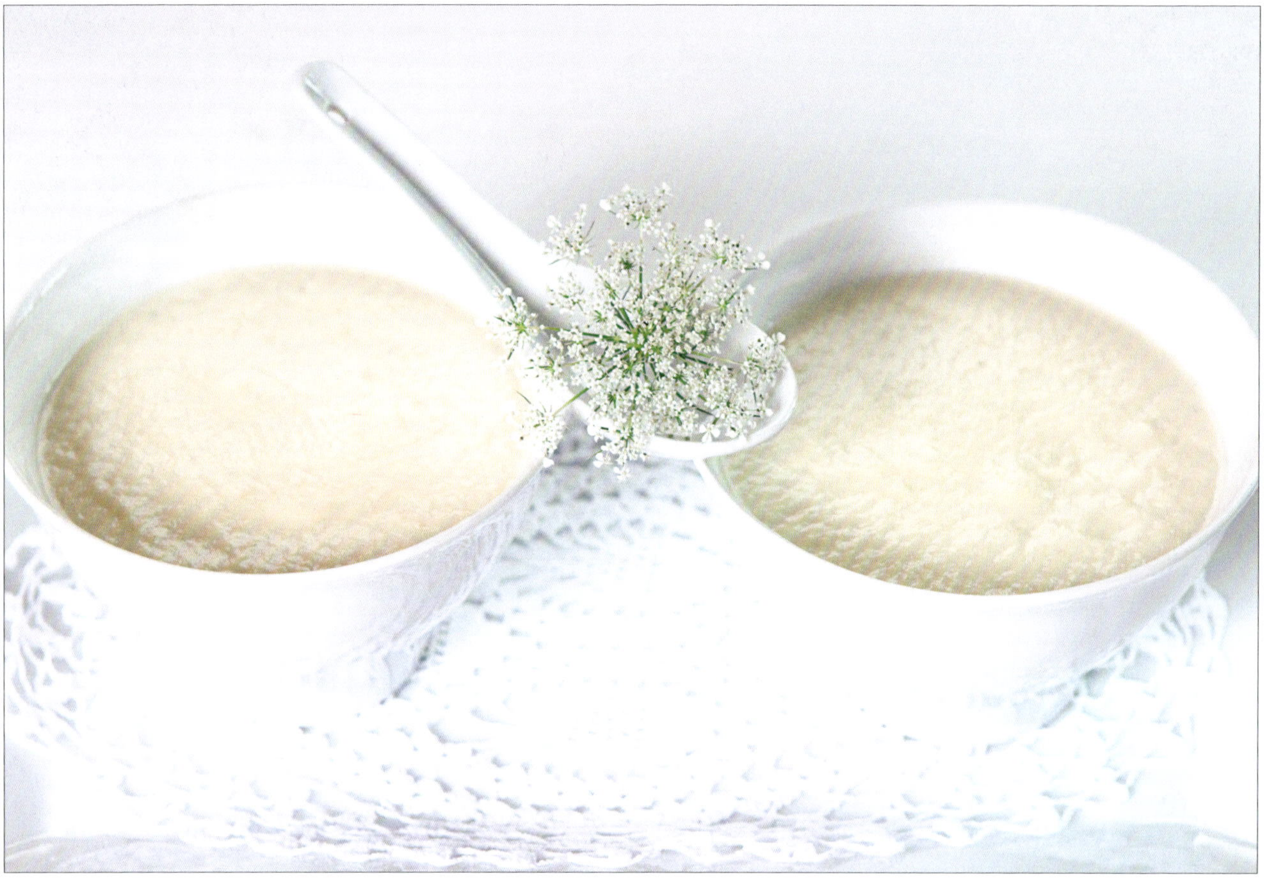

Kohlrabisuppe

Zutaten
2 Portionen

3 Kohlrabi (ca. 500 g)
3 Schalotten
20 g Ingwer, frisch
1 EL Olivenöl
250 ml Gemüsebrühe
150 g Sahne
½ TL Koriander, gemahlen

Die Kohlrabi schälen, halbieren und in feine Scheiben schneiden.

Schalotten und Ingwer schälen und in Würfel schneiden.

Das Olivenöl in einem Topf erhitzen, Schalotten und Ingwer ca. 3 Minuten andünsten.

Die Kohlrabi zugeben, mit der Gemühsebrühe und der Sahne ablöschen und dem Koriander würzen.

Circa 10 Minuten bei mittlerer Hitze köcheln lassen.

In einen Mixer füllen, sehr fein pürieren und in Suppenschälchen anrichten.

Pro Portion	kcal	kJ	Fett	Eiweiß	KH
Gesamt ca.	337,0	1412,0	27,3	7,5	11,5

Zubereitungszeit: ca. 15 Minuten

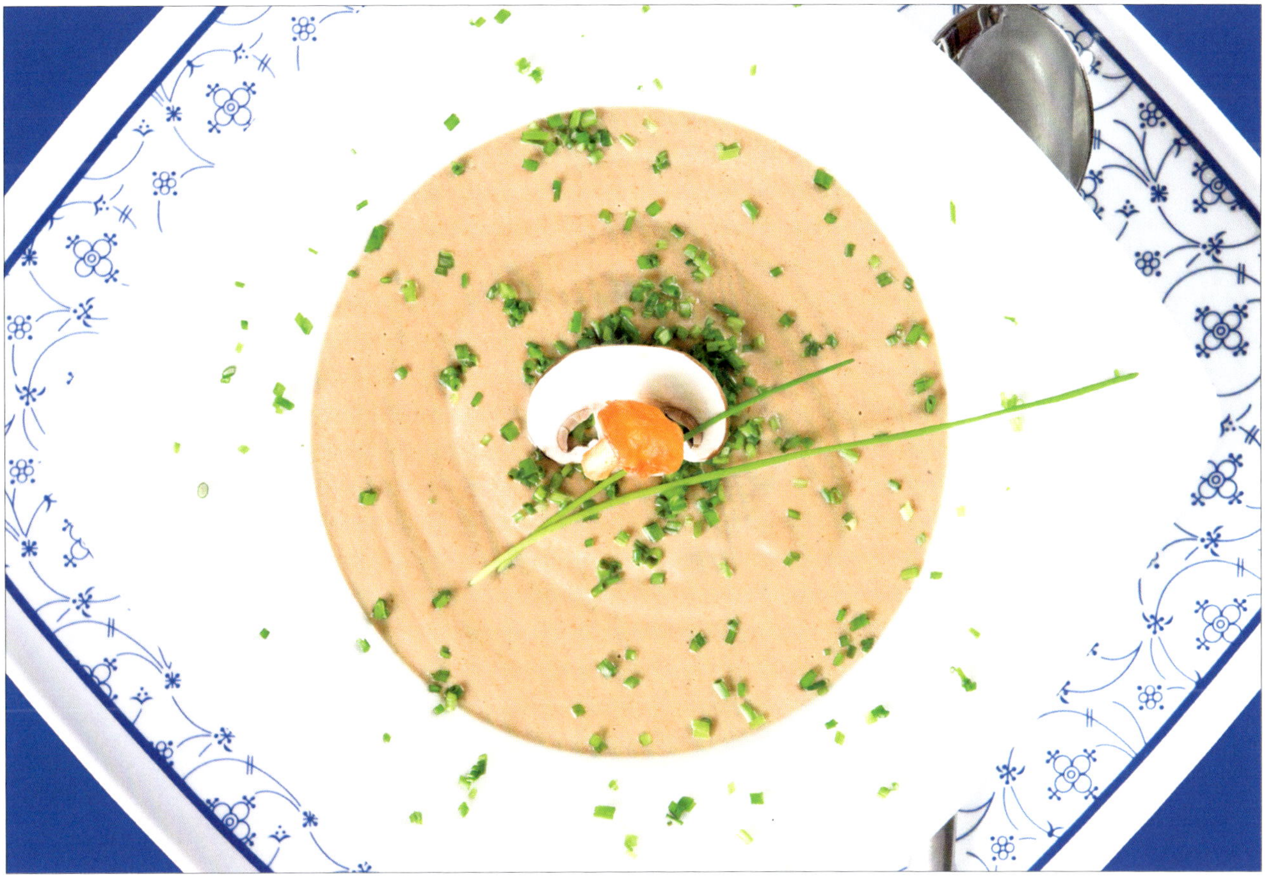

Pilzsuppe

Zutaten
2 Portionen

10 g Steinpilze, getrocknet
150 g Pfifferlinge
150 g Champignons
3 Schalotten
2 EL Olivenöl
200 ml Gemüsebrühe
150 g Sahne, 30 % Fett i.Tr.
Salz
Pfeffer, schwarz, frisch gemahlen
1 Bund Schnittlauch

Die Steinpilze in einem Schüsselchen Wasser einweichen.

Die Pfifferlinge putzen, waschen und je nach Größe klein schneiden.

Die Champignons putzen, säubern und vierteln.

Schalotten schälen und in kleine Würfel schneiden.

Das Olivenöl in einem Topf erhitzen und die Schalottenwürfel kurz darin anschwitzen.

Pfifferlinge und Champignons zufügen und so lange dünsten, bis die Flüssigkeit verkocht ist.

Mit Gemüsebrühe und Sahne ablöschen. Die Steinpilze mit dem Einweichwasser zugeben und mit Salz und Pfeffer würzen.
Circa 10 Minuten bei mittlerer Hitze köcheln lassen.

In einen Mixer füllen, sehr fein pürieren und in Suppenschälchen anrichten.

Den Schnittlauch waschen, trocknen, in feine Röllchen schneiden und über die Suppe streuen.

Pro Portion	kcal	kJ	Fett	Eiweiß	KH
Gesamt ca.	340,8	1426,1	34,0	7,8	5,5

Zubereitungszeit: ca. 15 Minuten

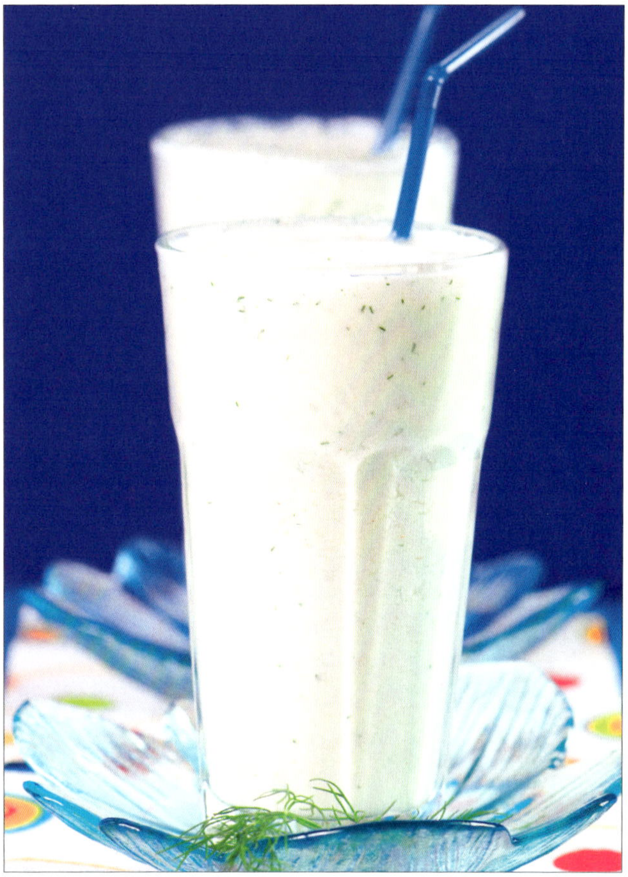 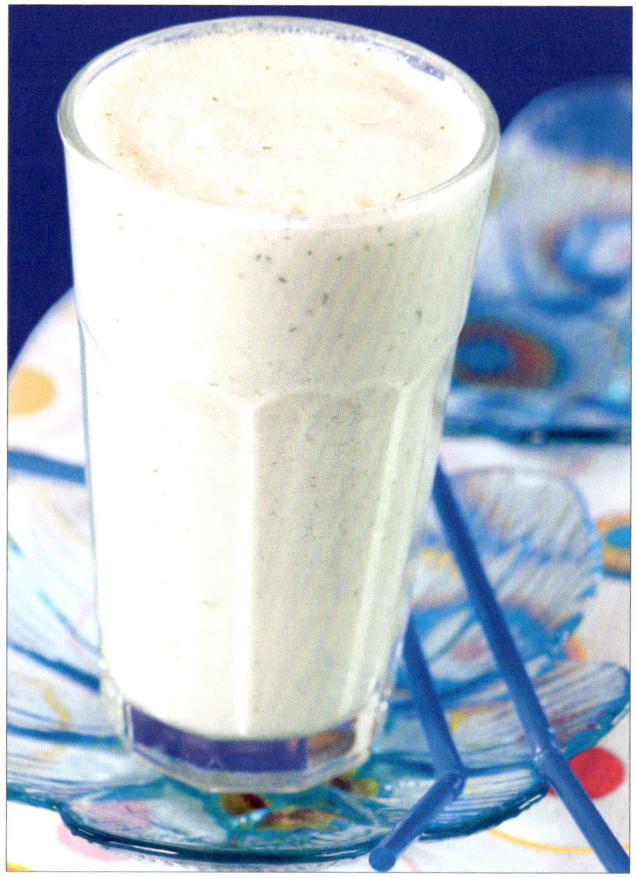

Gurken-Buttermilch-Smoothie

Zutaten
2 Portionen

1 Salatgurke
1 Limette, unbehandelt
1 Bund Dill
250 g Buttermilch, 1 % Fett i.Tr.
150 g Joghurt, 1,5 % Fett i.Tr.
2 EL Olivenöl
Salz
Cayennepfeffer
Steviapulver

Die Salatgurke schälen und in Stücke schneiden.

Die Limette waschen, trocknen, die Schale abreiben und den Saft auspressen.

Dill waschen, trocken schütteln, Zweige abzupfen und klein schneiden.

Alle Zutaten mit der Buttermilch, dem Joghurt und dem Olivenöl in einen Mixer geben.

Mit Salz, Cayennepfeffer und Steviapulver würzen und fein pürieren.

In zwei Gläser füllen und kühl stellen.

Pro Portion	kcal	kJ	Fett	Eiweiß	KH
Gesamt ca.	212,7	890,9	11,9	9,8	13,9

Zubereitungszeit: ca. 10 Minuten

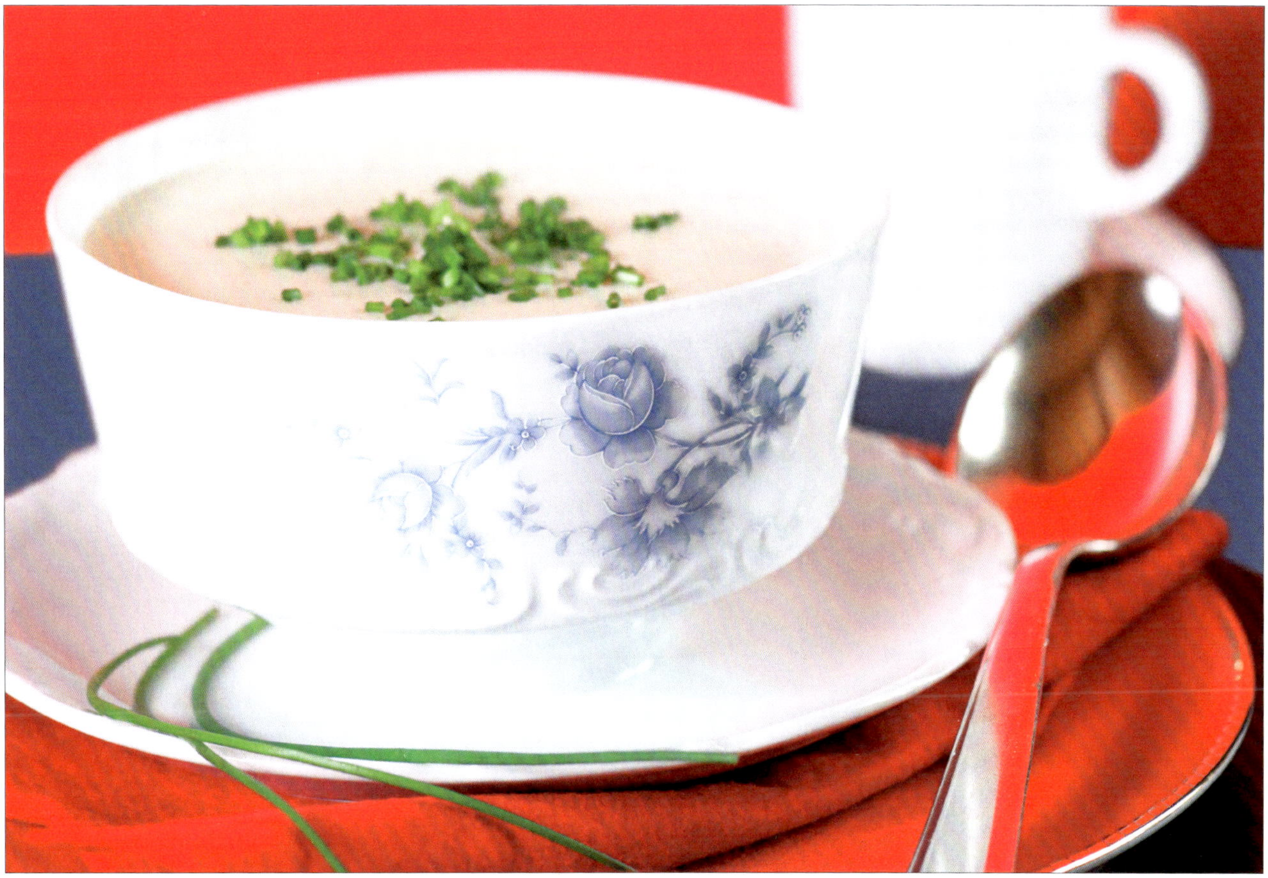

Selleriecremesuppe

Zutaten
2 Portionen

400 g Sellerie
1 Zwiebel
1 Knoblauchzehe
2 EL Olivenöl
10 g Butter
250 ml Hühnerbrühe
150 ml Milch, 1,5 % Fett i.Tr.
100 g Sahne, 30 % Fett i.Tr.
Salz
Pfeffer, schwarz, frisch gemahlen
Thymian, gemahlen
1 Bund Schnittlauch

Sellerie putzen, schälen und in Würfel schneiden.

Zwiebel und Knoblauch schälen und klein hacken.

Das Olivenöl mit der Butter in einem Topf erhitzen, Zwiebel und Knoblauch kurz darin andünsten.

Die Selleriewürfel zugeben und mit der Hühnerbrühe, Milch und Sahne ablöschen.

Mit Salz, Pfeffer und Thymian würzen und ca. 10 Minuten bei mittlerer Hitze köcheln lassen.

In einen Mixer füllen, sehr fein pürieren und in Suppenschälchen anrichten.

Den Schnittlauch waschen, trocknen, in feine Röllchen schneiden und über die Suppe streuen.

Pro Portion	kcal	kJ	Fett	Eiweiß	KH
Gesamt ca.	343,4	1437,9	29,9	6,0	10,7

Zubereitungszeit: ca. 15 Minuten

Salat

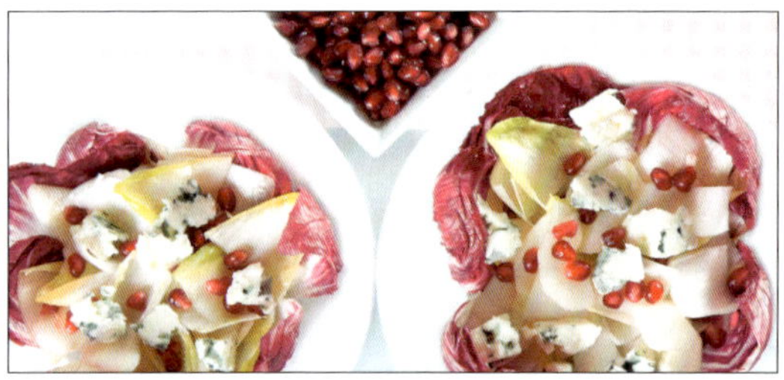

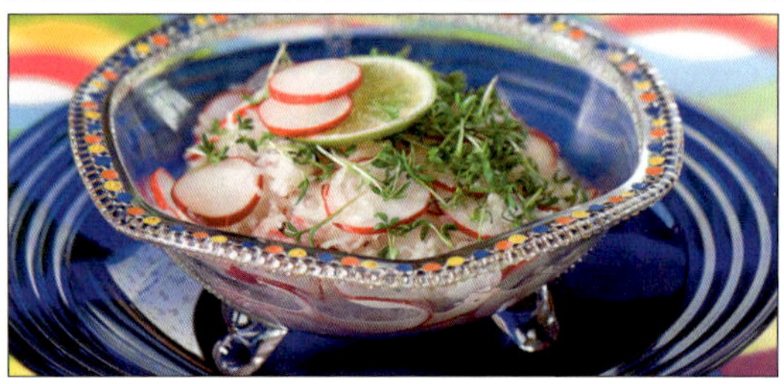

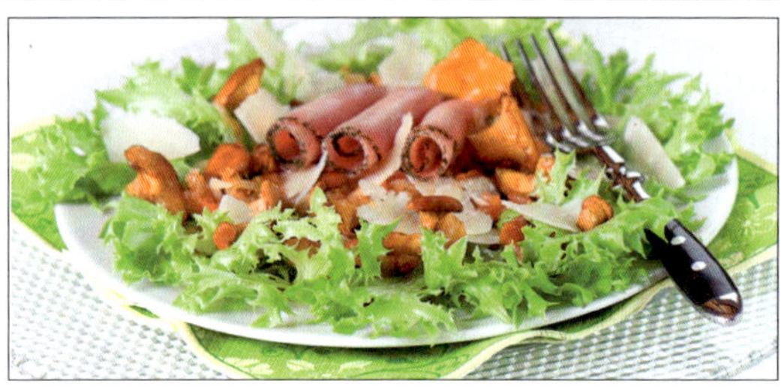

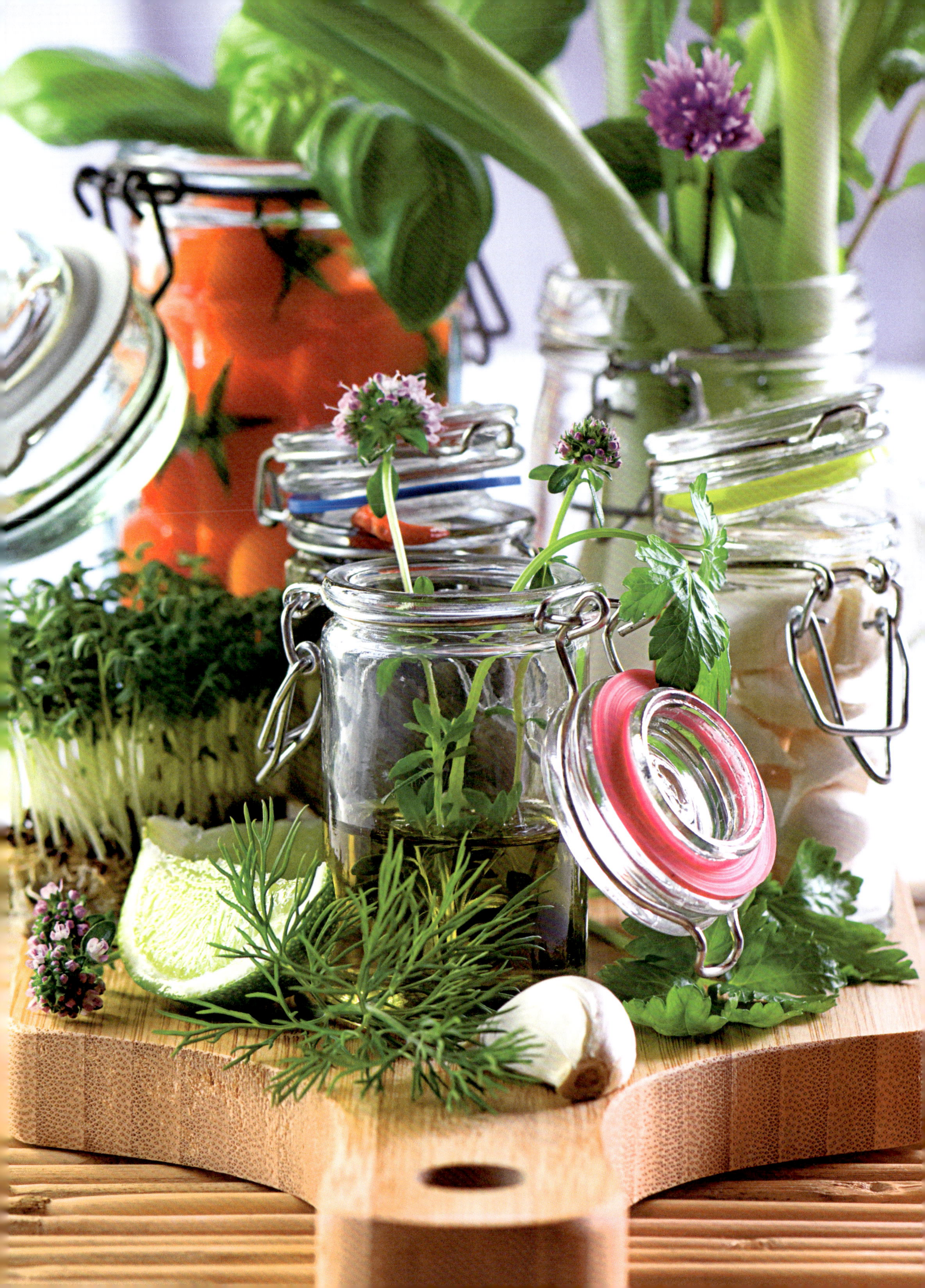

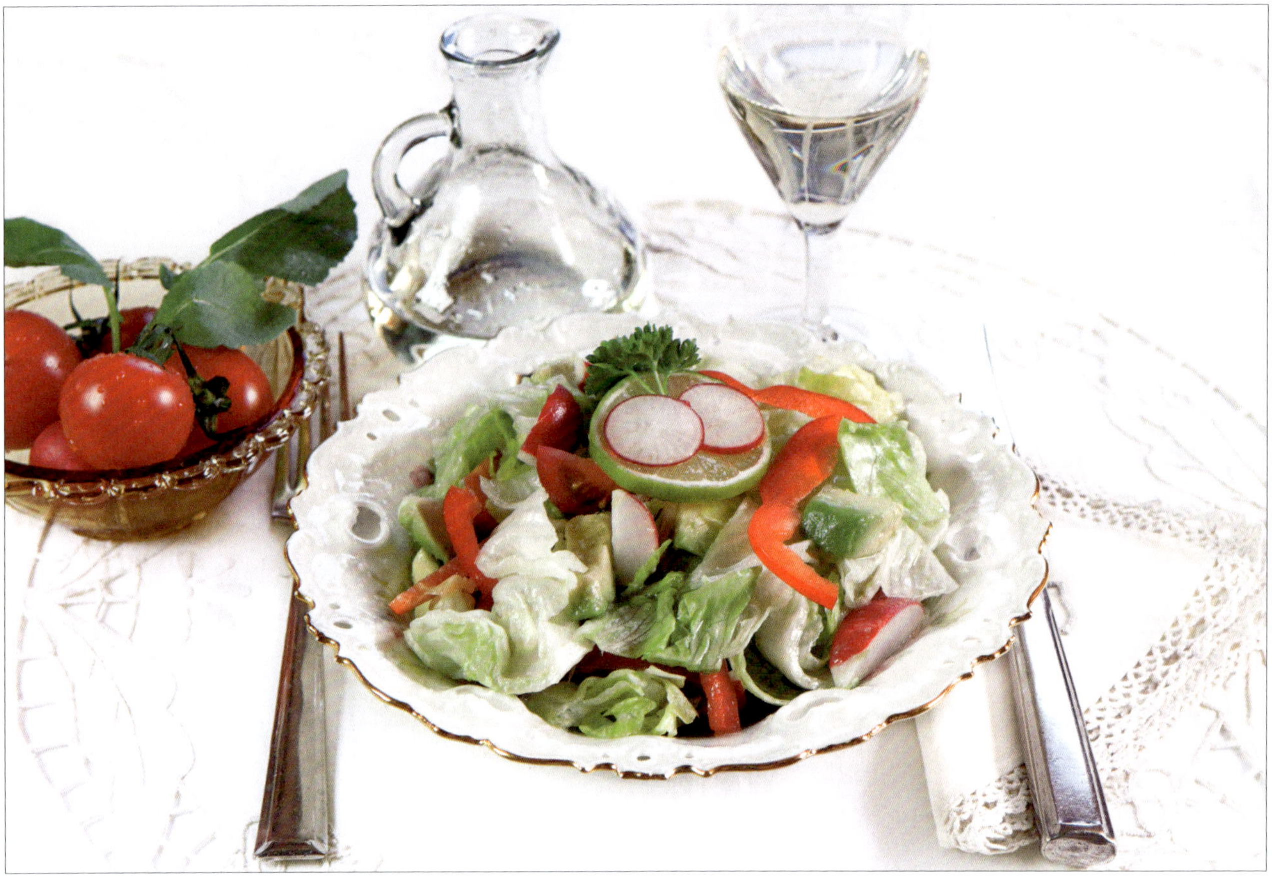

Eisbergsalat mit Avocado

Zutaten
2 Portionen

250 g Eisbergsalat
100 g Paprika, rot
1 Avocado
80 g Radieschen
100 g Cocktailtomaten
3 EL Sonnenblumenöl
2 EL Balsamico bianco
1 EL Limettensaft
Salz
2 Limettenscheiben

Den Eisbergsalat putzen, in große Stücke schneiden, waschen und trocken schleudern.

Die Paprika halbieren, Kerne entfernen und in Streifen schneiden.

Die Avocado schälen, halbieren, den Kern herauslösen und in Stücke schneiden.

Die Radieschen putzen, waschen und achteln.

Die Cocktailtomaten waschen und vierteln.

Aus Sonnenblumenöl, Balsamico, Limettensaft und Salz ein Dressing rühren.

Alle Zutaten mit dem Dressing vermengen, auf zwei Tellern anrichten und mit einer Limetten- und zwei Radieschenscheiben garnieren.

Pro Portion	kcal	kJ	Fett	Eiweiß	KH
Gesamt ca.	232,1	978,0	18,4	3,6	12,4

Zubereitungszeit: ca. 10 Minuten

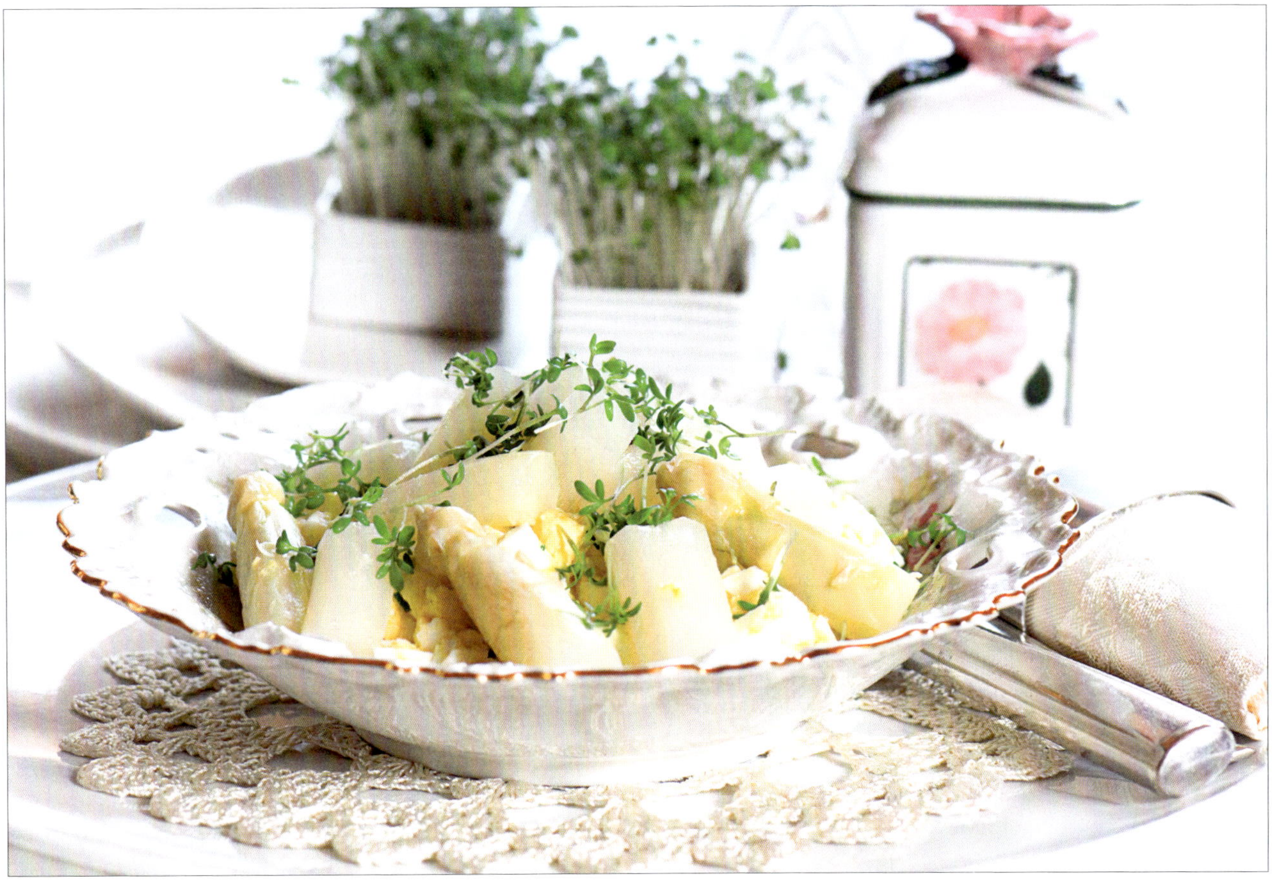

Eiersalat mit Spargel

Zutaten
2 Portionen

4 Eier
500 g Spargel
Salz
Steviapulver
2 EL Schnittlauch
3 EL Sonnenblumenöl
2 EL Balsamico, bianco
Pfeffer, weiß, frisch gemahlen
1 Beet Kresse

Die Eier hart kochen, abschrecken, schälen und in mittelfeine Stücke schneiden.

Den Spargel schälen, die holzigen Enden abschneiden und in kochendem Salzwasser mit einer Prise Steviapulver ca. 8 Minuten garen.

Mit einer Schaumkelle herausnehmen, abtropfen lassen und in ca. 5 cm lange Stücke schneiden.

Den Schnittlauch waschen, trocknen und in feine Röllchen schneiden.

Für das Dressing Sonnenblumenöl, Balsamico, Schnittlauch, Salz und Pfeffer verrühren.

Die Eier in zwei Salatschälchen verteilen, den Spargel daraufsetzen und mit dem Dressing beträufeln.

Die Kresse vom Beet schneiden und über den Eiersalat streuen.

Pro Portion	kcal	kJ	Fett	Eiweiß	KH
Gesamt ca.	326,8	1367,9	24,0	18,4	7,7

Zubereitungszeit: ca. 15 Minuten

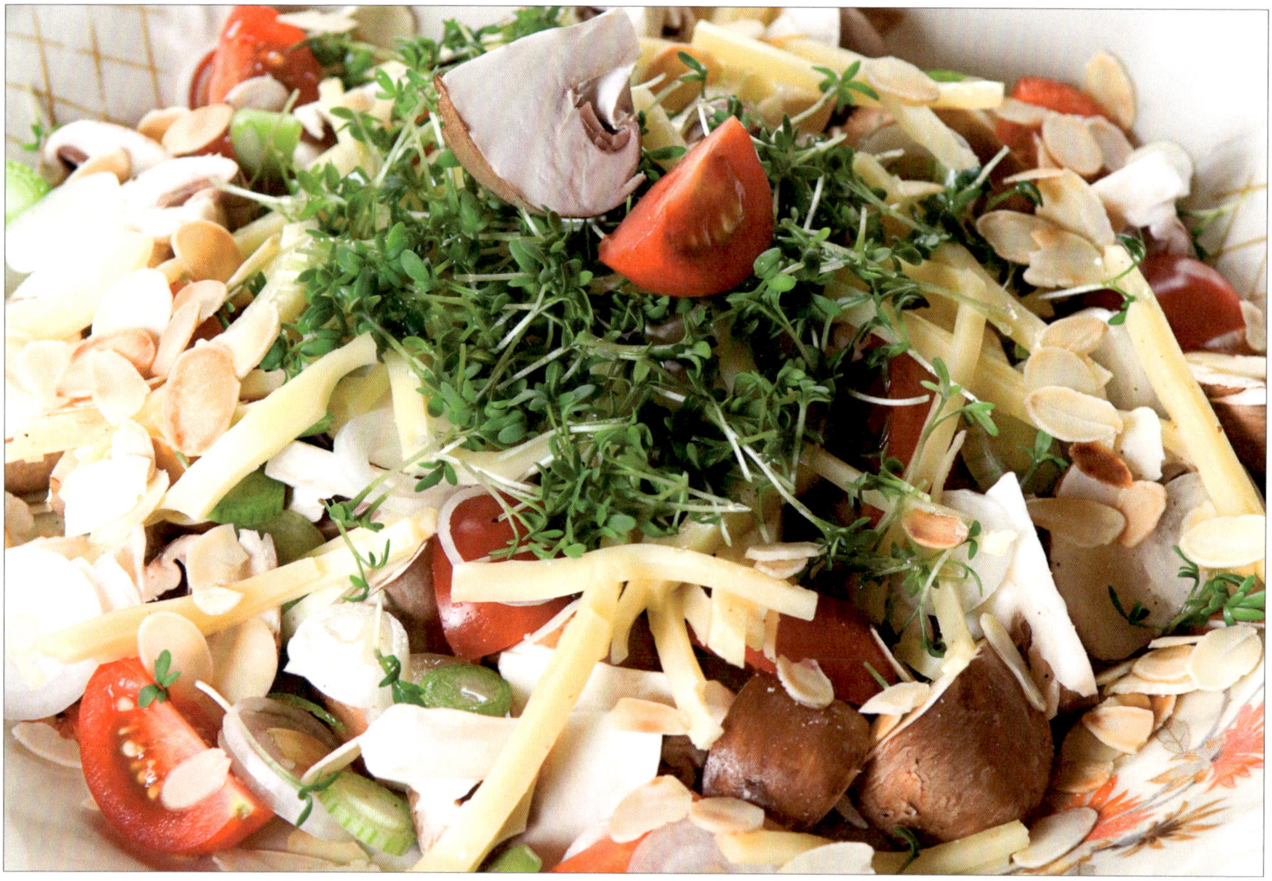

Champignon-Käsesalat

Zutaten
2 Portionen

20 g Mandeln, blanchiert, gehobelt
300 g braune Champignons
3 Lauchzwiebeln
100 g Cocktailtomaten
100 g Maasdamer-Käse in Scheiben
1 Beet Kresse
4 EL Nussöl
4 EL Balsamico bianco
Salz
Pfeffer, schwarz, frisch gemahlen

Die Mandeln in einer beschichteten Pfanne ohne Fettzugabe anrösten, bis sie duften.

Die Champignons putzen, etwas abbürsten und achteln.

Die Lauchzwiebeln waschen, putzen und in feine Ringe schneiden.

Cocktailtomaten waschen und vierteln, den Käse in feine Streifen schneiden.

Kresse mit einer Schere vom Beet abschneiden.

Alle Zutaten dekorativ auf zwei Tellern anrichten.

Für das Dressing Nussöl, Balsamico, Salz und Pfeffer verrühren und über die angerichteten Teller träufeln.

Pro Portion	kcal	kJ	Fett	Eiweiß	KH
Gesamt ca.	391,5	1638,6	28,7	20,3	10,3

Zubereitungszeit: ca. 10 Minuten

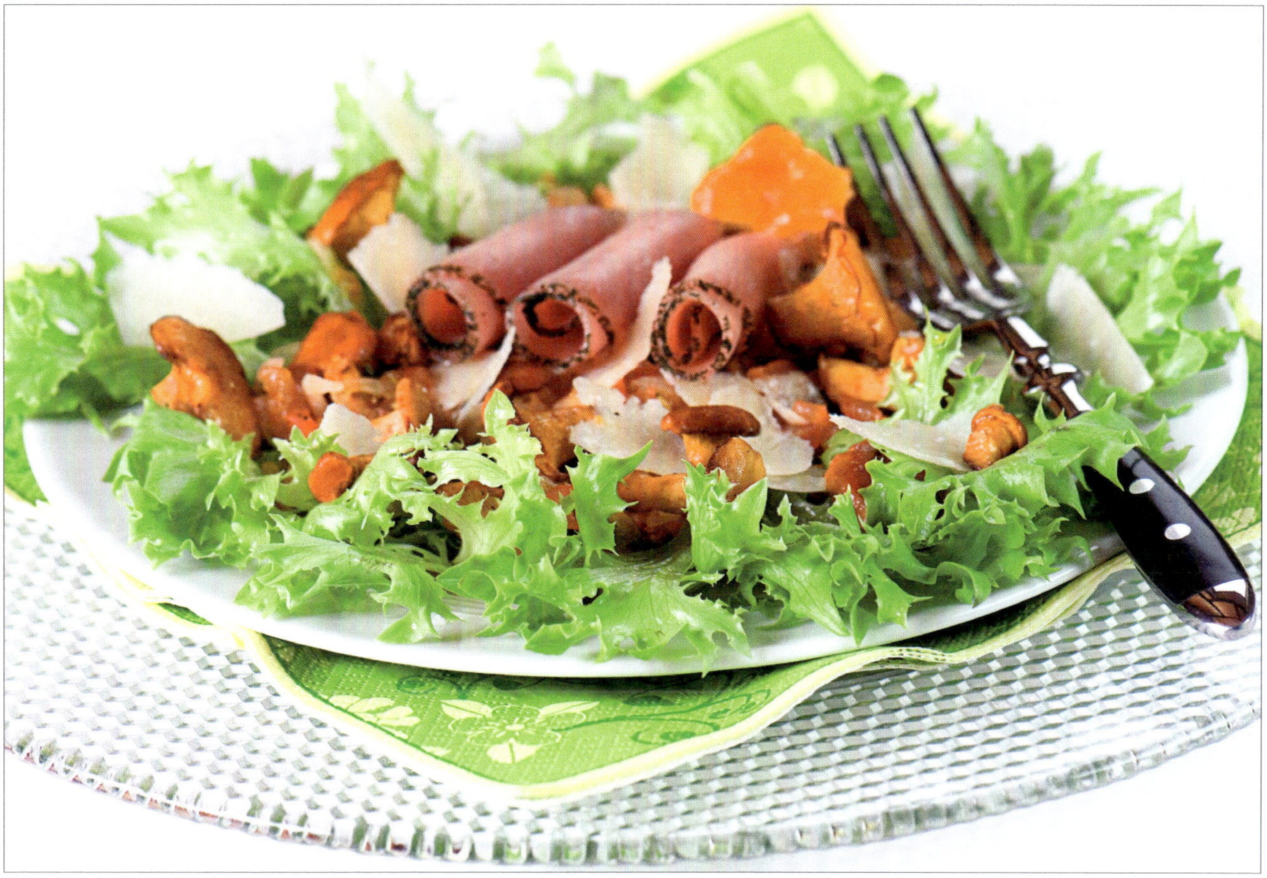

Friséesalat mit Pfifferlingen

Zutaten
2 Portionen

1 Friséesalat
200 g Pfifferlinge
2 Schalotten
2 Tomaten
3 EL Olivenöl
Salz
Pfeffer, schwarz, frisch gemahlen
2 EL Weißweinessig
Steviapulver
30 g Parmesan am Stück
80 g Lachsschinken

Den Salat putzen, waschen, trocken schleudern, in kleine Stücke zupfen und auf zwei Tellern anrichten.

Die Pfifferlinge putzen und säubern.

Die Schalotten schälen und in feine Ringe schneiden.

Die Tomaten in heißem Wasser kurz blanchieren, häuten und das Fruchtfleisch in kleine Würfel schneiden.

1 EL Olivenöl in einer Pfanne erhitzen und die Pfifferlinge unter Wenden braten, bis die Flüssigkeit verdampft ist.

Die Schalotten und die Tomatenwürfel zugeben, ca. 2 Minuten mitbraten und mit Salz und Pfeffer würzen. Etwas abkühlen lassen.

Ein Dressing aus Weißweinessig, 2 EL Olivenöl, Salz, Pfeffer und Steviapulver rühren und unter die lauwarmen Pfifferlinge mischen.

Den Parmesan mit einem Sparschäler in dünne Scheiben hobeln. Den Lachsschinken zusammenrollen.

Pfifferlinge, Parmesan und Lachsschinken auf die Salatteller verteilen.

Pro Portion	kcal	kJ	Fett	Eiweiß	KH
Gesamt ca.	265,4	1112,0	20,0	15,7	3,7

Zubereitungszeit: ca. 15 Minuten

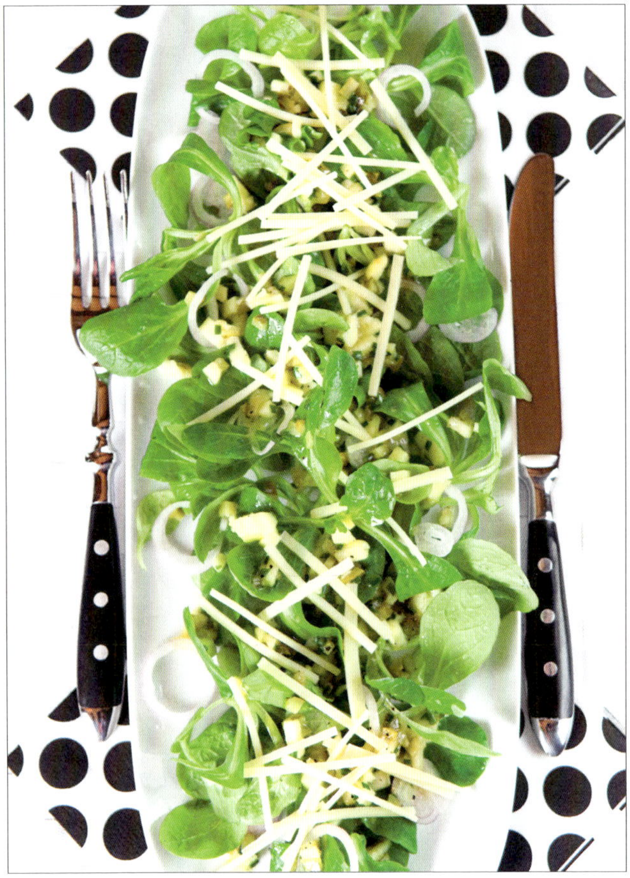

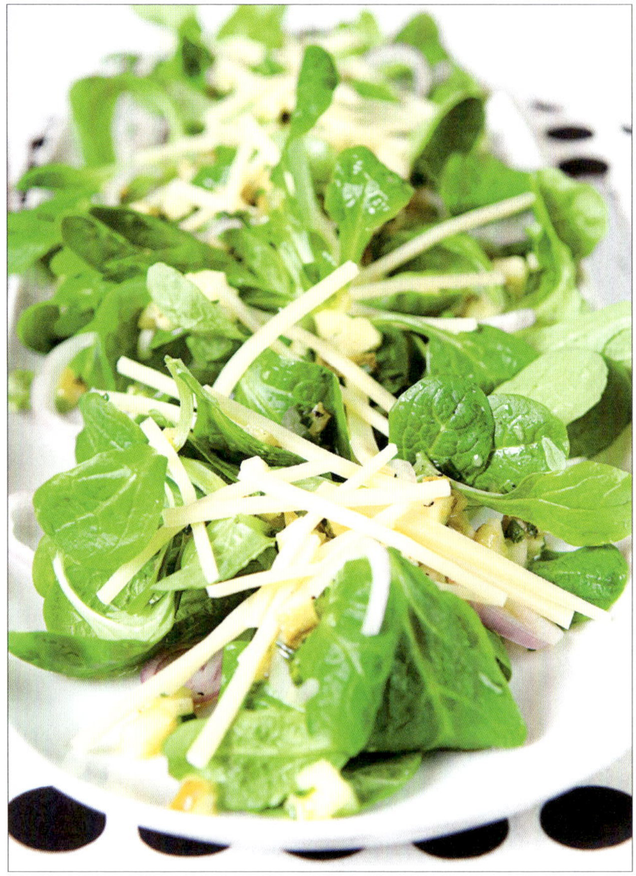

Feldsalat mit Bergkäse

Zutaten
2 Portionen

150 g Feldsalat
2 Schalotten
3 Cornichons, eingelegt
1 Apfel
1 Bund Schnittlauch
1 Knoblauchzehe
100 g Bergkäse, 45 % Fett i.Tr. (in Scheiben)
3 EL Balsamico bianco
3 EL Sonnenblumenöl
1 TL Senf, mittelscharf
Salz
Pfeffer, schwarz, frisch gemahlen

Den Feldsalat putzen, waschen, trocken schleudern und auf zwei Tellern anrichten.

Die Schalotten schälen, in feine Ringe schneiden und auf dem Salat verteilen.

Die Cornichons in kleine Würfel schneiden.

Den Apfel schälen, halbieren, entkernen und in feine Stücke schneiden.

Den Schnittlauch waschen, trocken tupfen und in Röllchen schneiden.

Den Knoblauch schälen und fein hacken.

Den Bergkäse in feine Streifen schneiden.

Aus Balsamico, Sonnenblumenöl, Senf, Salz und Pfeffer ein Dressing rühren und mit den Cornichons, Apfel, Schnittlauch und Knoblauch mischen.

Über den Feldsalat verteilen und den Bergkäse darüberstreuen.

Pro Portion	kcal	kJ	Fett	Eiweiß	KH
Gesamt ca.	351,3	1472,5	25,8	16,1	9,9

Zubereitungszeit: ca. 15 Minuten

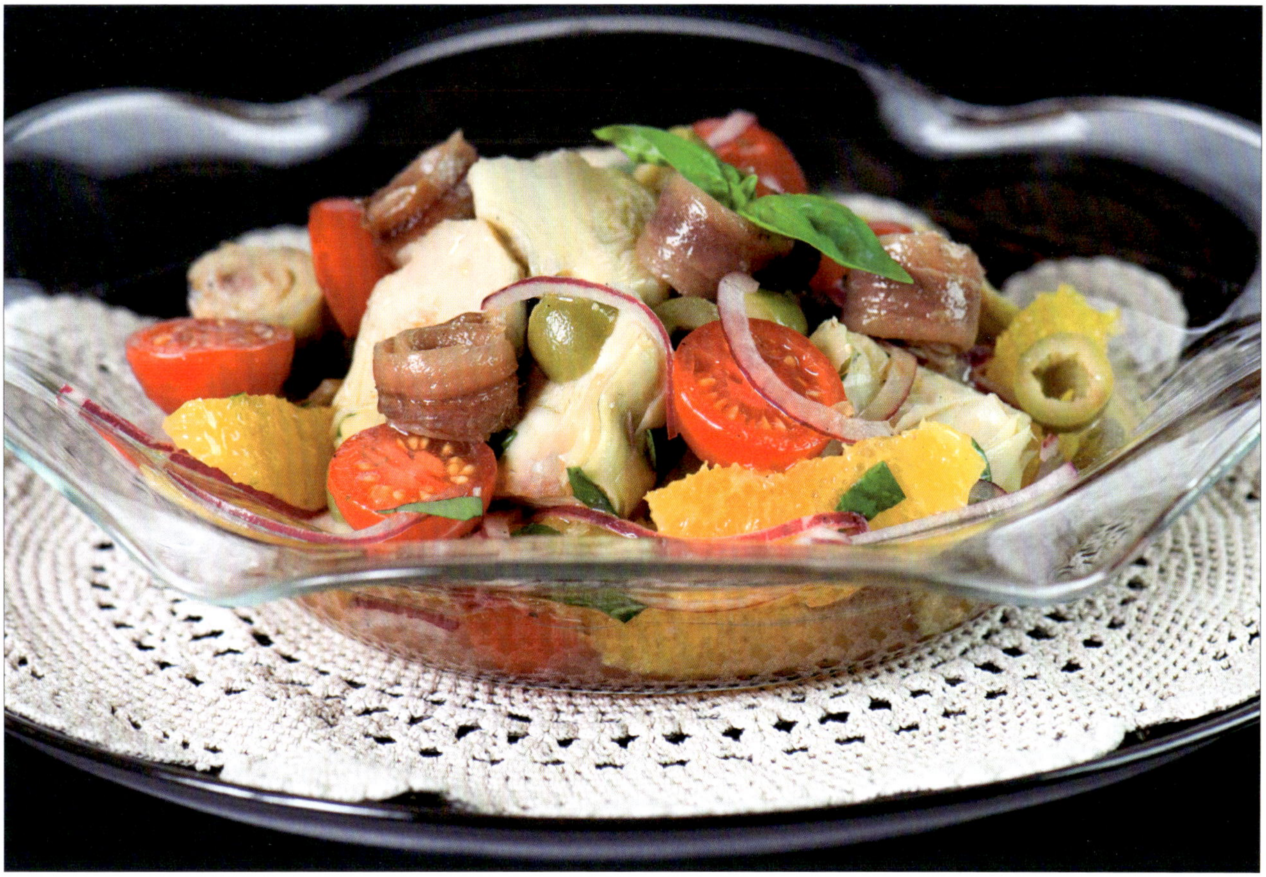

Artischockensalat

Die Artischockenherzen in einem Sieb abtropfen lassen.

Die Cocktailtomaten waschen und halbieren.

Die Oliven halbieren.

Die Orange schälen, alles Weiße entfernen und die Filets zwischen den Trennhäuten herausschneiden.

Die Zwiebel schälen, halbieren und in feine Ringe schneiden.

Die Basilikumzeige waschen, trocken schütteln, die Blätter abzupfen und fein hacken.

Die Sardellenfilets auf Küchenkrepp abtropfen lassen und zusammenrollen.

Aus Balsamico, Olivenöl, Salz und Pfeffer ein Dressing rühren und mit allen Zutaten mischen.

Den Salat auf zwei Tellern anrichten und mit den Sardellenfilets belegen.

Zutaten
2 Portionen

250 g Artischockenherzen, im Glas
100 g Cocktailtomaten
10 Oliven, grün
1 Orange
1 Zwiebel, rot
3 Basilikumzweige
8 Sardellenfilets
2 EL Balsamico bianco
2 EL Olivenöl
Salz
Pfeffer, schwarz, frisch gemahlen

Pro Portion	kcal	kJ	Fett	Eiweiß	KH
Gesamt ca.	234,8	983,3	16,3	4,5	12,9

Zubereitungszeit: ca. 10 Minuten

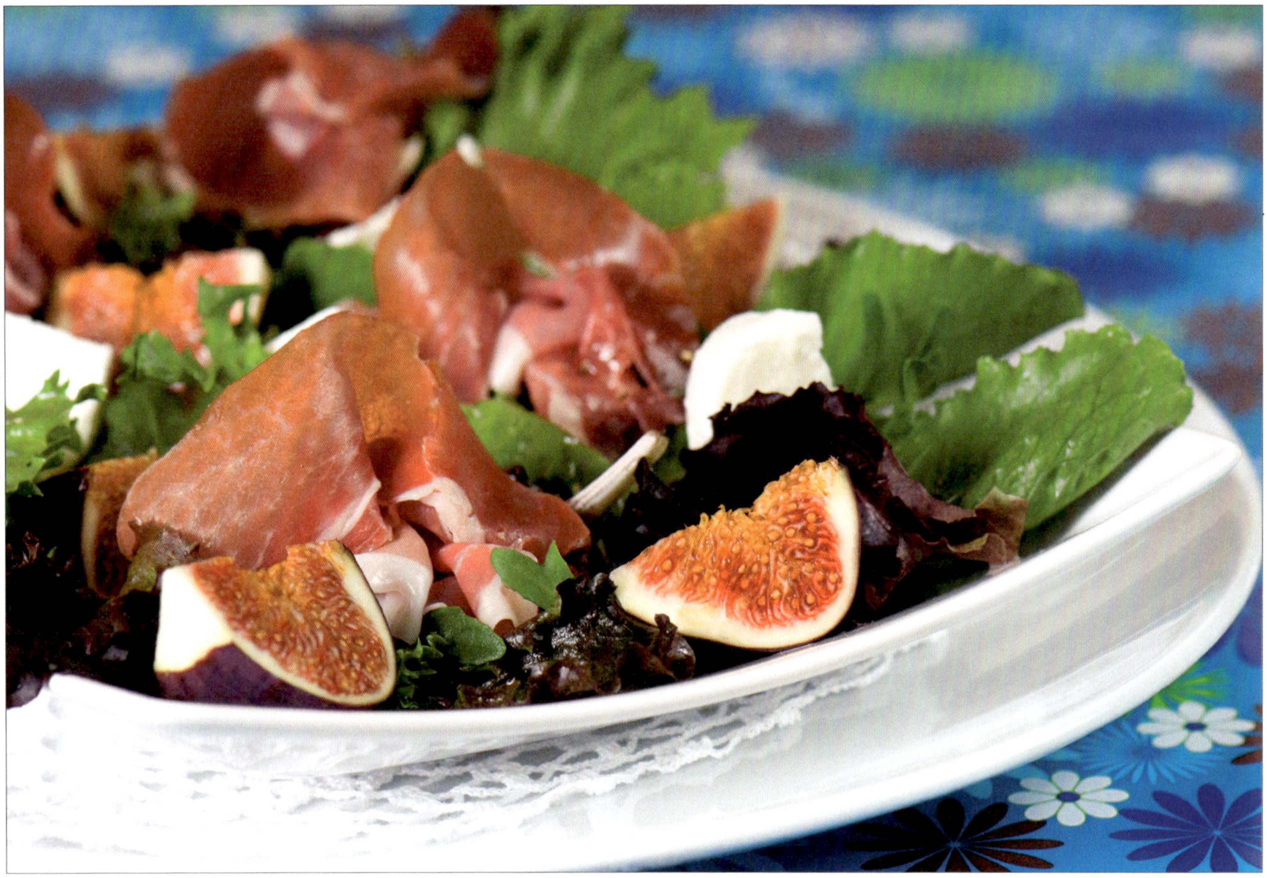

Salat mit Büffelmozzarella

Zutaten
2 Portionen

150 g Pflücksalat
1 Büffelmozzarella
2 Feigen, frisch
80 g Parmaschinken
1 Limette
1 EL Balsamico bianco
2 EL Olivenöl
Salz
Pfeffer, schwarz, frisch gemahlen

Den Salat waschen, trocken schleudern und auf zwei Tellern anrichten.

Den Büffelmozzarella abtropfen lassen und achteln.

Die Feigen waschen und vierteln.

Büffelmozzarella, Feigen und Parmaschinken auf dem Salat verteilen.

Die Limette halbieren und den Saft auspressen.

Aus Limettensaft, Balsamico, Olivenöl, Salz und Pfeffer ein Dressing rühren und über den Salat träufeln.

Pro Portion	kcal	kJ	Fett	Eiweiß	KH
Gesamt ca.	432,5	1811,1	30,3	26,4	8,7

Zubereitungszeit: ca. 10 Minuten

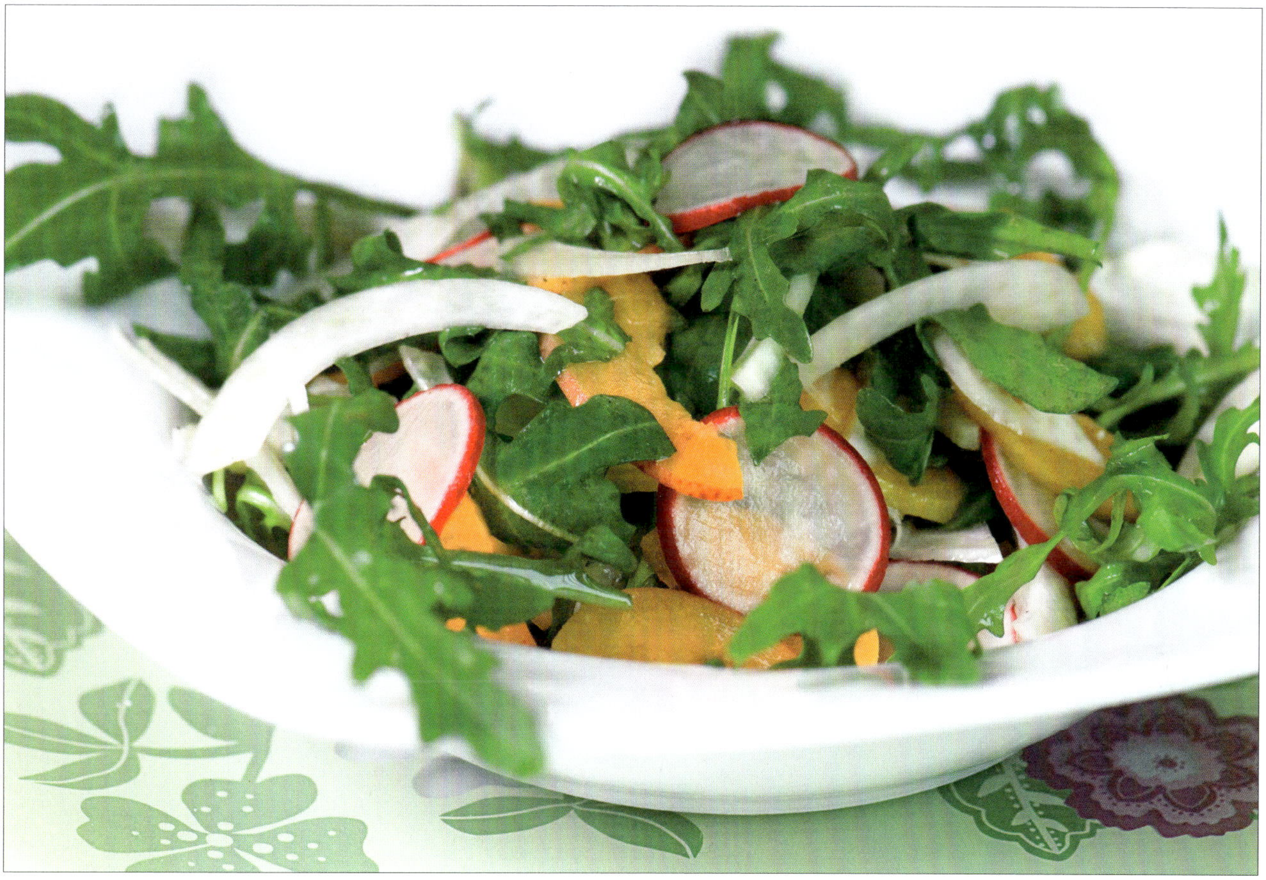

Rucola-Fenchel-Salat

Den Fenchel putzen, waschen, halbieren, den Strunk ausschneiden und das Gemüse in sehr feine Streifen schneiden.

Den Rucola putzen, waschen und trocken schleudern.

Die Aprikosen waschen, halbieren, entkernen und in schmale Schnitze schneiden.

Die Radieschen waschen und in feine Ringe schneiden.

Aus Balsamico, Nussöl, Salz und Cayennepfeffer ein Dressing rühren und mit allen Zutaten mischen.

Zutaten
2 Portionen

1 kleiner Fenchel (ca. 150 g)
100 g Rucola
4 Aprikosen
4 Radieschen
3 EL Balsamico bianco
2 EL Walnussöl
Salz
Cayennepfeffer

Pro Portion	kcal	kJ	Fett	Eiweiß	KH
Gesamt ca.	145,5	609,2	9,5	2,3	10,6

Zubereitungszeit: ca. 10 Minuten

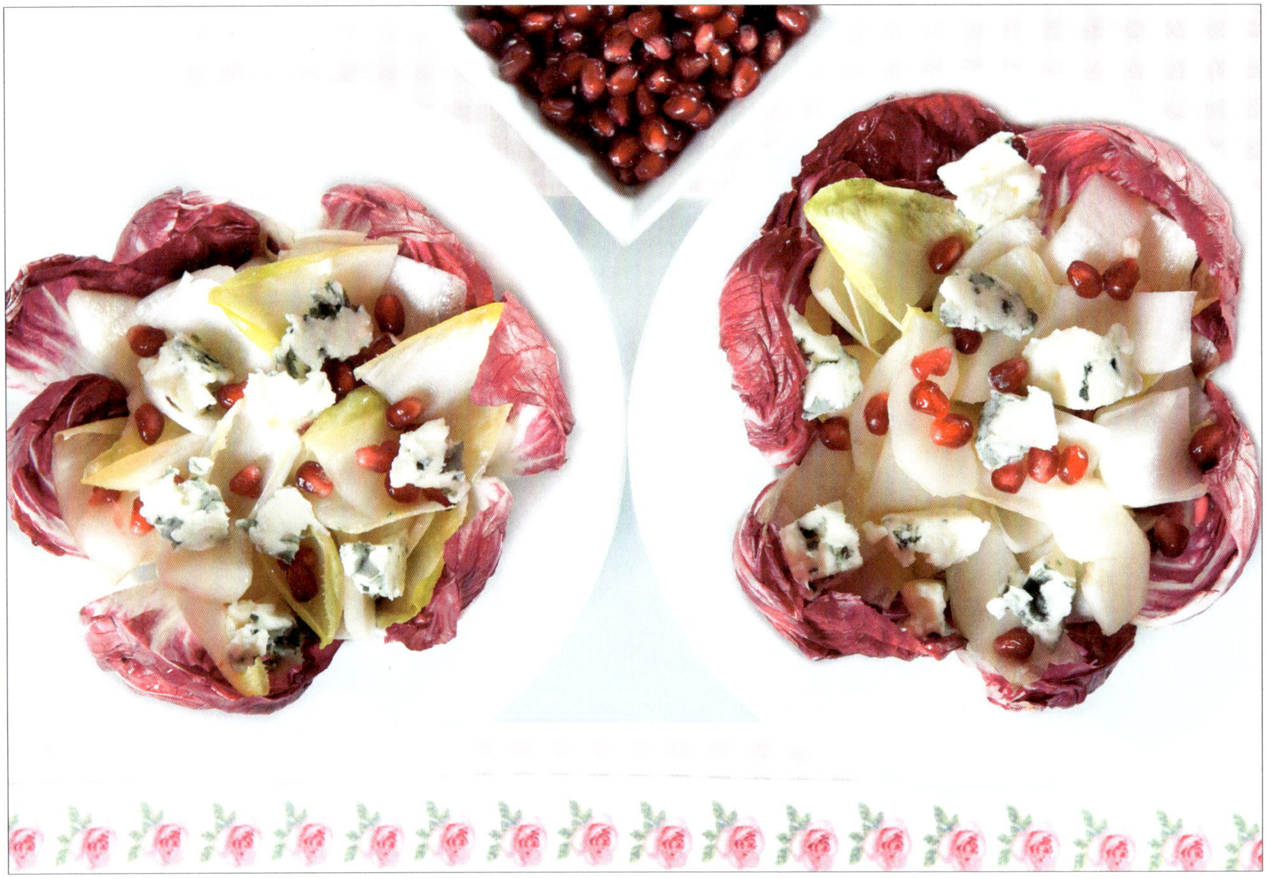

Chicoréesalat mit Gorgonzola

Zutaten
2 Portionen

1 kleiner Radicchio
2 Chicoréestauden
1 Granatapfel
1 Birne
1 Limette
2 EL Walnussöl
2 EL Balsamico bianco
Salz
Pfeffer, weiß, frisch gemahlen
50 g Gorgonzola

Die Radicchioblätter waschen, trocken tupfen und dekorativ auf zwei Tellern verteilen.

Die Chicoréeblätter waschen, trocken tupfen und in mundgerechte Stücke schneiden.

Den Granatapfel halbieren, leicht andrücken und mit einem Holzlöffel die Kerne aus dem Gehäuse schlagen.

Die Birne schälen, halbieren, entkernen und in feine Spalten schneiden.

Die Limette halbieren und den Saft auspressen.

Die Birnenschnitze mit dem Limettensaft beträufeln.

Aus Walnussöl, Balsamico, Salz und Pfeffer ein Dressing rühren und mit allen Salatzutaten mischen.

Den Salat auf die Radicchioblätter verteilen und den Gorgonzola darüberbröseln.

Pro Portion	kcal	kJ	Fett	Eiweiß	KH
Gesamt ca.	274,1	1147,7	18,2	7,3	18,9

Zubereitungszeit: ca. 15 Minuten

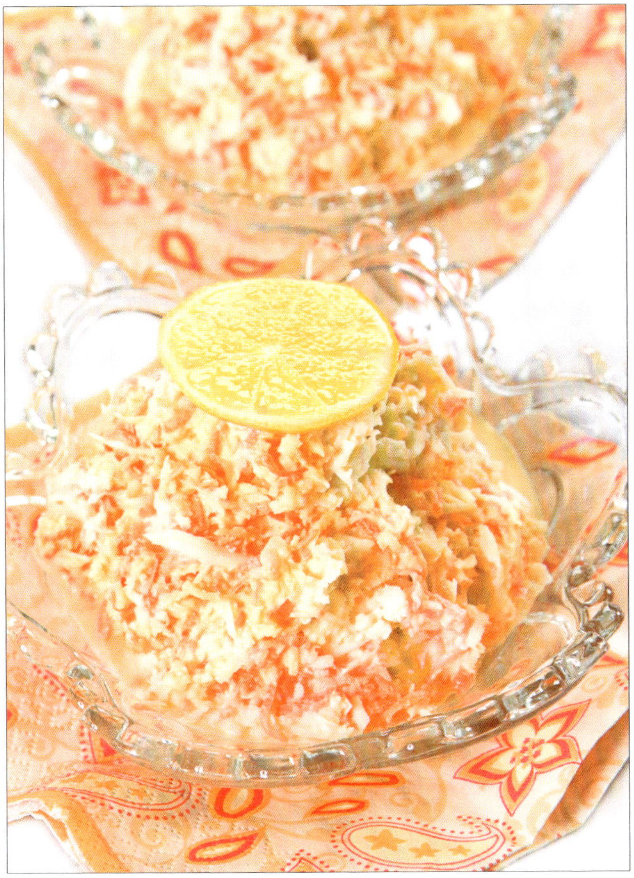

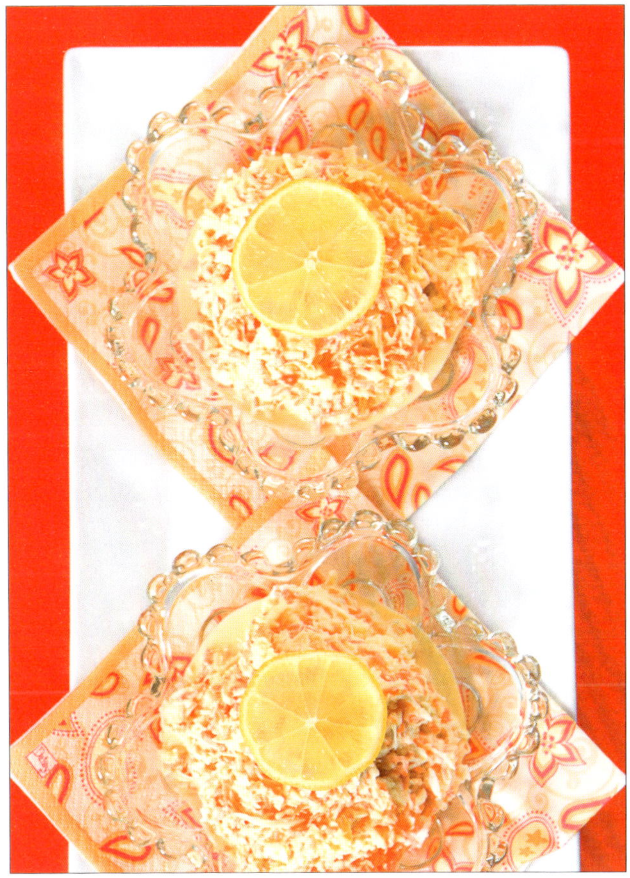

Pastinaken-Karotten-Salat

Zutaten
2 Portionen

200 g Pastinaken
150 g Karotten
1 Apfel
1 Zitrone
2 EL Mayonnaise
2 EL Joghurt, 3,5 % Fett i.Tr.
2 EL Olivenöl
2 EL Balsamico bianco
Salz
Pfeffer, weiß, frisch gemahlen

Pastinaken und Karotten schälen und mit einer Küchenmaschine sehr fein raspeln.

Den Apfel schälen, halbieren, entkernen und mit einem Gemüsehobel reiben.

Die Zitrone halbieren, zwei Scheiben zur Dekoration beiseitelegen, den Rest auspressen.

Alle Salatzutaten mit Mayonnaise, Joghurt, Olivenöl und Balsamico mischen und mit Salz und Pfeffer würzen.

Auf zwei Tellern anrichten und mit einer Zitronenscheibe garnieren.

Pro Portion	kcal	kJ	Fett	Eiweiß	KH
Gesamt ca.	387,4	1621,7	31,2	3,7	15,6

Zubereitungszeit: ca. 10 Minuten

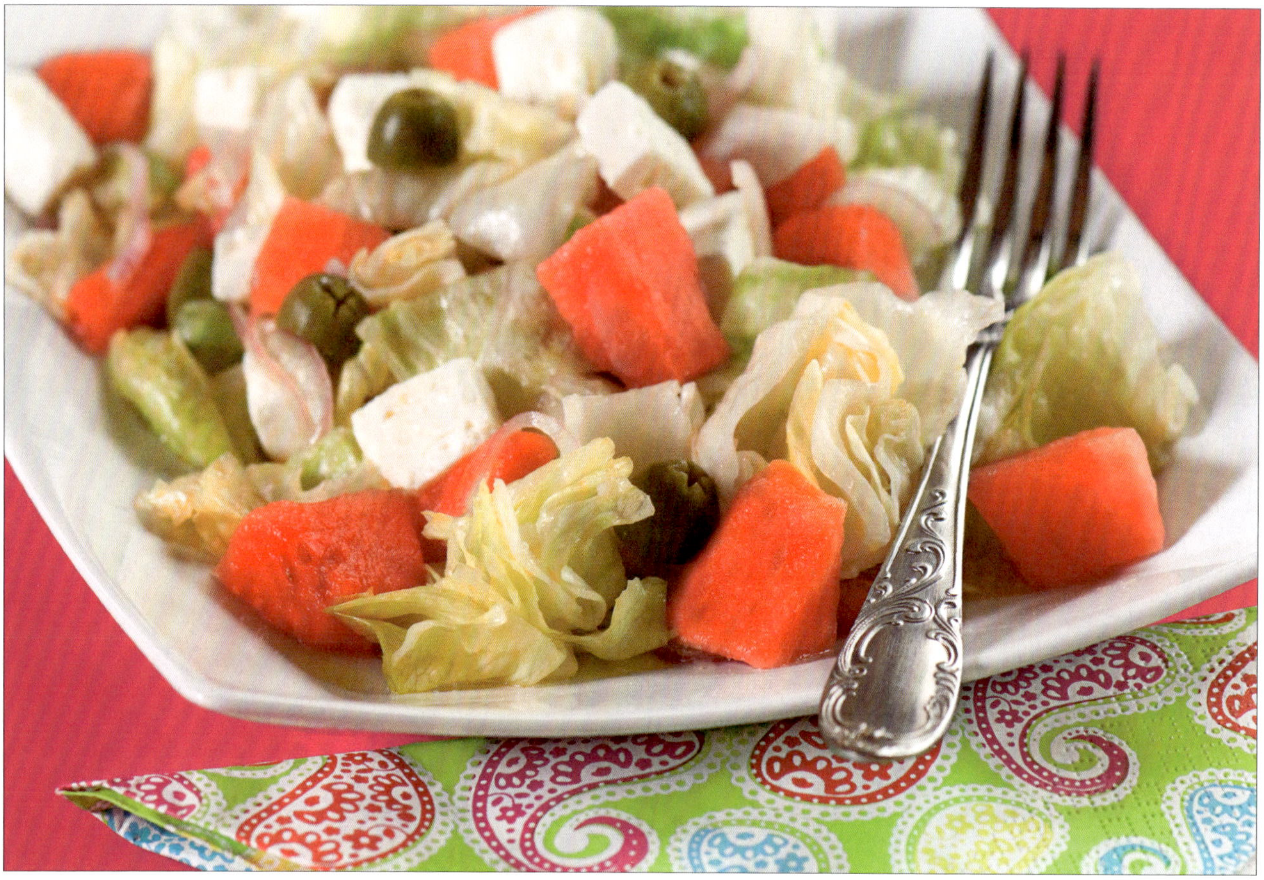

Eisbergsalat mit Melone

Zutaten
2 Portionen

1 Stück Wassermelone (ca. 200 g)
1/2 Eisbergsalat
100 g Schafskäse in Salzlake
1 Schalotte
10 Oliven, grün
1 Knoblauchzehe
2 EL Sonnenblumenöl
3 EL Weißweinessig
½ TL Senf, mittelscharf
Salz
Cayennepfeffer
Steviapulver

Die Melone schälen und das Fruchtfleisch in Würfel schneiden.

Den Eisbergsalat putzen, in mundgerechte Stücke schneiden, waschen und trocken schleudern.

Den Schafskäse abtropfen lassen und würfeln.

Die Schalotte schälen und in feine Ringe schneiden.

Die Oliven halbieren.

Den Knoblauch schälen und fein hacken.

Alle Zutaten mischen und mit einer Vinaigrette aus Sonnenblumenöl, Weißweinessig, Senf, Salz, Cayennepfeffer und einer Prise Steviapulver mischen.

Pro Portion	kcal	kJ	Fett	Eiweiß	KH
Gesamt ca.	316,7	1327,3	35,0	13,2	12,0

Zubereitungszeit: ca. 10 Minuten

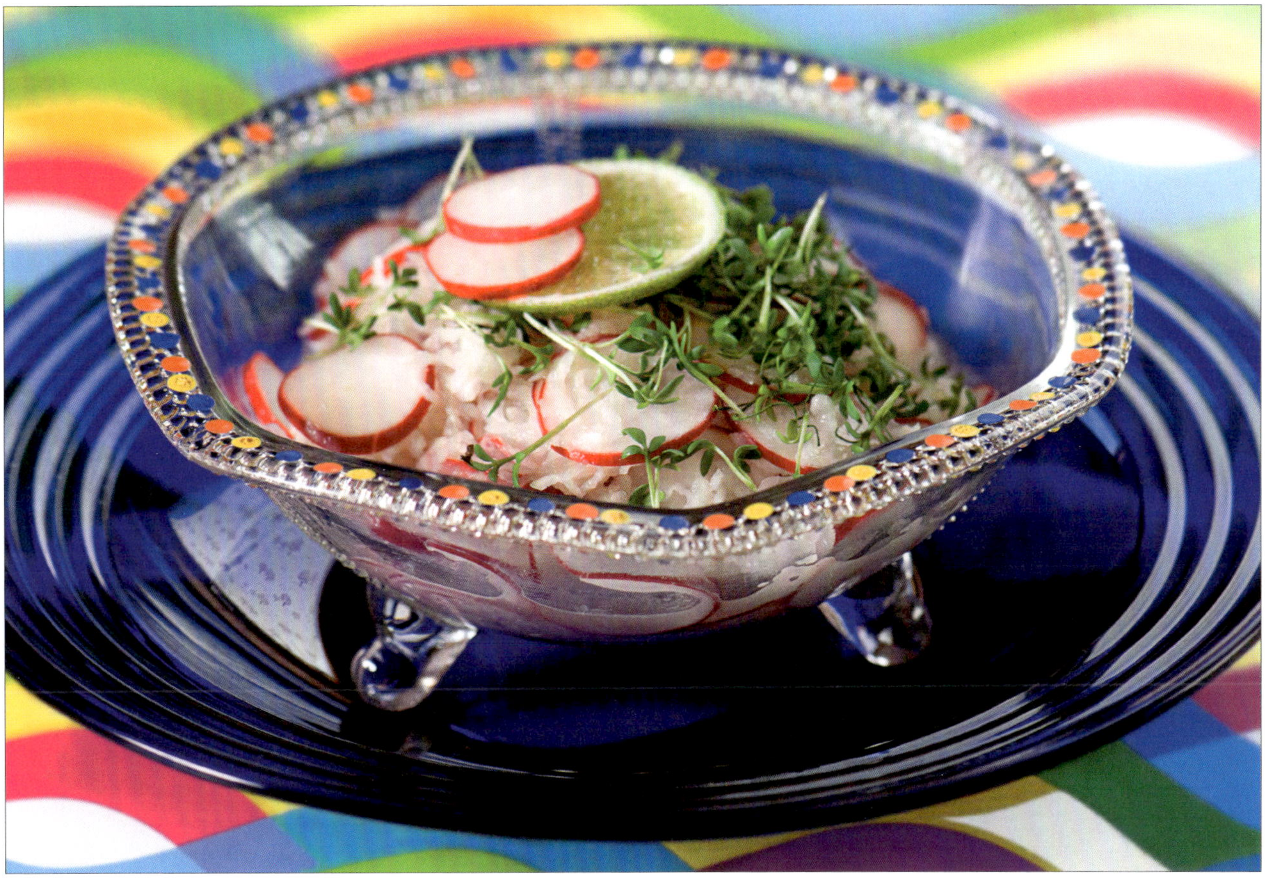

Kohlrabisalat mit Kresse

Zutaten
2 Portionen

400 g Kohlrabi
12 Radieschen
2 Schalotten
1 Limette
2 EL Apfelessig
2 EL Sonnenblumenöl
Salz
Pfeffer, weiß, frisch gemahlen
Steviapulver
1 Beet Kresse

Die Kohlrabi putzen, schälen und mit einer Küchenmaschine sehr fein raspeln.

Die Radieschen putzen, waschen und in schmale Scheiben schneiden.

Die Schalotten schälen, halbieren und in dünne Ringe schneiden.

Die Limette halbieren, zwei Scheiben zur Dekoration beiseitelegen, den Rest auspressen.

Eine Vinaigrette aus Limettensaft, Apfelessig, Sonnenblumenöl, Salz, Pfeffer und einer Prise Steviapulver rühren.

Alle Salatzutaten mit der Vinaigrette mischen und in zwei Schälchen anrichten.

Die Kresse mit einer Schere vom Beet abschneiden und über den Salat streuen.

Mit einer Limettenscheibe dekorieren.

Pro Portion	kcal	kJ	Fett	Eiweiß	KH
Gesamt ca.	155,5	650,8	10,5	5,0	8,8

Zubereitungszeit: ca. 10 Minuten

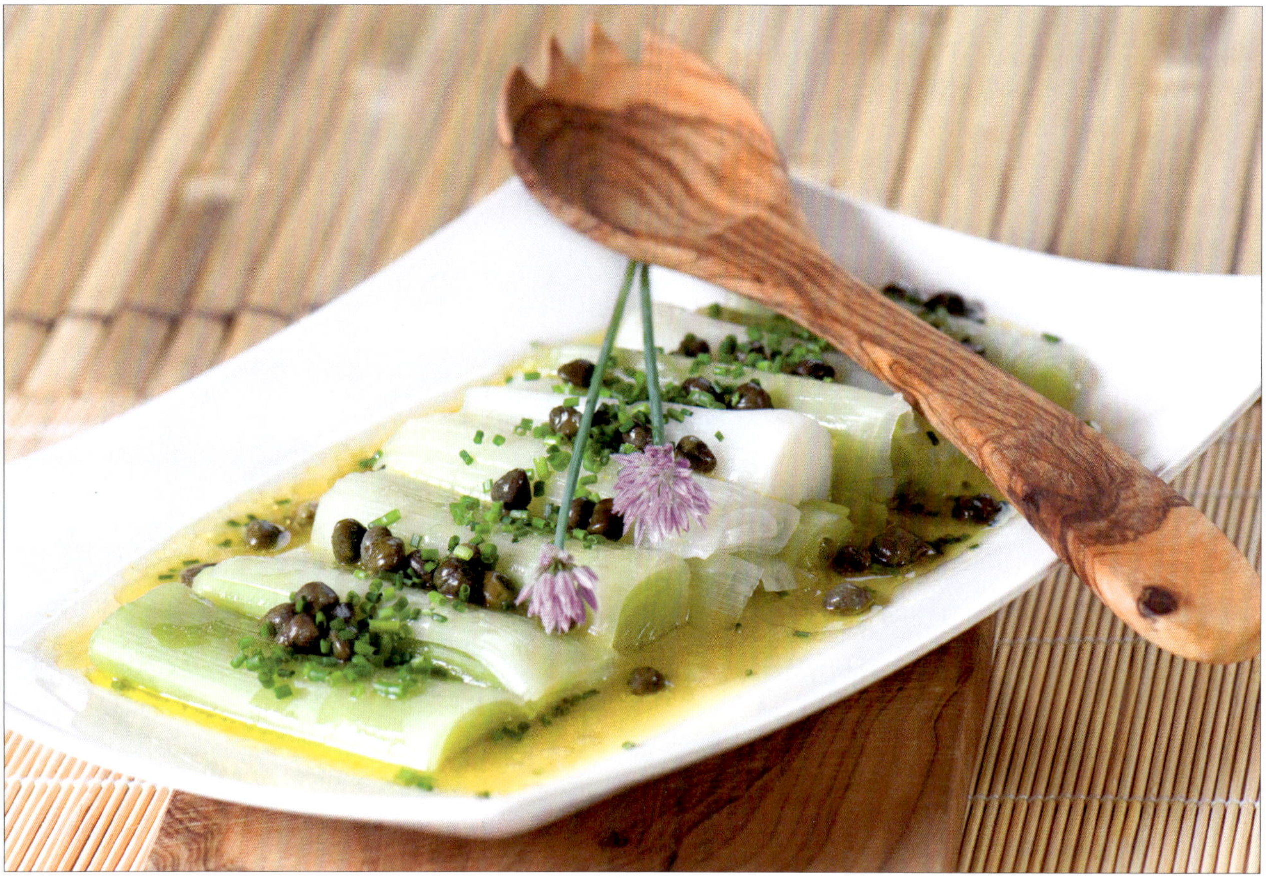

Porreesalat mit Kapern

Zutaten
2 Portionen

500 g Porree
3 EL Olivenöl
3 EL Balsamico
1 TL Senf, mittelscharf
Salz
Pfeffer, schwarz, frisch gemahlen
20 g Kapern
1 Bund Schnittlauch

Den Porree putzen, waschen, halbieren und in 10 cm lange Stücke schneiden.

Das Gemüse in reichlich Salzwasser ca. 5 Minuten bissfest garen.

Mit einer Schaumkelle vorsichtig aus dem Wasser schöpfen, abtropfen lassen und auf einer Platte dekorativ anrichten.

Den Schnittlauch waschen, trocknen und in feine Röllchen schneiden.

Eine Vinaigrette aus Olivenöl, Balsamico, Senf, Salz und Pfeffer rühren und über den Porree gießen.

Kapern und Schnittlauch darauf verteilen und lauwarm servieren.

Pro Portion	kcal	kJ	Fett	Eiweiß	KH
Gesamt ca.	178,3	750,0	12,4	5,1	9,2

Zubereitungszeit: ca. 15 Minuten

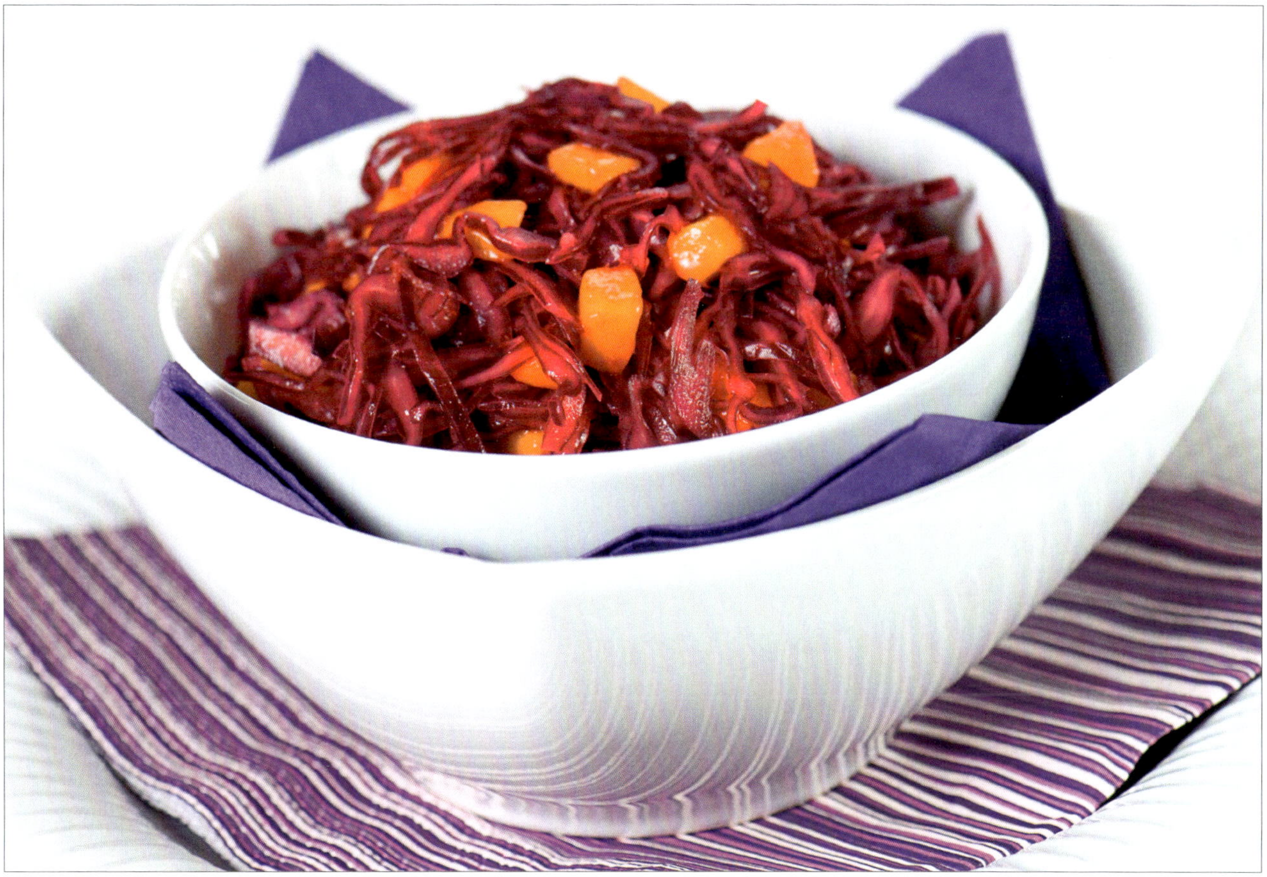

Rotkohlsalat mit Mango

Den Rotkohl putzen, halbieren, den Strunk herausschneiden und den Kohl in sehr feine Streifen schneiden.

Den klein geschnittenen Rotkohl mit Salz bestreuen und kräftig durchkneten.

Mit Sonnenblumenöl, Balsamico, Stevia, Koriander und Cayennepfeffer würzen und ein wenig ziehen lassen.

Die Limette halbieren und den Saft auspressen.

Den Ingwer schälen und in sehr feine Stücke schneiden.

Die Mango schälen, das Fruchtfleisch vom Stein lösen und in kleine Würfel schneiden.

Limettensaft, Ingwer und Mango unter den Rohtkohl mischen und in Schälchen anrichten.

Zutaten
2 Portionen

300 g Rotkohl
Salz
2 EL Sonnenblumenöl
2 EL Balsamico bianco
Steviapulver
Koriander, gemahlen
Cayennepfeffer
1 Limette
20 g Ingwer, frisch
1 Mango

Pro Portion	kcal	kJ	Fett	Eiweiß	KH
Gesamt ca.	188,2	786,4	10,8	2,9	18,1

Zubereitungszeit: ca. 15 Minuten

Fisch und Meeresfrüchte

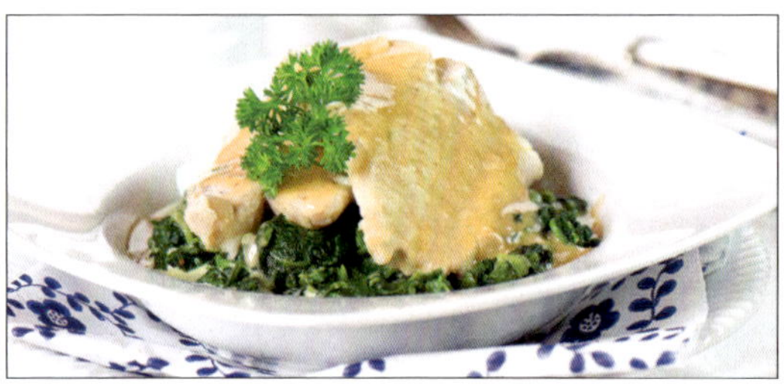

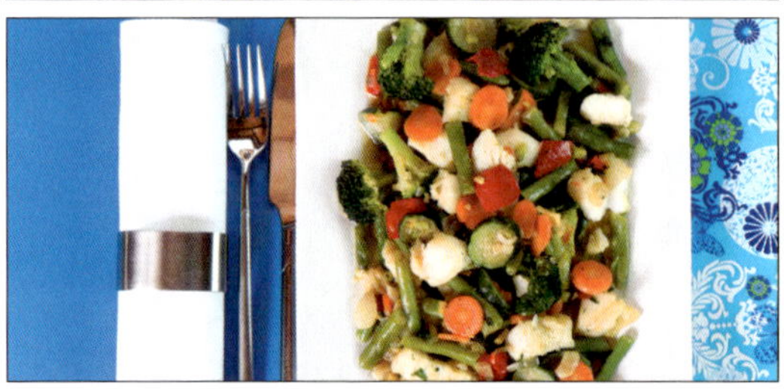

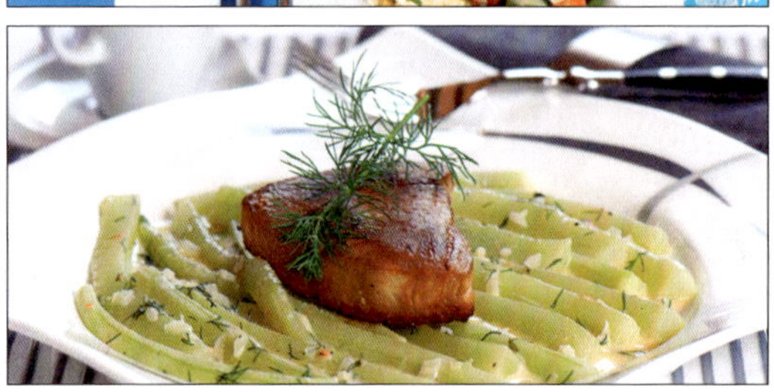

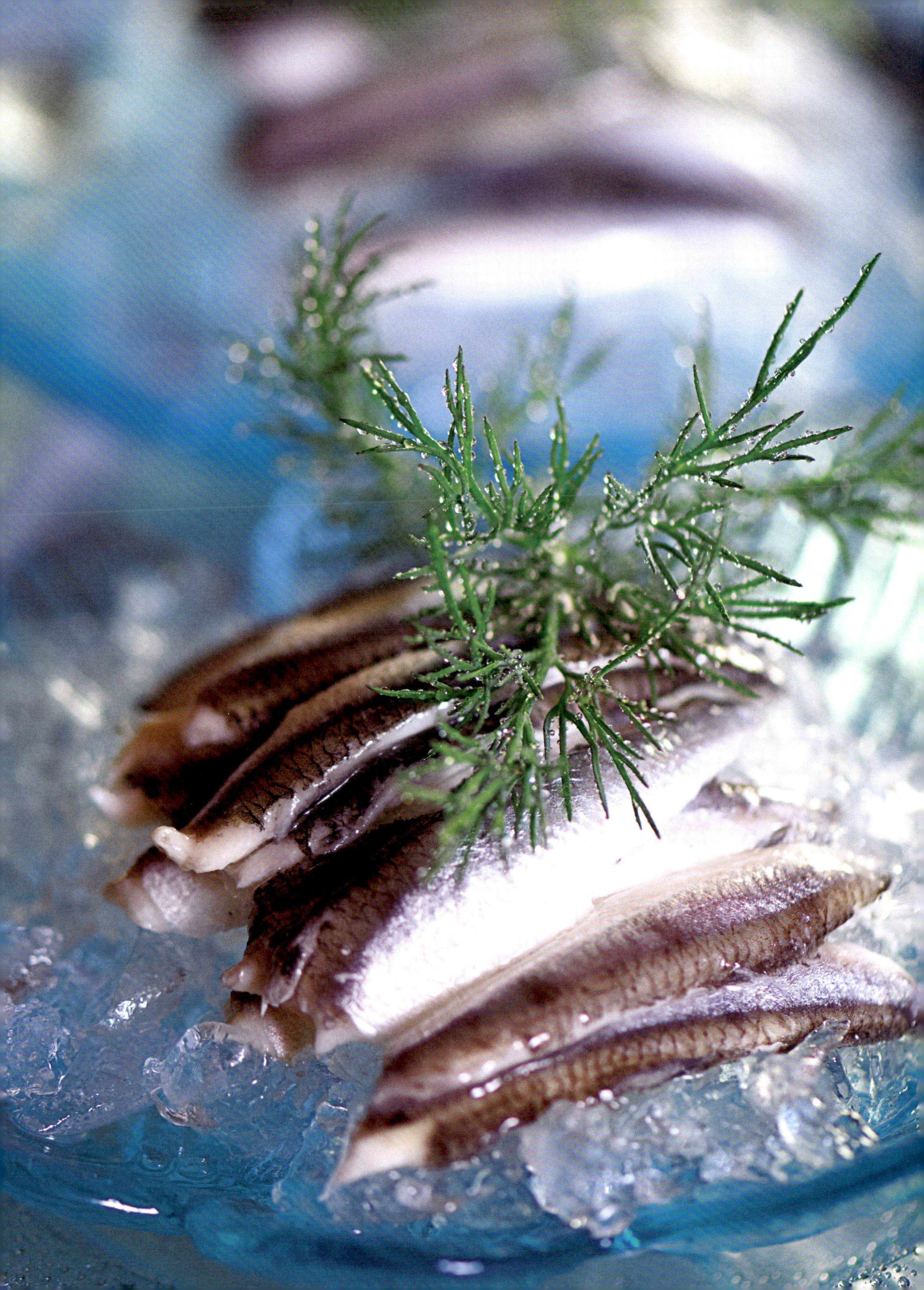

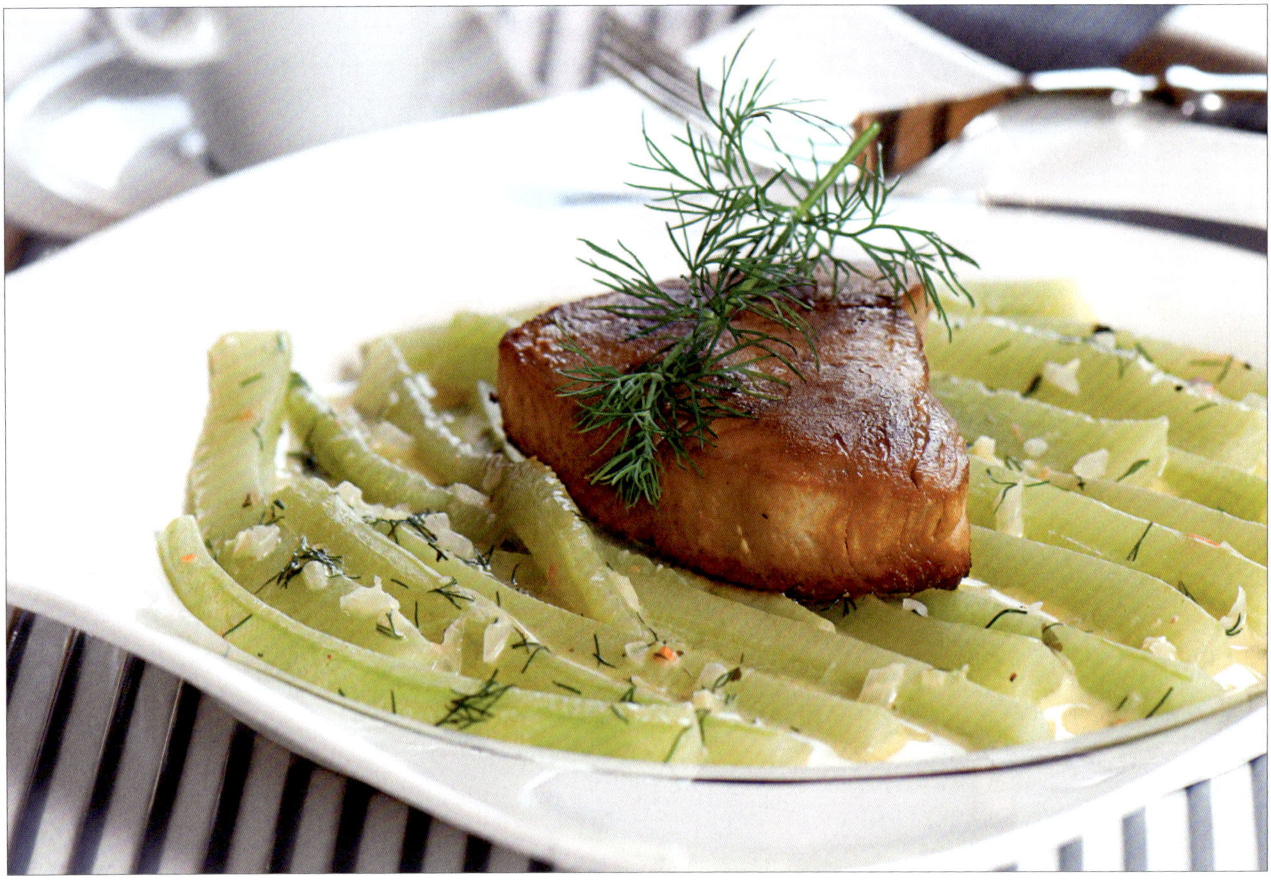

Thunfischsteak auf Dillgurken

Zutaten
2 Portionen

Thunfischsteak:
300 g Thunfischsteak
1 TL Zitronensaft
Salz
Pfeffer, bunt, frisch gemahlen
4 EL Olivenöl

Dillgurken:
400 g Salatgurke
1 kleine Zwiebel
10 g Ingwer, frisch
150 ml Gemüsebrühe
50 ml Weißwein
3 EL Sahne
1 Bund Dill

Die Thunfischsteaks kalt waschen, trocken tupfen, mit Zitronensaft beträufeln und mit Salz und Pfeffer würzen.

2 EL Olivenöl in einer Pfanne erhitzen, die Thunfischsteaks darin auf jeder Seite ca. 1 Minute knusprig anbraten, in Alufolie wickeln und warm stellen.

Die Gurke schälen, halbieren und entkernen. Das Fruchtfleisch in lange dünne Stücke schneiden.
Zwiebel und Ingwer schälen und in feine Würfel schneiden.
2 EL Olivenöl in einem Topf erhitzen, Zwiebel und Ingwer darin ca. 1 Minute andünsten.
Die Gurkenstücke zugeben und weitere 2 Minuten mitdünsten.
Die Gemüsebrühe, den Wein und die Sahne dazugießen, mit Salz und Pfeffer würzen und zugedeckt ca. 5 Minuten garen.

Dill waschen, trocken schütteln, Zweige vom Stiel abzupfen, sehr fein schneiden und zum Gemüse geben.

Das Gurkengemüse auf zwei Teller verteilen, die Thunfischsteaks daraufsetzen und mit einem Dillzweig garnieren.

Pro Portion	kcal	kJ	Fett	Eiweiß	KH
Gesamt ca.	397,0	1663,2	21,4	38,1	6,0

Zubereitungszeit: ca. 15 Minuten

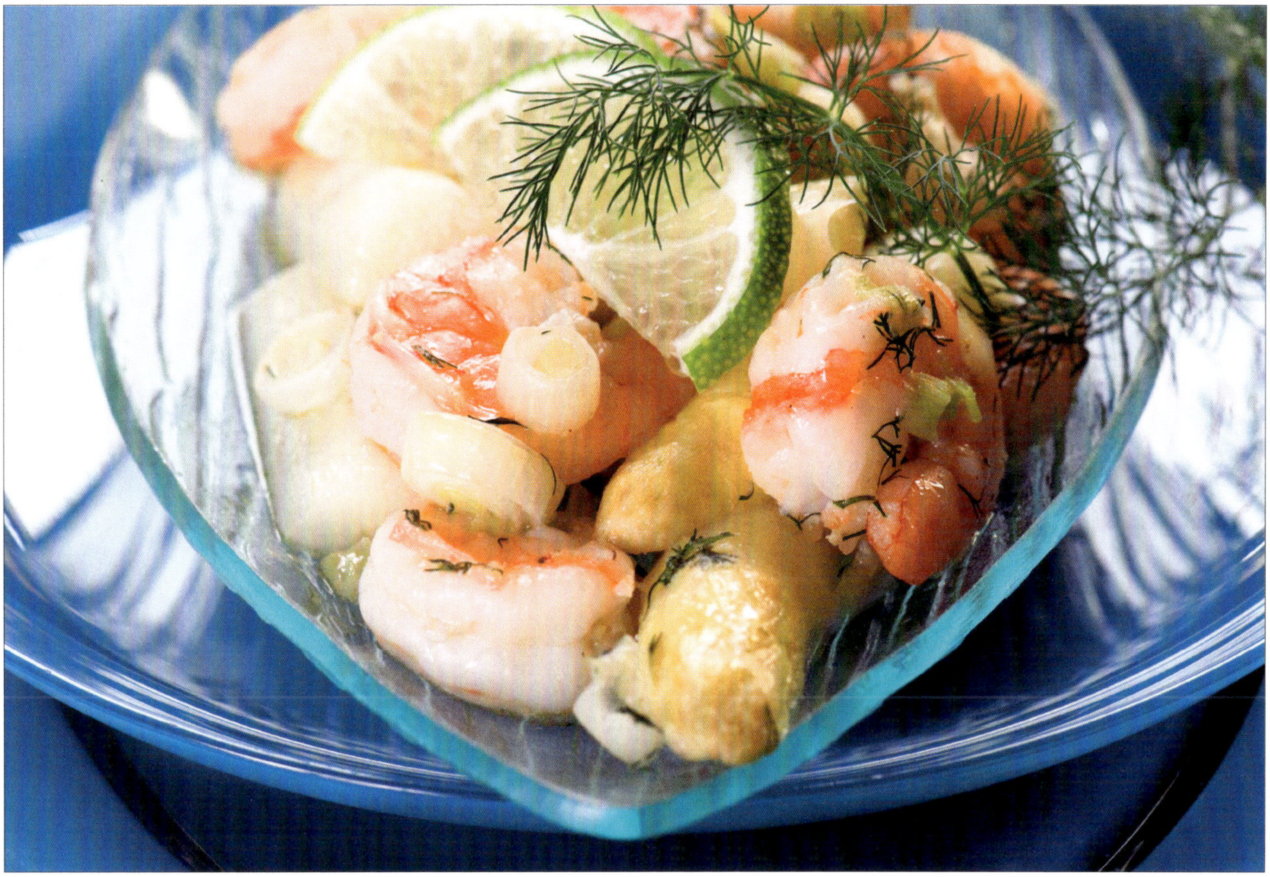

Gebratener Spargel mit Weißweingarnelen

Zutaten
2 Portionen

200 g Garnelen (geschält und entdarmt)
400 g Spargel
4 Lauchzwiebeln
1 Bund Dill
2 EL Olivenöl
100 ml Weißwein
100 ml Gemüsebrühe
1 EL Limettensaft
Salz
Pfeffer, weiß, frisch gemahlen

Die Garnelen kalt waschen und trocken tupfen.

Den Spargel schälen, die holzigen Endstücke abschneiden.
Die Spargelstangen längs halbieren und in ca. 5 cm lange Stücke schneiden.

Die Lauchzwiebeln putzen, waschen und in kleine Röllchen schneiden.

Dill waschen, trocken schütteln, Zweige vom Stiel abzupfen und sehr fein schneiden.

Das Olivenöl in einer Pfanne erhitzen, Garnelen, Spargel, Lauchzwiebeln und Dill darin bei mittlerer Hitze ca. 5 Minuten braten.

Weißwein, Gemüsebrühe und Limettensaft angießen, mit Salz und Pfeffer würzen und ca. 10 Minuten köcheln lassen.

Das fertige Gericht auf zwei Teller anrichten, mit einer Limettenscheibe und einem Dillzweig garnieren.

Pro Portion	kcal	kJ	Fett	Eiweiß	KH
Gesamt ca.	272,0	1137,3	13,5	22,4	6,7

Zubereitungszeit: ca. 20 Minuten

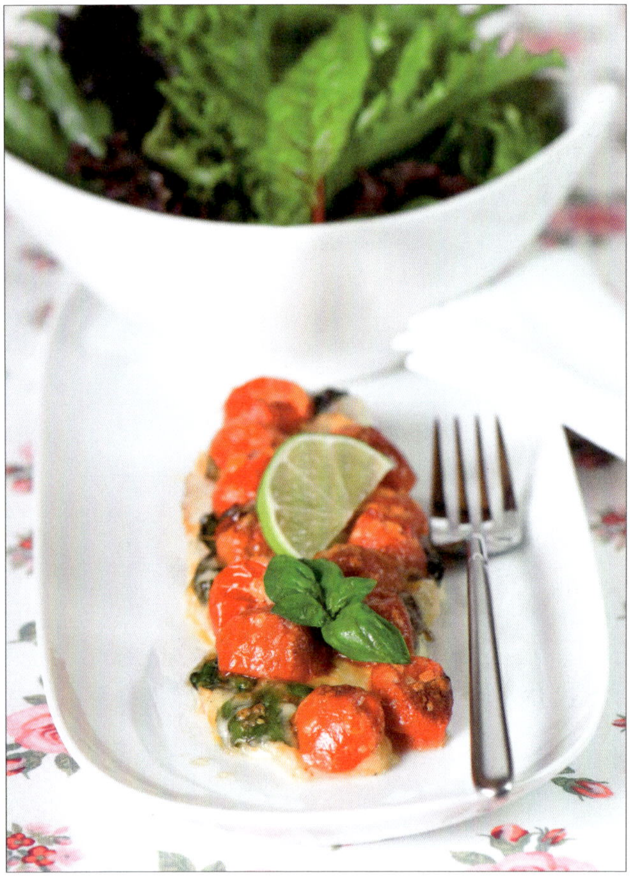 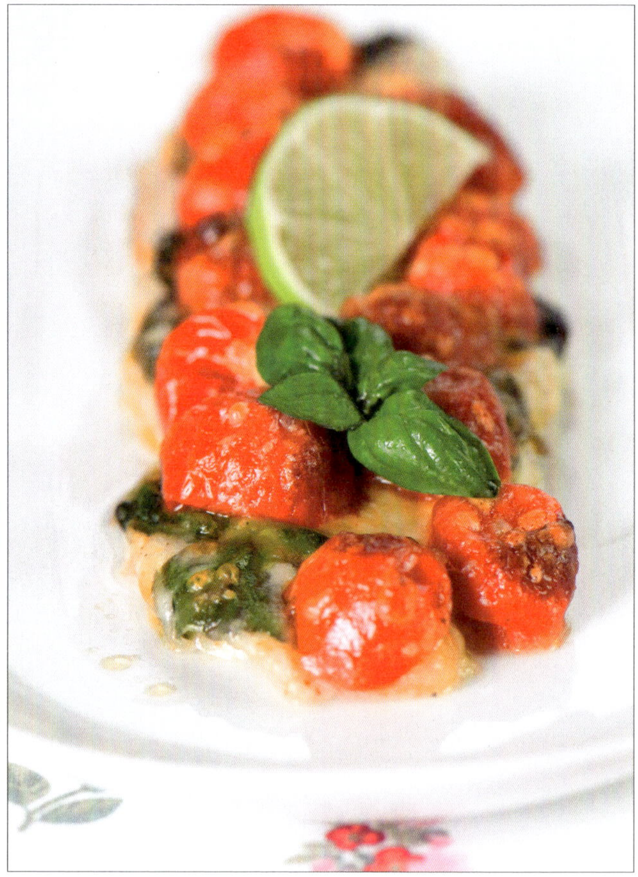

Kabeljaufilet mit Cocktailtomaten

Zutaten
2 Portionen

300 g Kabeljaufilet
Salz
Pfeffer, schwarz, frisch gemahlen
1 Limette
3 EL Olivenöl
1 Bund Basilikum
150 g Cocktailtomaten
125 g Mozzarella
20 g Parmesan, gerieben
100 g Pflücksalat
2 EL Balsamico bianco

Das Kabeljaufilet waschen, trocken tupfen und mit Salz und Pfeffer würzen.
Die Limette auspressen und den Saft über den Fisch träufeln.

Eine Auflaufform mit etwas Olivenöl ausstreichen und das Kabeljaufilet dazugeben.

Das Basilikum waschen, trocken schütteln und die Blätter vom Stiel zupfen. Die Cocktailtomaten waschen und halbieren.

Den Fisch zuerst mit Basilikum und anschließend mit den Tomaten belegen.

Den Mozzarella abtropfen lassen, in Scheiben schneiden und über den Tomaten verteilen.

Den Parmesan darüberstreuen und mit 1 EL Olivenöl beträufeln.
Im vorgeheizten Backofen bei 200 °C ca. 15 Minuten garen.

Den Pflücksalat waschen, trocken schleudern und mit einer Vinaigrette aus 2 EL Olivenöl, Balsamico, Salz und Pfeffer mischen.

Pro Portion	kcal	kJ	Fett	Eiweiß	KH
Gesamt ca.	464,12	1943,7	30,6	35,5	6,1

Zubereitungszeit: ca. 20 Minuten

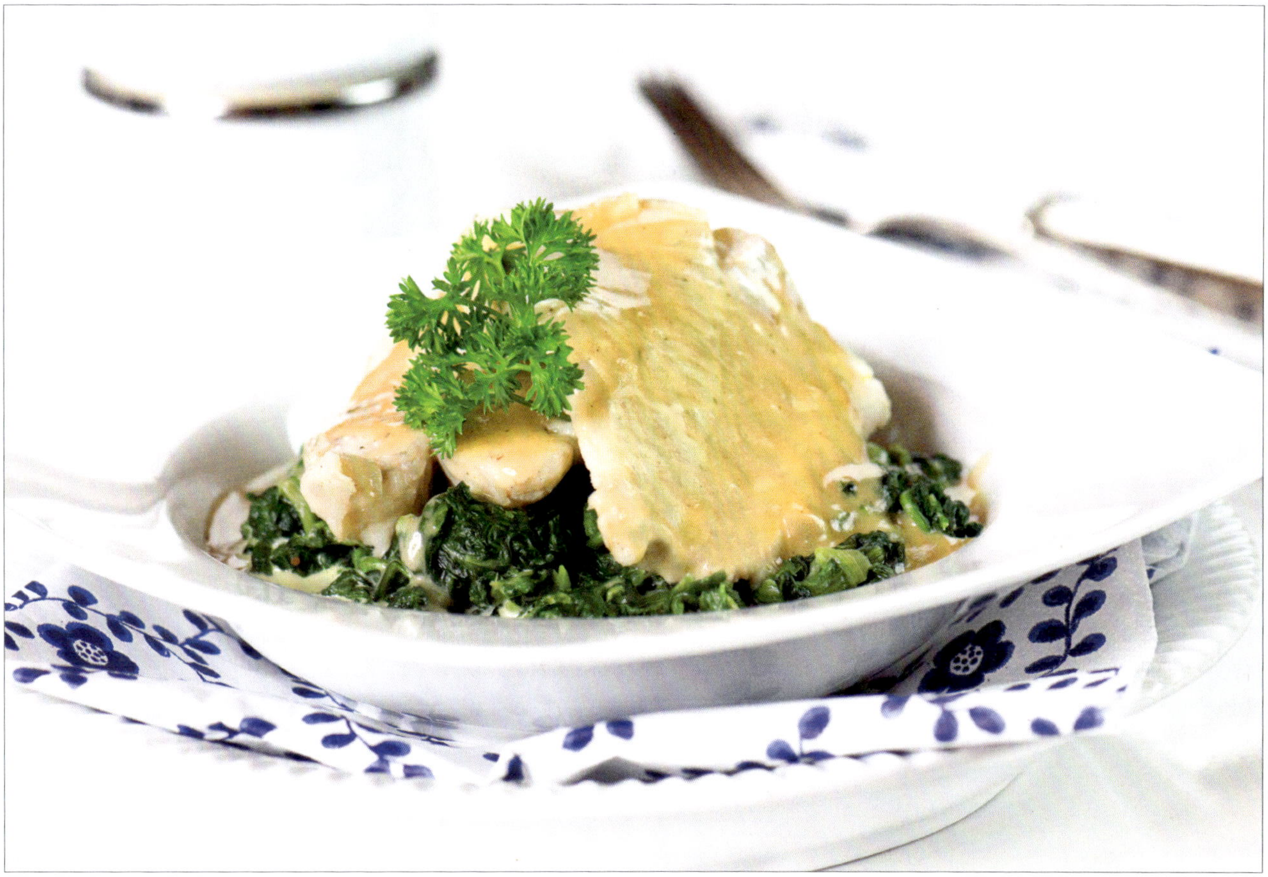

Kabeljaufilet mit Senfsoße auf Rahmspinat

Zutaten
2 Portionen

Rahmspinat:
300 g TK-Blattspinat
50 g Sahne
Salz
Pfeffer, schwarz, frisch gemahlen
Muskatnuss, gemahlen

Kabeljaufilet mit Senfsoße:
300 g Kabeljaufilet
2 Schalotten
1 EL Olivenöl
10 g Butter
150 ml Fischfond
50 ml Weißwein, trocken
100 g Sahne
1 TL Senf, mittelscharf
2 Petersilienzweige

Den gefrorenen Blattspinat mit der Sahne in einen Topf geben und bei mittlerer Hitze ca. 10 Minuten köcheln lassen.
Mit Salz, Pfeffer und Muskat würzen.

Den Fisch kalt waschen und trocken tupfen.
Die Schalotten schälen und in kleine Würfel schneiden.

Das Olivenöl mit der Butter in einem Topf erhitzen und die Schalottenwürfel darin glasig dünsten.

Mit Fischfond, Weißwein und 50 g Sahne ablöschen und mit Salz und Pfeffer würzen. Kurz aufkochen lassen.

Das Kabeljaufilet in den Fond legen und ca. 5 Minuten zugedeckt ziehen lassen. Mit der Schaumkelle herausheben und warm stellen.
Den Fischsud durch ein Sieb gießen, die Sahne zugeben und im Topf bei mittlerer Hitze unter ständigem Rühren cremig einkochen lassen.
Den Senf einrühren und mit Salz und Pfeffer würzen.

Den Spinat mit dem Kabeljaufilet auf Tellern anrichten, mit der Senfsoße überziehen und einem Petersilienzweig garnieren.

Pro Portion	kcal	kJ	Fett	Eiweiß	KH
Gesamt ca.	480,5	2011,0	30,7	28,4	4,9

Zubereitungszeit: ca. 20 Minuten

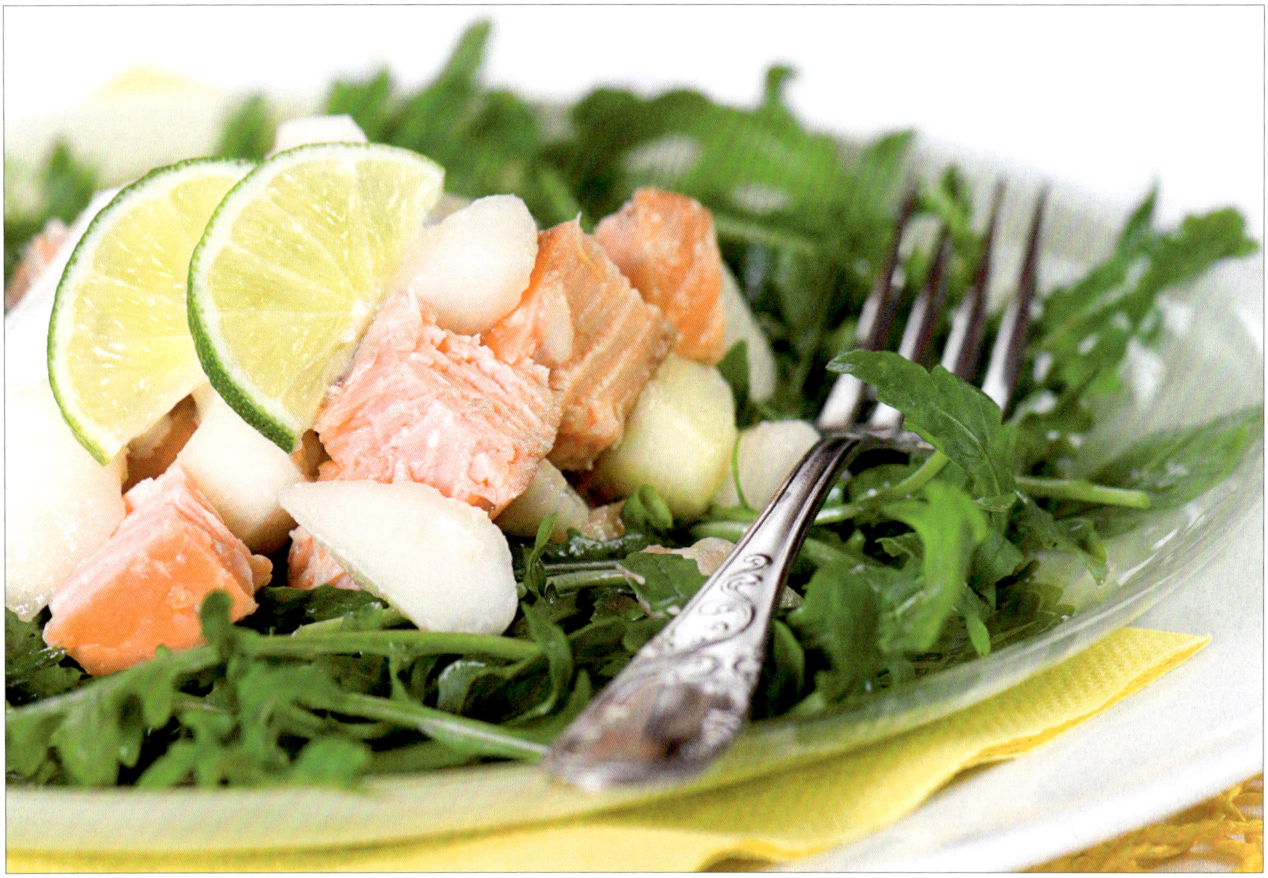

Stremellachs mit Birne und Rucola

Zutaten
2 Portionen

125 g Rucola
2 EL Olivenöl
2 EL Balsamico bianco
Salz
Pfeffer
250 g Stremellachs, geräuchert
2 kleine Birnen
1 Limette
1 TL Meerrettich
100 g Crème fraîche

Den Rucola waschen, trocken schleudern und auf zwei Tellern anrichten.

Eine Vinaigrette aus Olivenöl, Balsamico, Salz und Pfeffer rühren und über den Salat träufeln.

Dem Stremellachs die Haut abziehen und ihn in große Würfel schneiden.

Die Birnen schälen, entkernen und in Stücke schneiden.

Die Limette halbieren, zwei Scheiben zur Dekoration abschneiden, den Rest auspressen.

Lachs, Birne und Limettensaft vorsichtig mischen und auf den Salat setzen.

Den Meerrettich unter die Crème fraîche rühren, mit Salz und Pfeffer würzen und über dem Lachs verteilen.

Mit einer Limettenscheibe garnieren.

Pro Portion	kcal	kJ	Fett	Eiweiß	KH
Gesamt ca.	497,8	2083,1	33,2	27,4	14,6

Zubereitungszeit: ca. 15 Minuten

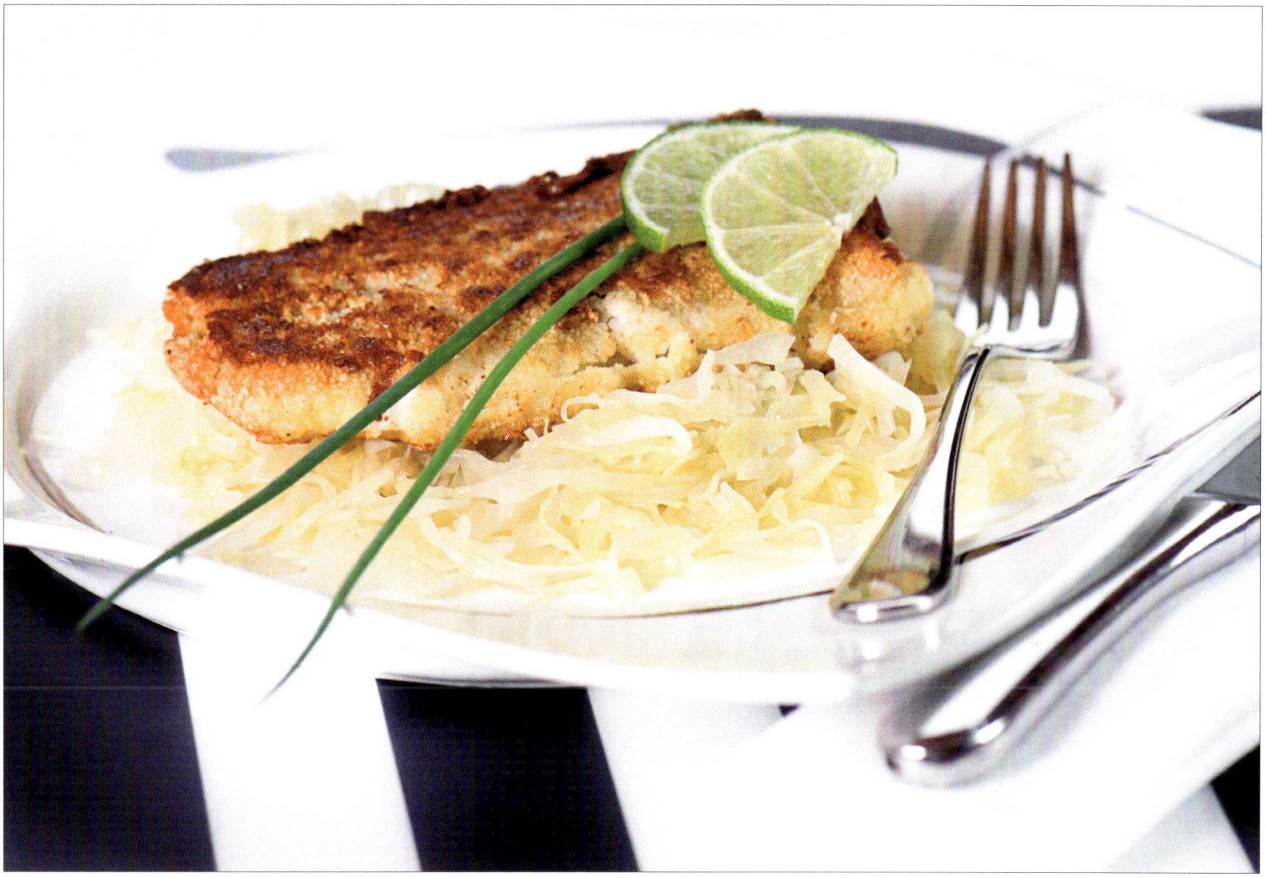

Rotbarschfilet mit Mandeln auf Weißweinkohl

Den Weißkohl putzen, vierteln, den Strunk herausschneiden und die Blätter in feine Streifen schneiden.
Den Apfel schälen, halbieren, entkernen und in kleine Stücke schneiden. Schalotten schälen und fein hacken.

Das Olivenöl und die Butter in einem Topf erhitzen und die Schalotten kurz andünsten.
Den Weißkohl, Apfelstücke, Lorbeerblatt und Wacholderbeeren dazugeben und ca. 3 Minuten dünsten.

Weißwein und 100 ml Wasser angießen, mit Salz und Pfeffer würzen und weitere 15 Minuten bei mittlerer Hitze garen.

Die Limette halbieren und den Saft auspressen.
Den Rotbarsch kalt abwaschen, trocken tupfen, mit Limettensaft beträufeln und mit Salz und Pfeffer würzen.
Das Ei in einem tiefen Teller verquirlen.
Den Fisch durch das Ei ziehen und in den Mandeln wenden.

Das Olivenöl in einer Pfanne erhitzen und den Rotbarsch auf jeder Seite ca. 3 Minuten knusprig braten.

Pro Portion	kcal	kJ	Fett	Eiweiß	KH
Gesamt ca.	423,9	1772,7	12,3	31,6	12,8

Zubereitungszeit: ca. 20 Minuten

Zutaten
2 Portionen

Weißweinkohl:
300 g Weißkohl
1 Apfel
2 Schalotten
1 EL Olivenöl
10 g Butter
1 Lorbeerblatt
4 Wacholderbeeren
100 ml Weißwein
Salz
Pfeffer, schwarz, frisch gemahlen

Rotbarschfilet mit Mandeln:
1 Limette
300 g Rotbarschfilet
1 Ei
20 g Mandeln, gemahlen
2 EL Olivenöl

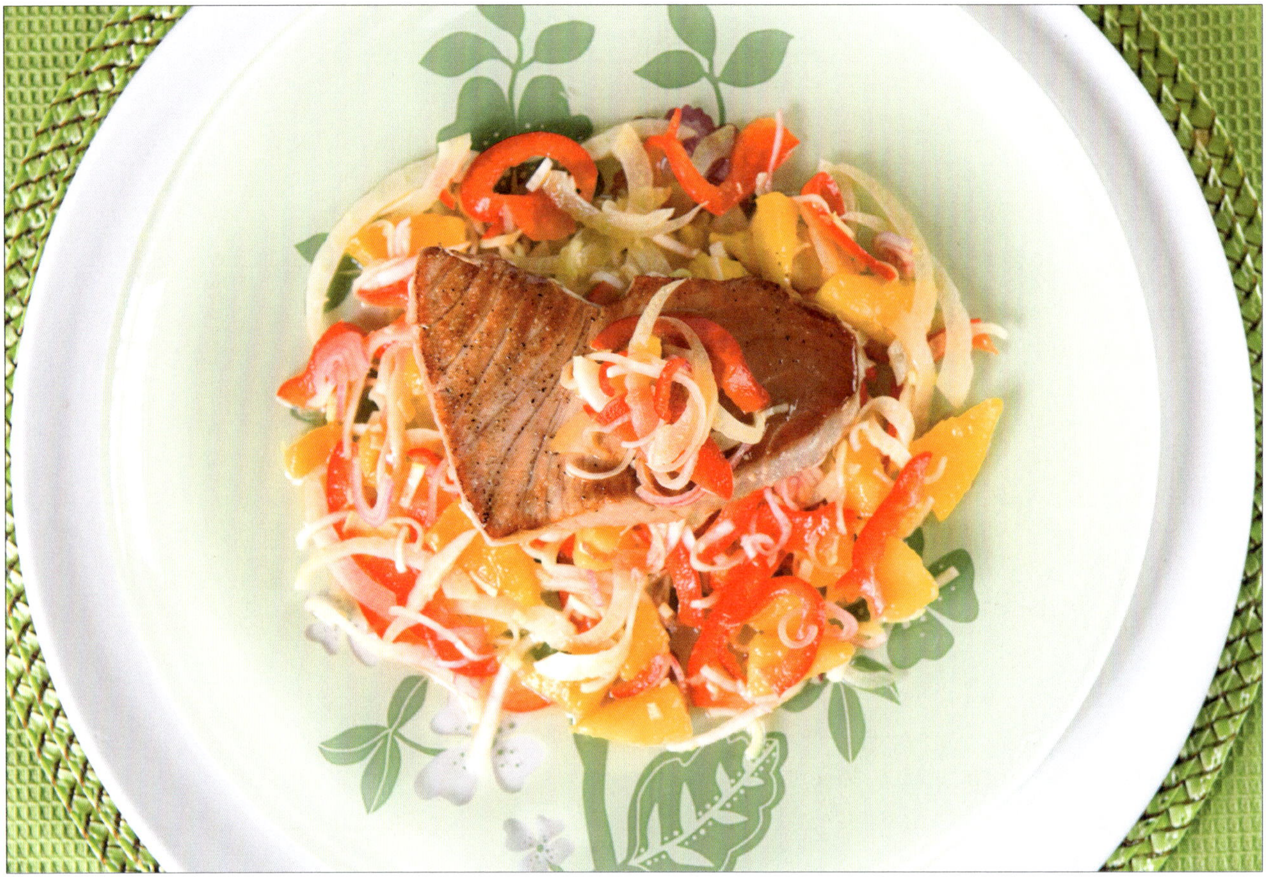

Thunfisch auf süß-scharfem Gemüse

Zutaten
2 Portionen

Süß-scharfes Gemüse:
1 Fenchel
1 Paprika, rot
100 g Lauch
1 Schalotte
10 g Ingwer, frisch
1 Chillischote
1 Mango
1 Limette
2 EL Sonnenblumenöl
2 EL Balsamico bianco
1 TL Senf, mittelscharf
Steviapulver
Salz
Cayennepfeffer

Thunfisch:
300 g Thunfisch
1 EL Sojasoße
Pfeffer, schwarz, frisch gemahlen
2 EL Olivenöl

Den Fenchel putzen, waschen und halbieren.
Paprika waschen, halbieren und entkernen.
Den Lauch putzen und waschen.
Alle drei Gemüsesorten in sehr feine Streifen schneiden.

Schalotte und Ingwer schälen und fein hacken.
Die Chillischote halbieren, entkernen und in Streifen schneiden.

Das Mangofleisch längs vom Stein schneiden, schälen und in dünne Scheiben schneiden.
Die Limette halbieren und den Saft auspressen.

Eine Vinaigrette aus Sonnenblumenöl, Balsamico, Limettensaft, Senf, Stevia, Salz und Cayennepfeffer rühren.
Mit allen Zutaten mischen und auf zwei Tellern anrichten.

Den Thunfisch waschen, trocken tupfen, mit der Sojasoße beträufeln und mit Salz und Pfeffer würzen.

Das Olivenöl in einer Pfanne erhitzen, den Fisch auf jeder Seite ca. 2 Minuten goldgelb braten und auf dem Gemüse anrichten.

Pro Portion	kcal	kJ	Fett	Eiweiß	KH
Gesamt ca.	397,6	1665,1	14,9	41,8	18,5

Zubereitungszeit: ca. 20 Minuten

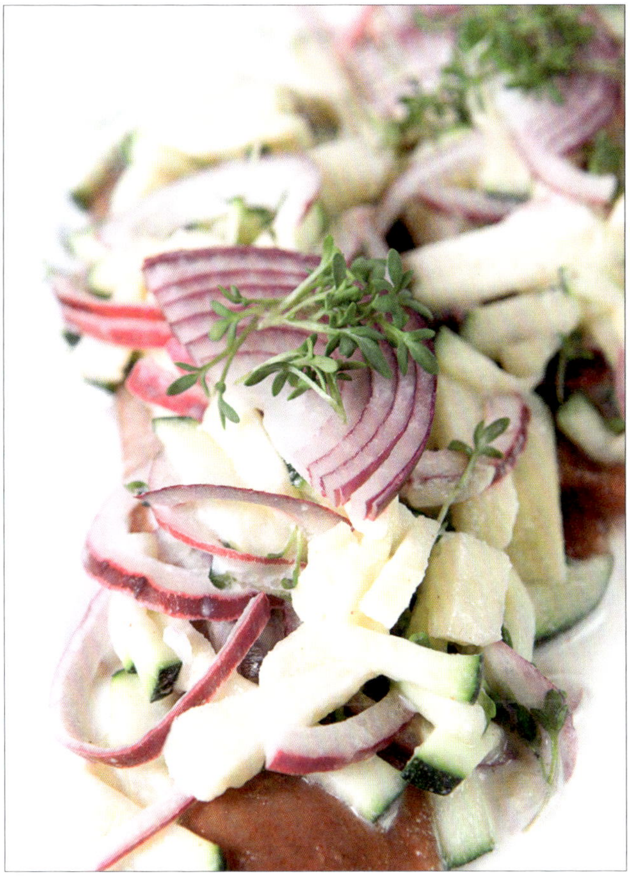 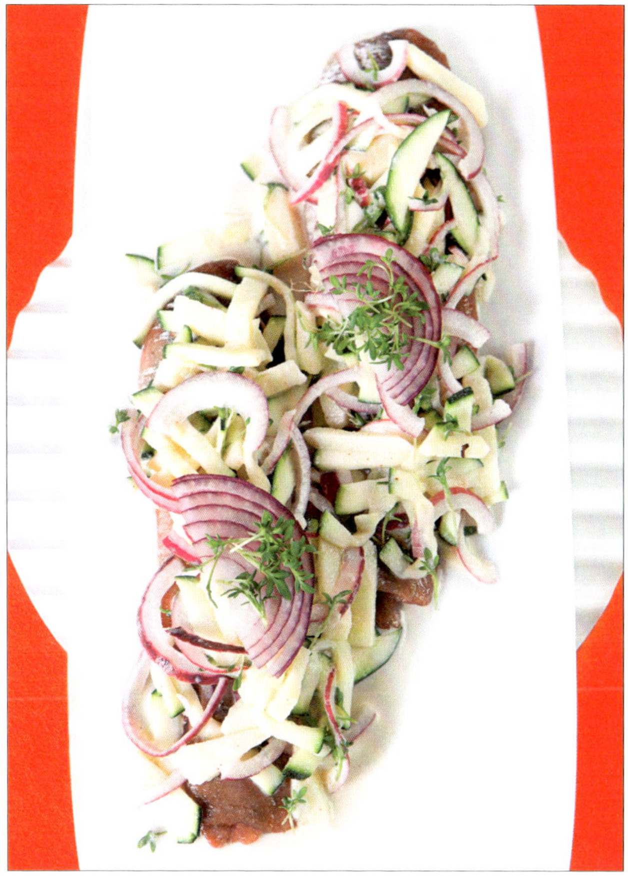

Eingelegtes Matjesfilet mit Zucchini und Apfel

Zutaten
2 Portionen

300 g Matjesfilet, eingelegt
300 g Zucchini
1 Apfel
1 rote Zwiebel
1 Beet Brunnenkresse
1 Limette
2 EL Balsamico bianco
50 g Crème fraîche
Steviapulver
Salz
Cayennepfeffer

Das Matjesfilet auf Tellern anrichten.

Die Zucchini waschen, halbieren und in feine Stifte schneiden.

Den Apfel schälen, halbieren, entkernen und klein schneiden.

Die Zwiebel schälen, halbieren und in dünne Scheiben schneiden.

Die Brunnenkresse mit einer Schere vom Beet schneiden.

Die Limette halbieren und den Saft auspressen.

Alle Zutaten in eine Schüssel geben, mit einer Marinade aus Balsamico, Crème fraîche, Stevia, Salz und Cayennepfeffer mischen und auf dem Matjesfilet verteilen.

Pro Portion	kcal	kJ	Fett	Eiweiß	KH
Gesamt ca.	486,4	2065,4	31,6	26,2	13,5

Zubereitungszeit: ca. 10 Minuten

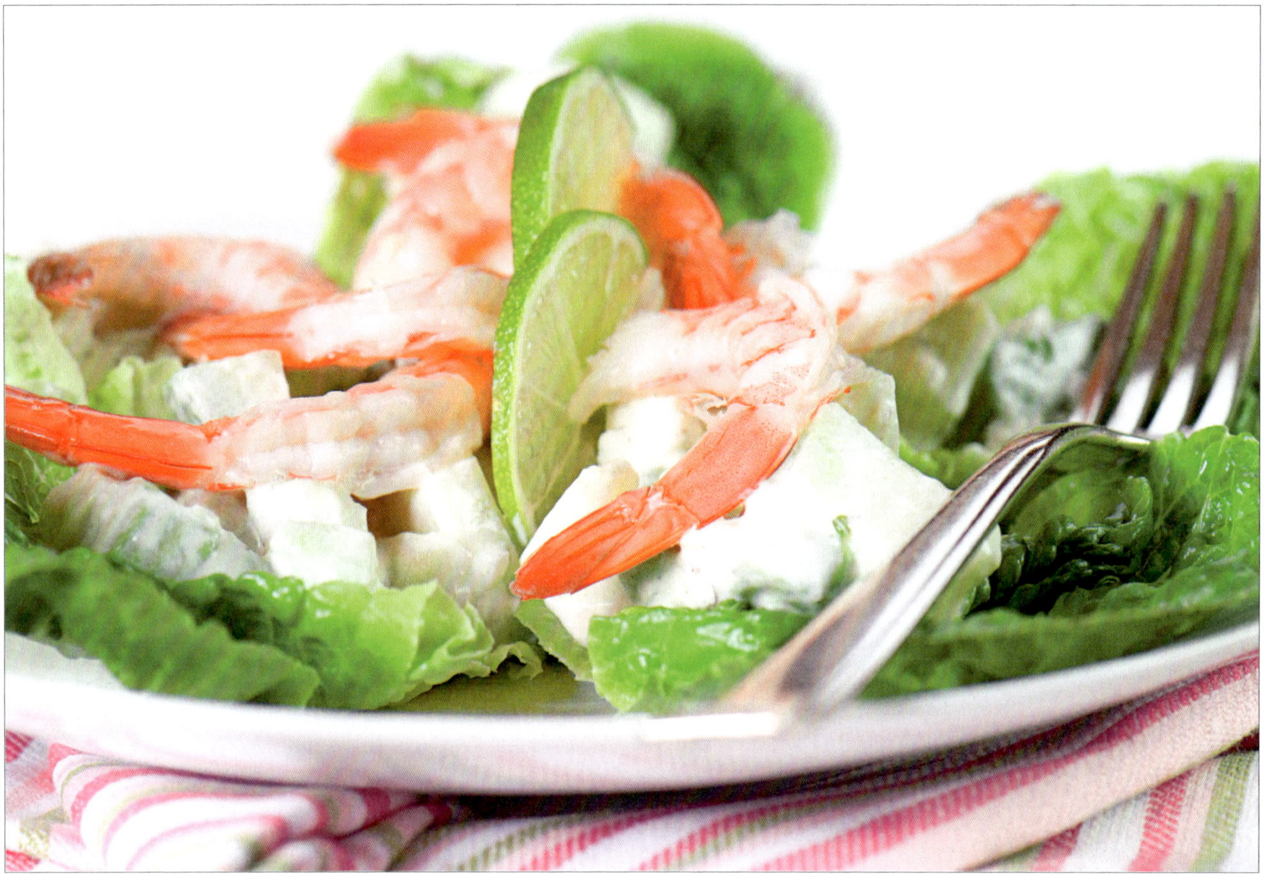

Garnelen mit Avocado und Melone

Zutaten
2 Portionen

200 g Garnelen (geschält, gekocht)
1 Limette, unbehandelt
½ Galiamelone
1 Avocado
10 Romana-Salatblätter
1 Schalotte
100 g Crème fraîche
1 EL Sonnenblumenöl
2 EL Balsamico bianco
Salz
Pfeffer, schwarz, frisch gemahlen
Koriander, gemahlen

Die Garnelen waschen und trocken tupfen.

Die Limette waschen, trocknen, zwei Scheiben zur Dekoration abschneiden, die Schale abreiben und den Saft auspressen.
Die Garnelen mit 1 EL Limettensaft beträufeln.

Die Melone halbieren, entkernen, schälen und in große Stücke schneiden.
Die Avocado halbieren, den Kern herauslösen und das Fruchtfleisch in Stücke schneiden.
Die Romana-Salatblätter waschen, trocken schleudern und dekorativ auf zwei Tellern verteilen.

Die Schalotte schälen und fein würfeln.
Crème fraîche, Schalottenwürfel, Sonnenblumenöl, Balsamico, Limettenschale und restlichen Saft mischen und mit Salz, Pfeffer und Koriander würzen.
Avocado- und Melonenstücke mit der Marinade mischen und auf den Salatblättern verteilen.

Die Garnelen daraufsetzen und mit einer Limettenscheibe garnieren.

Pro Portion	kcal	kJ	Fett	Eiweiß	KH
Gesamt ca.	384,1	1643,6	27,4	20,8	12,2

Zubereitungszeit: ca. 15 Minuten

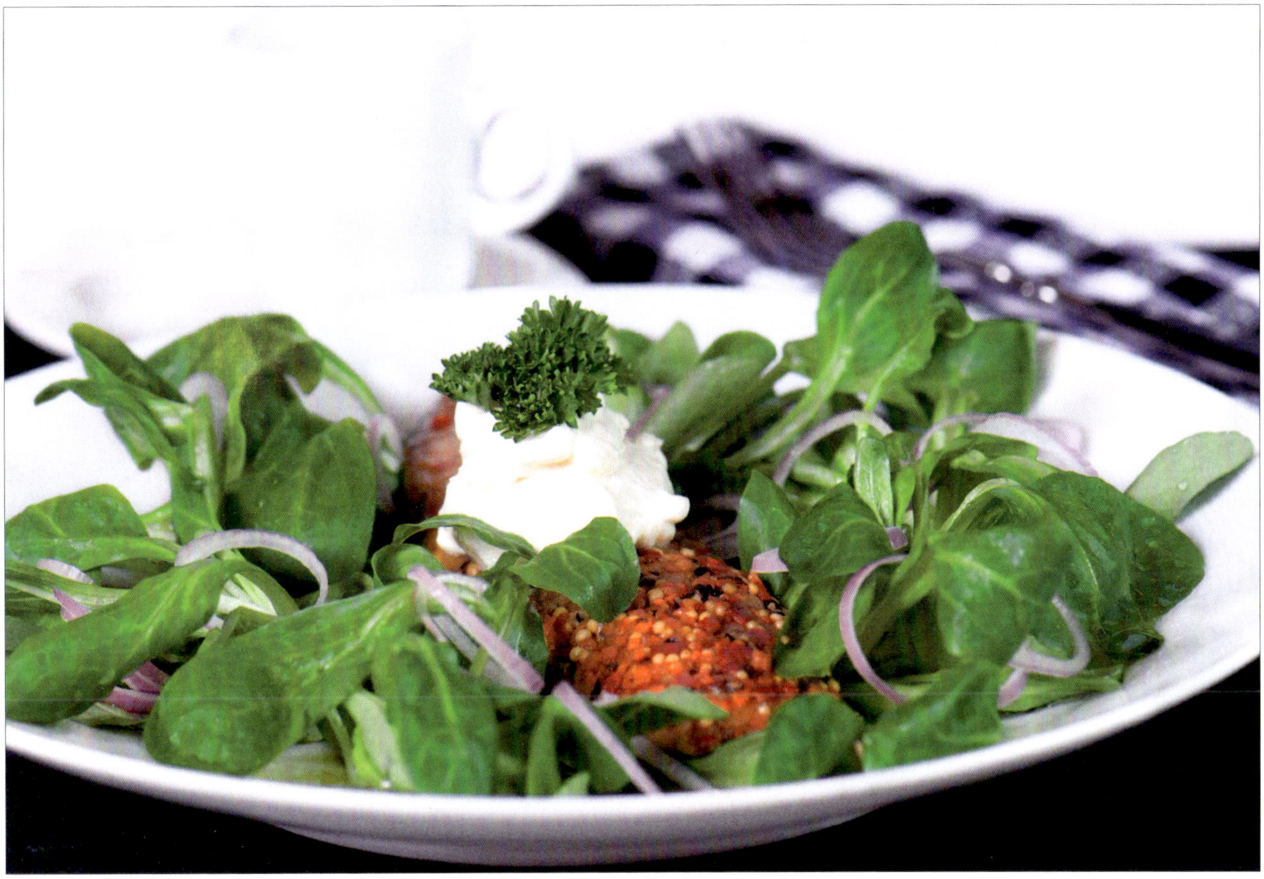

Pfeffermakrelen mit Crème fraîche und Feldsalat

Den Feldsalat putzen, waschen, trocken schleudern und auf zwei Tellern anrichten.

Schalotten schälen, in sehr feine Ringe schneiden und auf dem Salat verteilen.

Eine Vinaigrette aus Olivenöl, Balsamico, Salz und Pfeffer rühren und über den Salat träufeln.

Den Knoblauch schälen und durch eine Presse drücken.

Crème fraîche mit Knoblauch, Senf, Sonnenblumenöl und Weißweinessig verrühren und mit Salz und Pfeffer würzen.

Die Pfeffermakrelen auf den Salat legen, je eine Portion Crème fraîche daraufsetzen und mit einem Petersilienzweig garnieren.

Zutaten
2 Portionen

100 g Feldsalat
2 Schalotten
2 EL Olivenöl
2 EL Balsamico
Salz
Pfeffer, schwarz, frisch gemahlen
1 Knoblauchzehe
100 g Crème fraîche
1 TL Senf, mittelscharf
1 EL Sonnenblumenöl
1 EL Weißweinessig
2 Pfeffermakrelen, geräuchert
2 Petersilienzweige

Pro Portion	kcal	kJ	Fett	Eiweiß	KH
Gesamt ca.	441,2	1847,2	38,3	15,3	6,5

Zubereitungszeit: ca. 10 Minuten

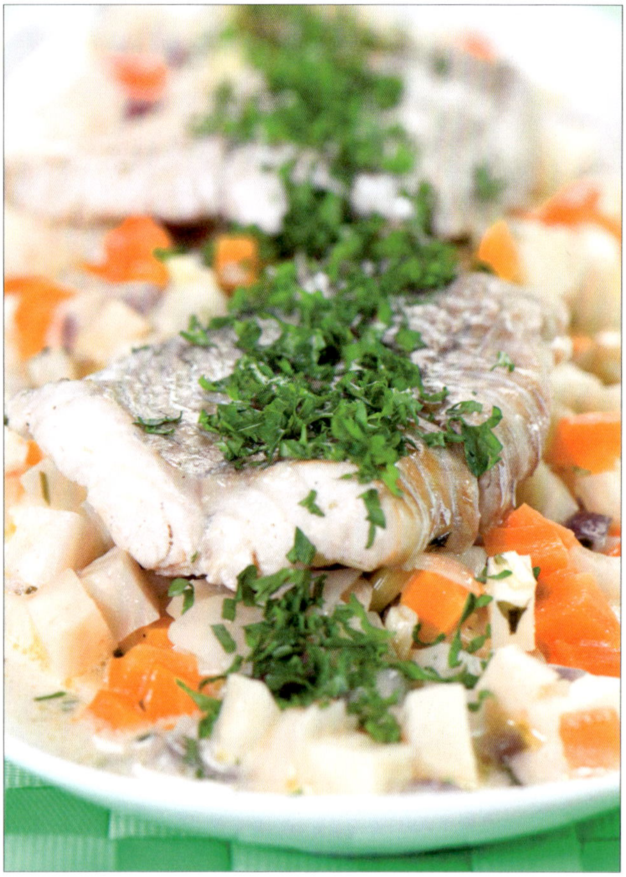
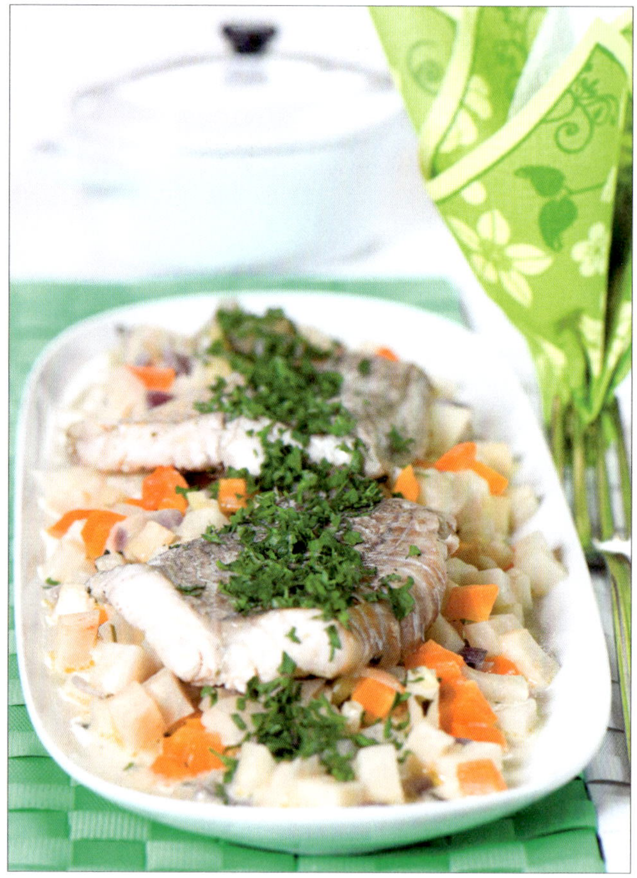

Seelachsfilet auf Karotten-Sellerie-Gemüse

Zutaten
2 Portionen

2 Karotten
200 g Knollensellerie
100 g Lauch
1 Zwiebel, rot
2 EL Olivenöl
100 g Sahne
100 ml Weißwein
Salz
Pfeffer, schwarz, frisch gemahlen
300 g Seelachsfilet
1 Bund Petersilie

Karotten und Sellerie schälen, waschen und in Würfel schneiden.

Den Lauch putzen, längs halbieren und in feine Ringe schneiden.

Die Zwiebel schälen und würfeln.

Das Olivenöl in einem Topf erhitzen, alle Zutaten zufügen und kurz andünsten.

Sahne und Weißwein angießen, mit Salz und Pfeffer würzen und bei mittlerer Hitze ca. 5 Minuten garen.

Seelachsfilet waschen, trocken tupfen, leicht salzen und auf das Gemüse in den Topf setzen.

Bei geringer Hitze ca. 10 Minuten garen.

Die Petersilie waschen, trocken schütteln und fein hacken.

Das Gemüse mit dem Fisch auf einer Platte anrichten und mit der Petersilie bestreuen.

Pro Portion	kcal	kJ	Fett	Eiweiß	KH
Gesamt ca.	412,7	1729,2	23,0	32,1	10,9

Zubereitungszeit: ca. 25 Minuten

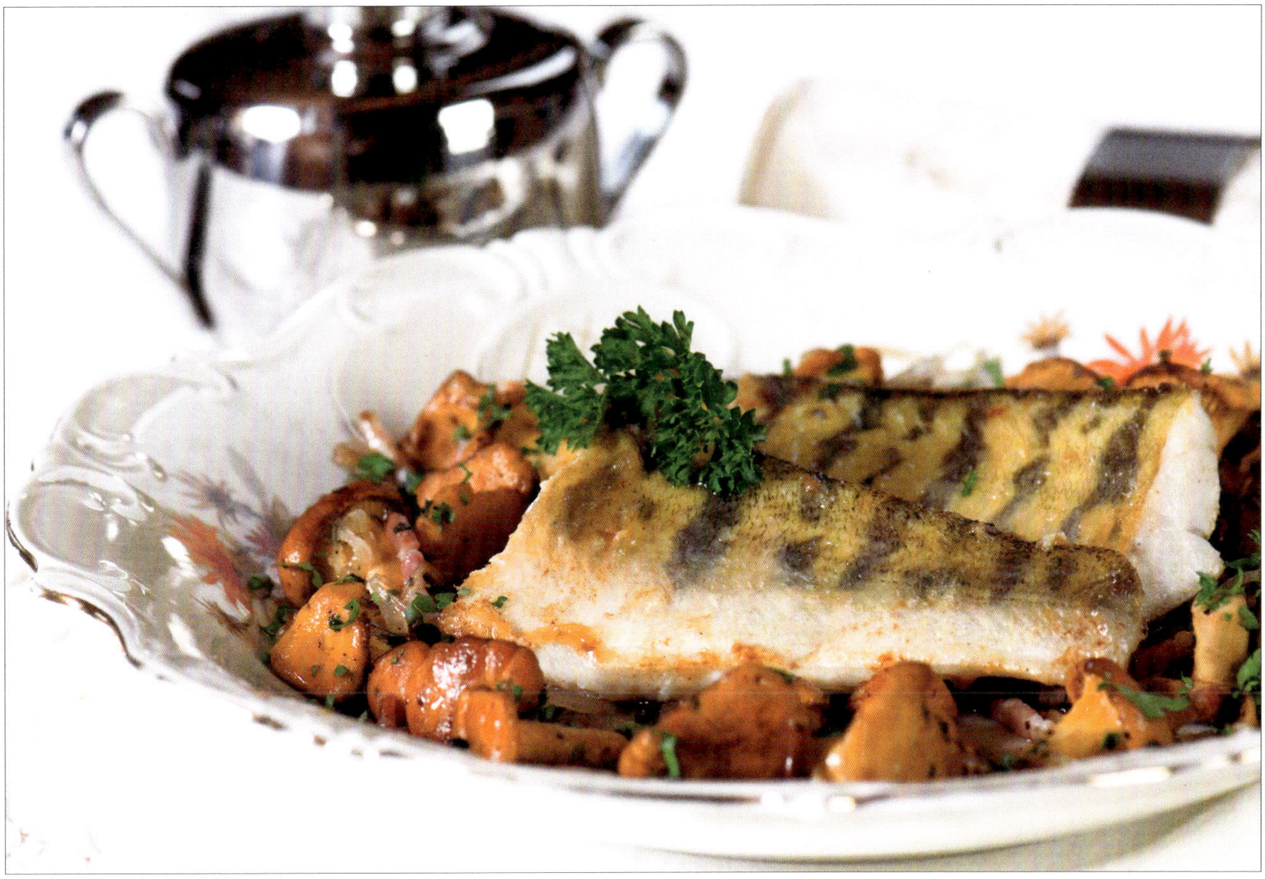

Zanderfilet mit Pfifferlingen

Zutaten
2 Portionen

250 g Pfifferlinge
2 Schalotten
50 g durchwachsener Speck
1 Bund Petersilie
2 EL Olivenöl
Salz
Pfeffer, schwarz, frisch gemahlen
300 g Zanderfilet mit Haut
10 g Butter

Die Pfifferlinge putzen. Schalotten schälen und in feine Ringe schneiden.

Den Speck in schmale Streifen schneiden.

Die Petersilie waschen, trocken schütteln und hacken.

1 EL Olivenöl in einer Pfanne erhitzen und die Pfifferlinge ca. 5 Minuten anbraten.

Den Speck und die Schalotten zufügen und weitere 3 Minuten braten. Mit Salz und Pfeffer würzen, aus der Pfanne nehmen und warm stellen.

Das Zanderfilet waschen, trocken tupfen und mit Salz und Pfeffer würzen.

1 EL Olivenöl und die Butter in der Pfanne erhitzen. Die Filets auf der Hautseite ca. 5 Minuten, auf der Fleischseite ca. 2 Minuten braten.

Die Zanderfilets mit den Pfifferlingen auf zwei Tellern anrichten und mit der Petersilie bestreuen.

Pro Portion	kcal	kJ	Fett	Eiweiß	KH
Gesamt ca.	348,7	1460,6	21,2	35,8	2,3

Zubereitungszeit: ca. 20 Minuten

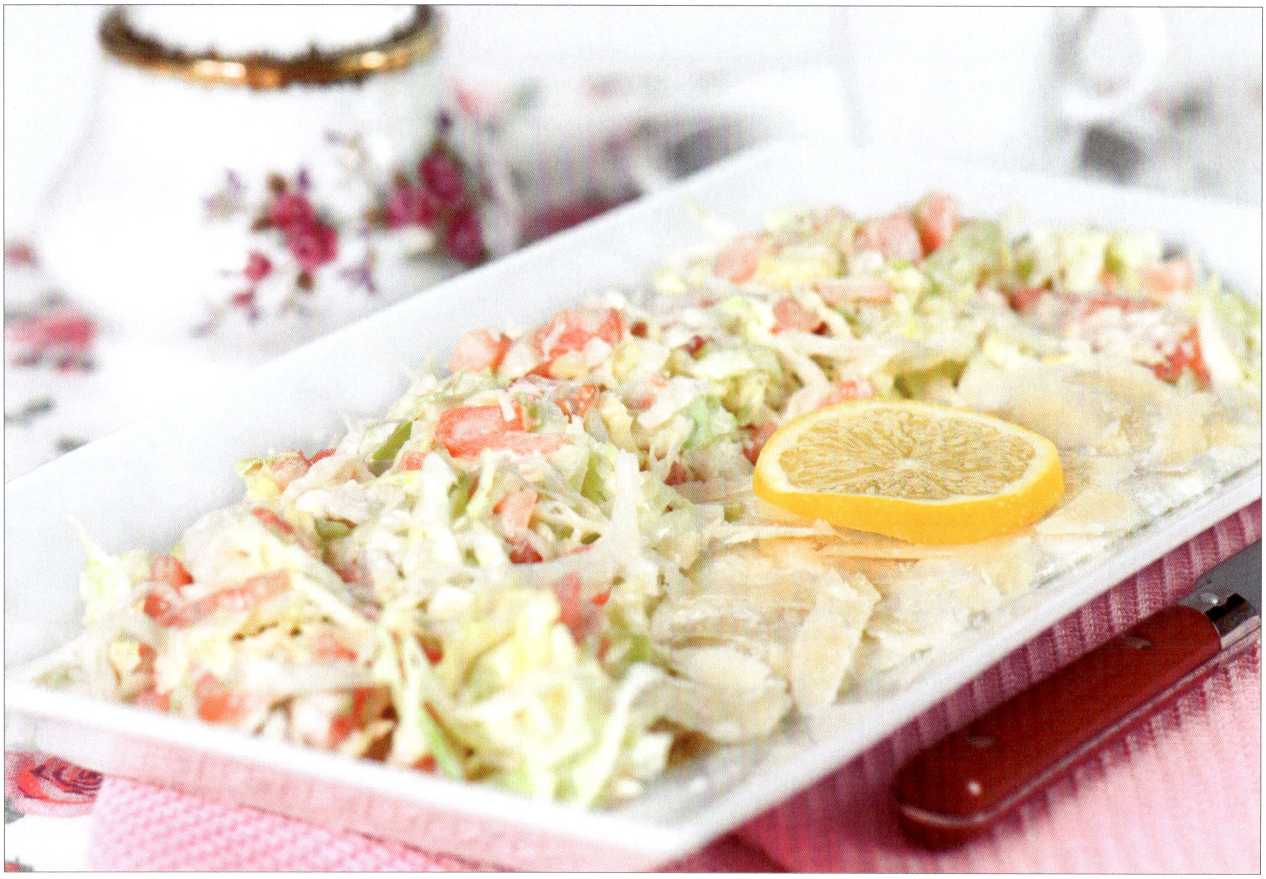

Schollenfilet mit Eisbergsalat "mediterran"

Zutaten
2 Portionen

Schollenfilet:
300 g Schollenfilet
1 Zitrone
3 EL Olivenöl
Salz
Pfeffer, weiß, frisch gemahlen

Eisbergsalat:
50 g Parmesan am Stück
3 Tomaten
300 g Eisbergsalat
1 EL Mayonnaise
50 g Crème fraîche
1 TL Senf, mittelscharf
Steviapulver

Das Schollenfilet waschen und trocken tupfen.

Die Zitrone auspressen, zwei Scheiben zur Dekoration beiseitelegen.
Ein Backblech mit einer Backfolie auslegen und mit etwas Olivenöl bestreichen.
Die Schollenfilets daraufsetzen, mit 1 EL Olivenöl und 1 EL Zitronensaft beträufeln und mit Salz und Pfeffer würzen.
Den Fisch bei 180 °C im Backofen 10 Minuten garen.

Eine Hälfte Parmesan fein hobeln, die andere Hälfte grob raspeln.
Die Tomaten in heißem Wasser kurz blanchieren, die Haut abziehen und das Fruchtfleisch in kleine Würfel schneiden.
Den Eisbergsalat putzen, in feine Streifen schneiden, waschen und trocken schleudern.
Eine Marinade aus Mayonnaise, Crème fraîche, Senf, fein gehobeltem Parmesan, 2 EL Zitronensaft, 2 EL Olivenöl, einer Prise Stevia, Salz und Pfeffer rühren und mit den Tomatenwürfeln und dem Eisbergsalat mischen.

Den Salat auf einer Platte anrichten, den Fisch daraufsetzen, mit den Parmesanraspeln belegen und mit einer Zitronenscheibe garnieren.

Pro Portion	kcal	kJ	Fett	Eiweiß	KH
Gesamt ca.	494,9	2075,8	33,6	32,2	6,0

Zubereitungszeit: ca. 20 Minuten

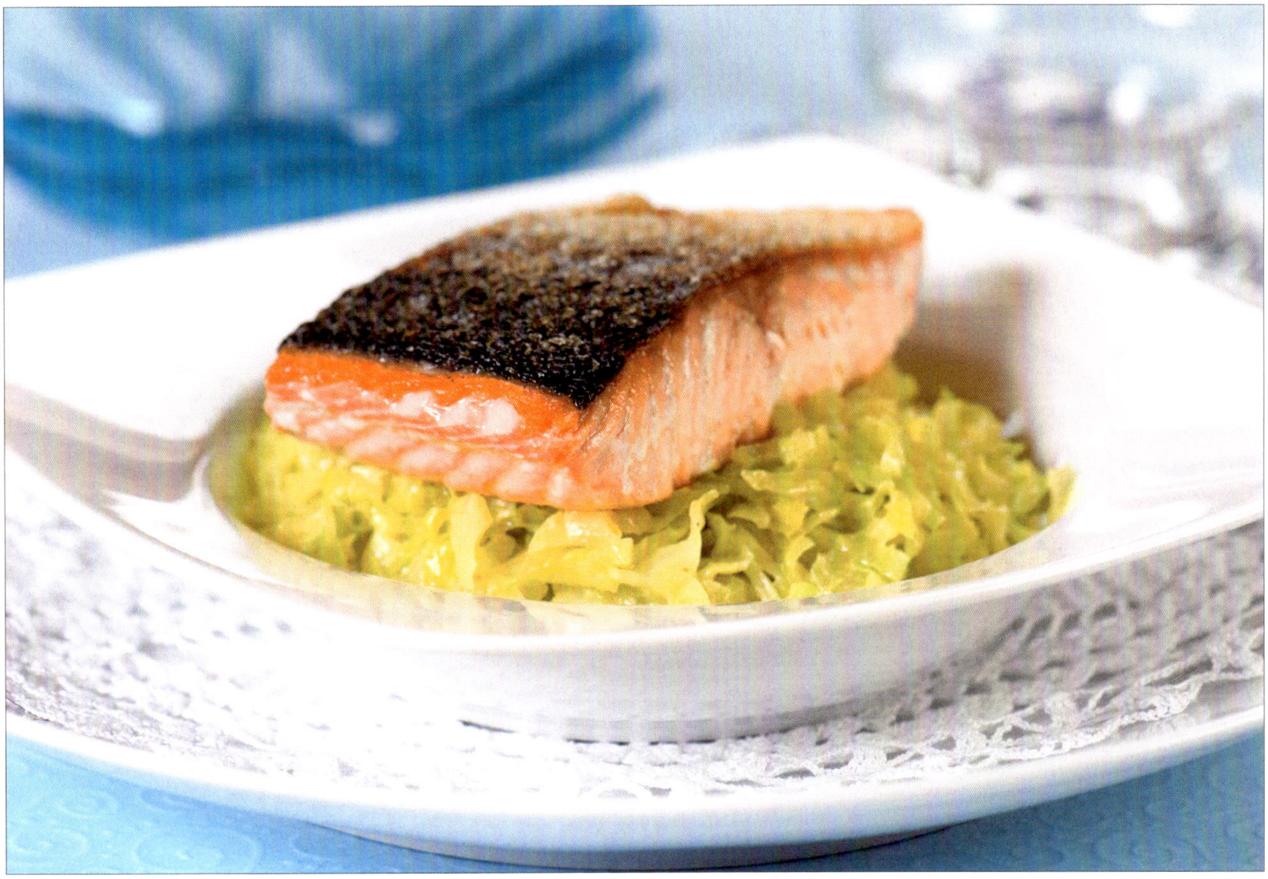

Lachsfilet auf Koriander-Spitzkohl

Den Spitzkohl putzen, halbieren, den Strunk ausschneiden und das Gemüse in feine Streifen schneiden.

Die Schalotten schälen und in kleine Würfel schneiden.

2 EL Olivenöl in einem Topf erhitzen und die Schalottenwürfel kurz andünsten.

Das Gemüse hinzufügen, mit Sahne und Gemüsebrühe ablöschen und mit Koriander, Kurkuma, Curry, Salz und Pfeffer würzen.

Circa 10 Minuten bei geringer Hitze köcheln lassen.

Die Lachsfilets waschen, trocken tupfen und mit Salz und Pfeffer würzen.

2 EL Olivenöl in einer Pfanne erhitzen, die Filets auf der Hautseite ca. 4 Minuten, auf der Fleischseite ca. 3 Minuten braten.

Mit dem Gemüse auf zwei Tellern anrichten.

Zutaten
2 Portionen

Koriander-Spitzkohl:
500 g Spitzkohl
2 Schalotten
4 EL Olivenöl
50 g Sahne
100 ml Gemüsebrühe
1 Msp. Koriander, gemahlen
1 Msp. Kurkuma, gemahlen
1 Msp. Curry, gemahlen
Salz
Pfeffer, schwarz, frisch gemahlen

Lachsfilet:
300 g Lachsfilet mit Haut

Pro Portion	kcal	kJ	Fett	Eiweiß	KH
Gesamt ca.	513,1	2148,0	36,7	34,9	7,0

Zubereitungszeit: ca. 20 Minuten

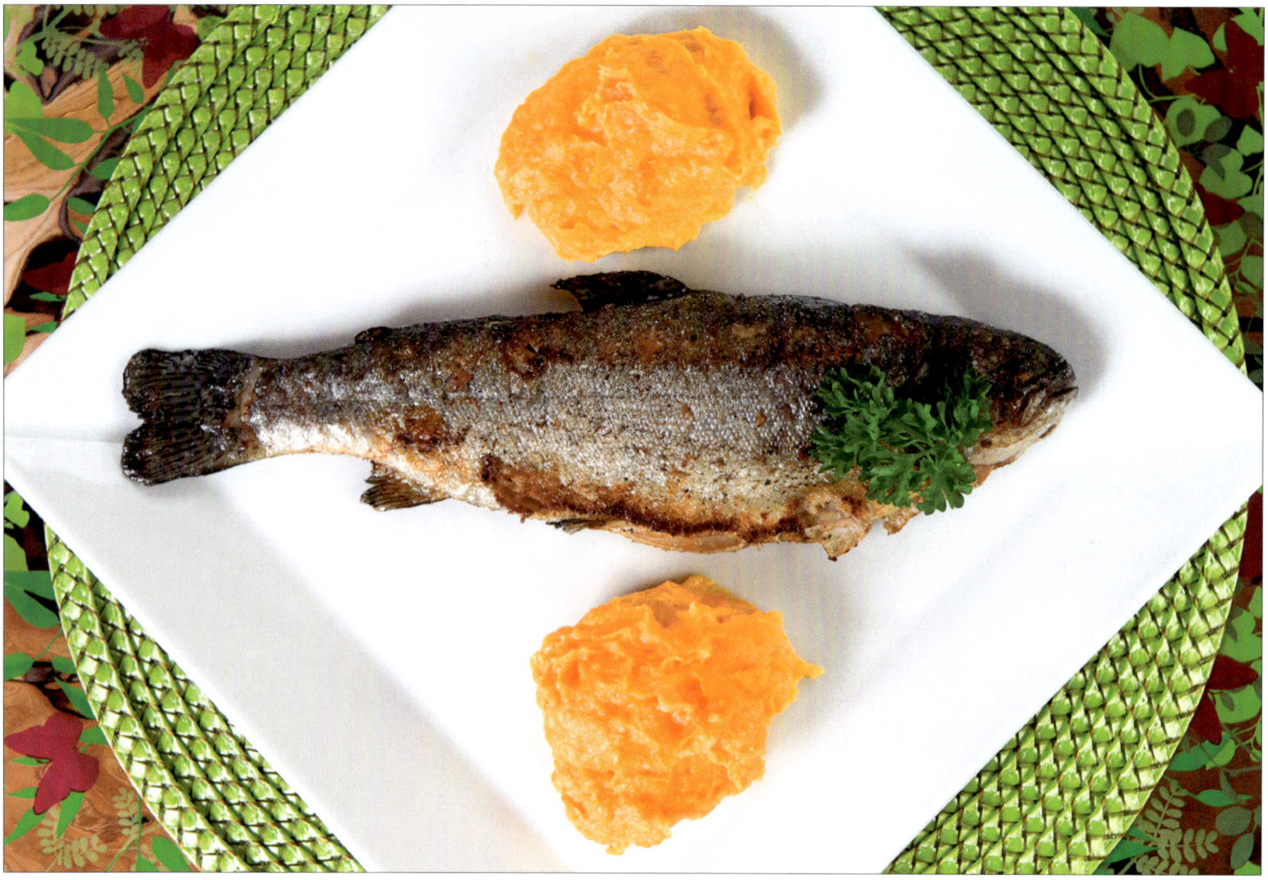

Forelle mit Pastinaken-Karotten-Püree

Zutaten
2 Portionen

Pastinaken-Karotten-Püree:
250 g Pastinaken
250 g Karotten
Salz
80 g Sahne

Forelle:
2 Forellen
Pfeffer, schwarz, frisch gemahlen
2 EL Olivenöl
10 g Butter
2 Petersilienzweige

Pastinaken und Karotten schälen, in dünne Scheiben schneiden und in Salzwasser ca. 10 Minuten garen.

Das Wasser abschütten, die Sahne zum Gemüse geben und mit einem Pürierstab fein pürieren.

Die Forellen waschen, trocken tupfen und außen und innen mit Salz und Pfeffer würzen.

Das Olivenöl mit der Butter in einer Pfanne erhitzen und die Forellen auf jeder Seite ca. 5 Minuten braten.

Die Forellen mit dem Püree auf zwei Tellern anrichten und mit einem Petersilienzweig garnieren.

Pro Portion	kcal	kJ	Fett	Eiweiß	KH
Gesamt ca.	373,1	1562,0	23,3	19,8	17,7

Zubereitungszeit: ca. 20 Minuten

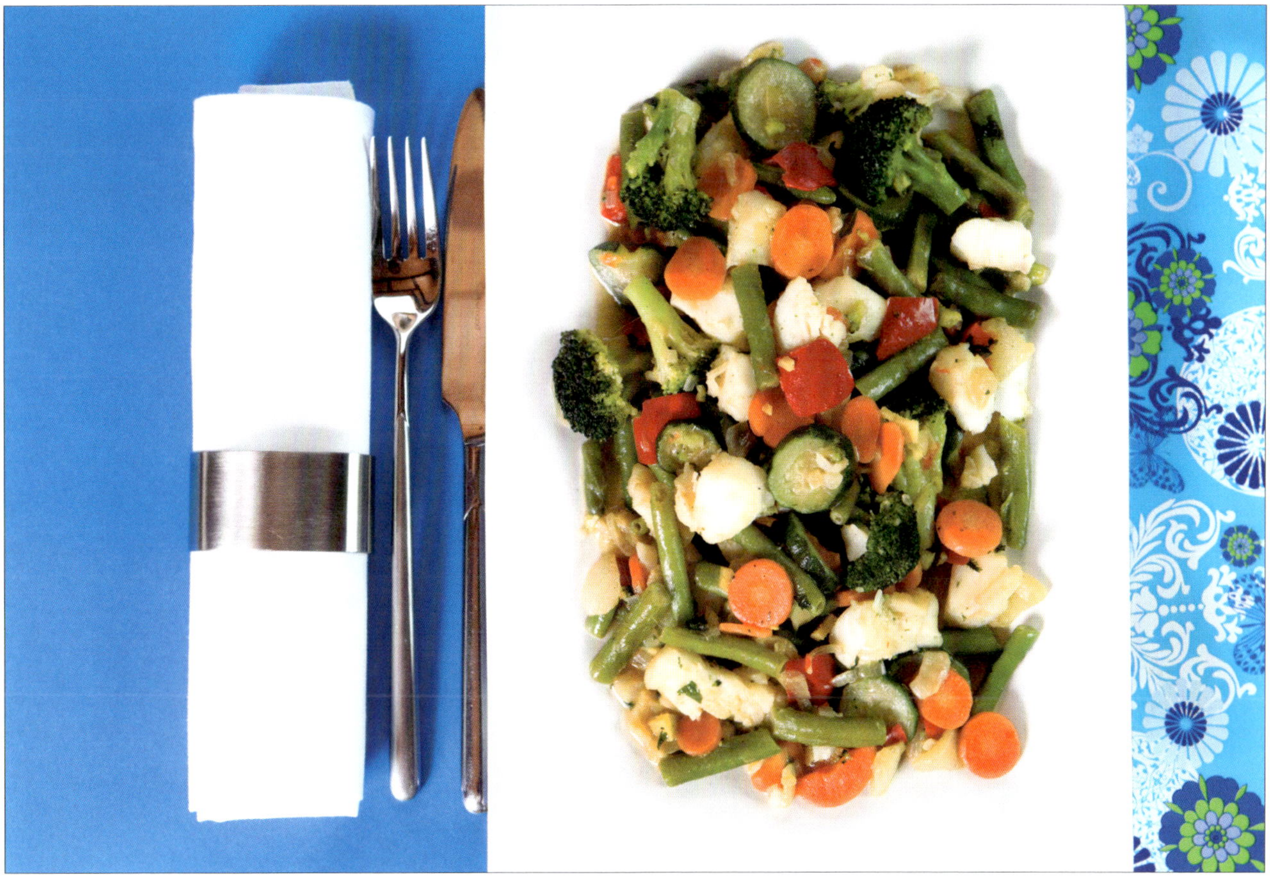

Rotbarschfilet in Kokosgemüse

Schalotten und Ingwer schälen und in kleine Würfel schneiden.

Korianderzweige waschen, trocken schütteln, Blätter von den Zweigen zupfen und klein hacken.

Das Olivenöl in einem Topf erhitzen und Schalotten, Ingwer und Korinder kurz andünsten, das Mischgemüse zugeben und ca. 3 Minuten weiterdünsten.

Mit der Kokosmilch ablöschen, mit Sojasoße, Salz und Pfeffer würzen und ca. 5 Minuten bei mittlerer Hitze köcheln lassen.

Das Rotbarschfilet waschen, trocken tupfen und in Stücke schneiden.

Die Fischstücke unter das Gemüse mischen und weitere 5 Minuten garen.

Zutaten
2 Portionen

2 Schalotten
10 g Ingwer, frisch
2 Korianderzweige
2 EL Olivenöl
500 g Kaisergemüse (tiefgekühlt)
50 ml Kokosmilch
1 EL Sojasoße
Salz
Pfeffer, schwarz, frisch gemahlen
300 g Rotbarschfilet

Pro Portion	kcal	kJ	Fett	Eiweiß	KH
Gesamt ca.	361,5	1513,8	19,0	29,8	14,3

Zubereitungszeit: ca. 15 Minuten

Fleisch

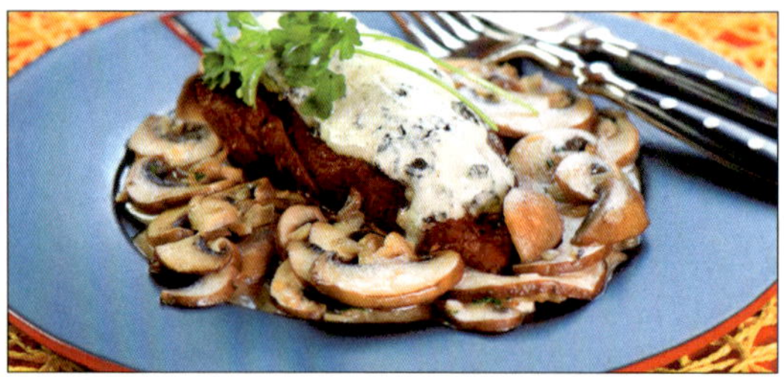

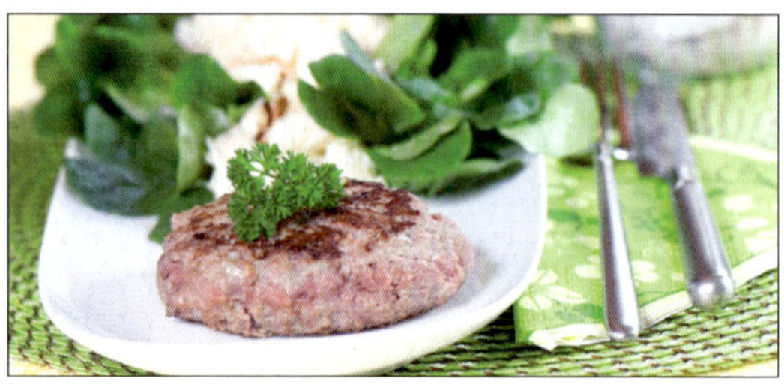

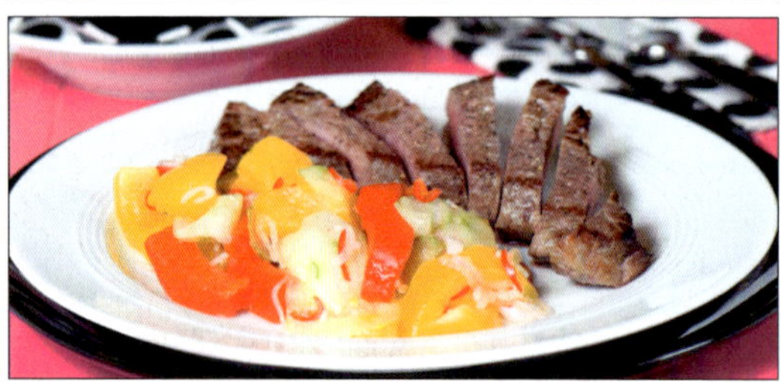

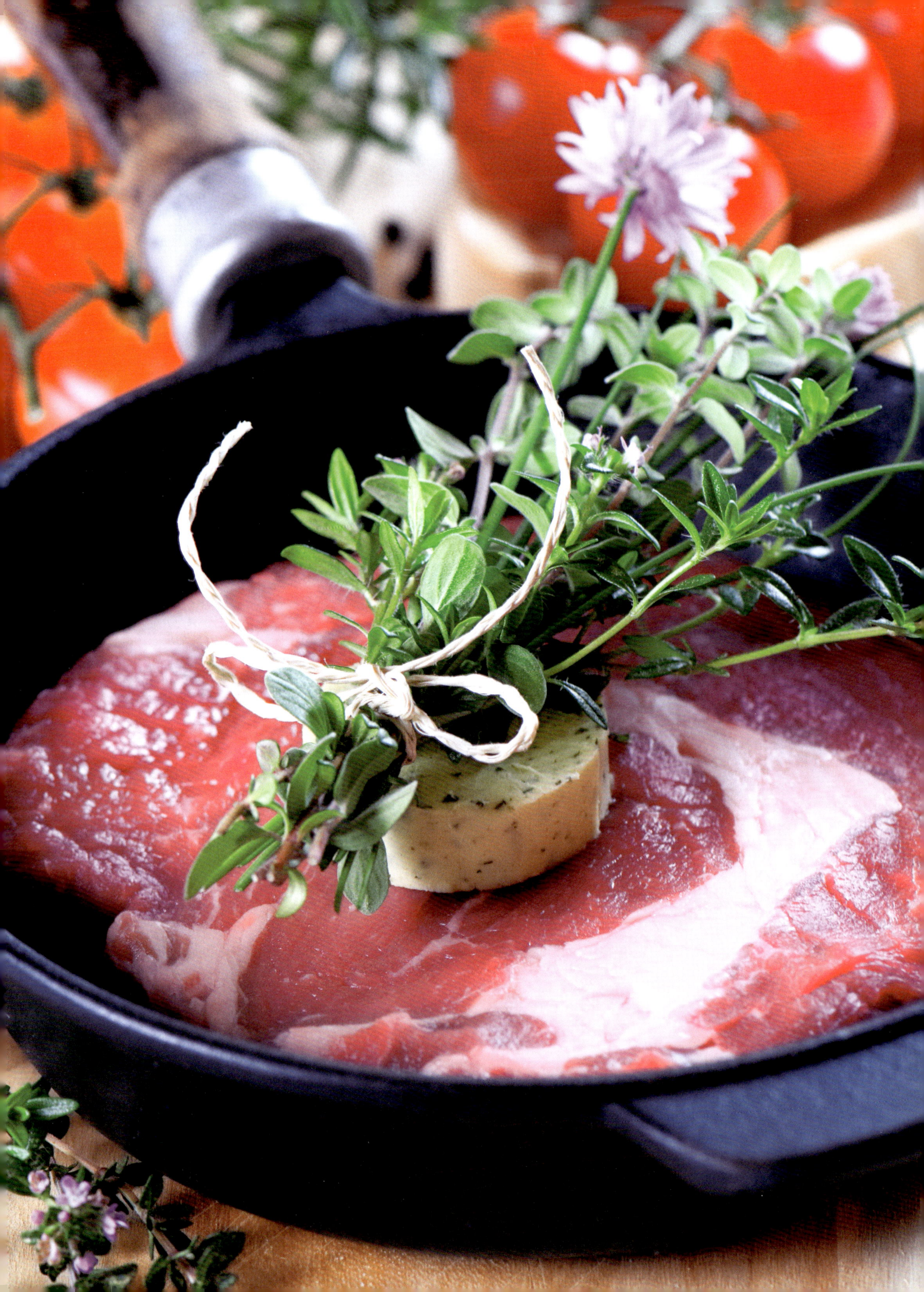

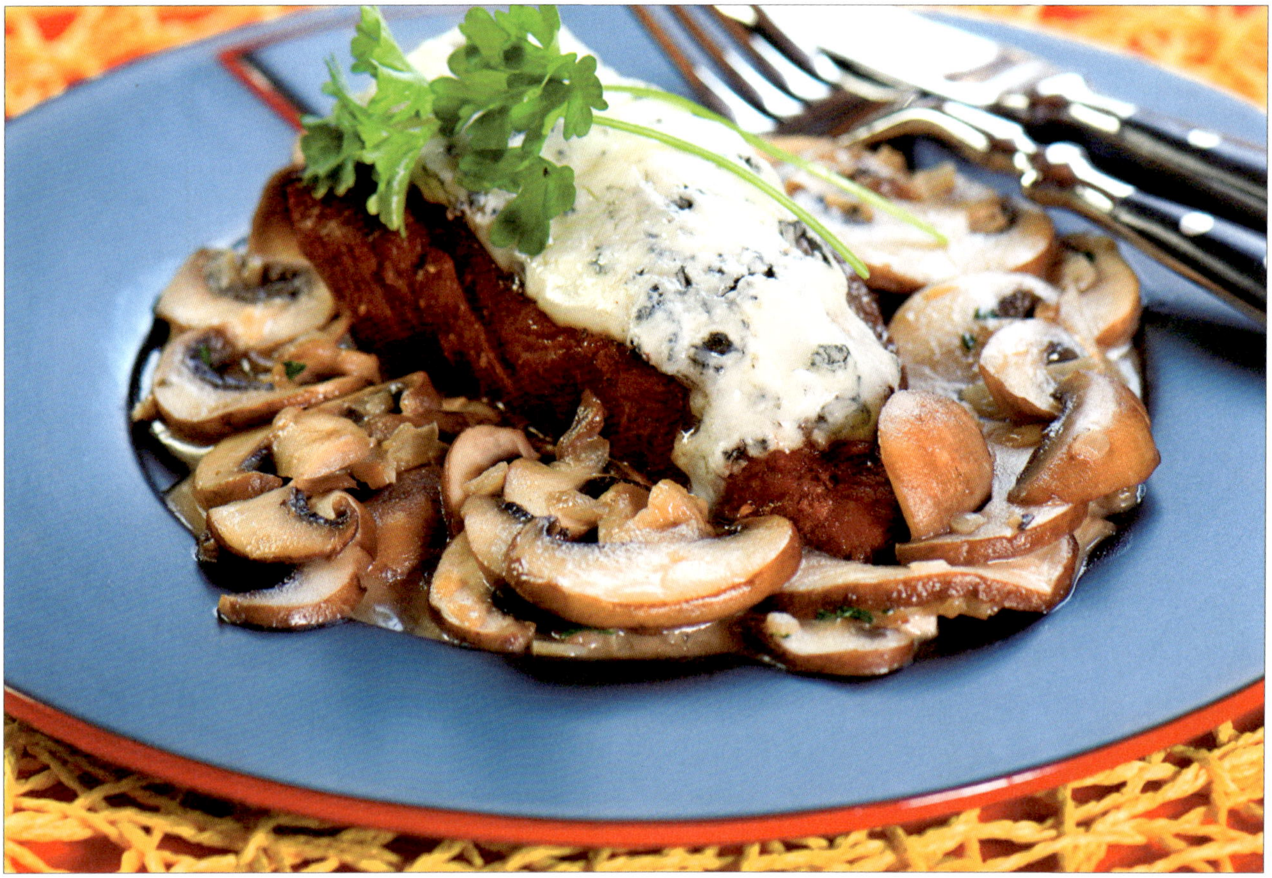

Rinderhüftsteak mit Champignons und Gorgonzola

Zutaten
2 Portionen

300 g Rinderhüftsteak
4 EL Olivenöl
Salz
Pfeffer, schwarz, frisch gemahlen
1 Zwiebel
1 Knoblauchzehe
300 g Champignons, braun
1 Bund Petersilie
10 g Butter
50 ml Gemüsebrühe
30 g Sahne
50 g Gorgonzola

Die Rinderhüftsteaks waschen und trocken tupfen.

2 EL Olivenöl in einer Pfanne erhitzen, die Steaks auf jeder Seite bei starker Hitze ca. 2 Minuten anbraten.
Mit Salz und Pfeffer würzen, in Alufolie wickeln und bei 80 °C im Backofen warm stellen.

Die Zwiebel und den Knoblauch schälen und würfeln.
Die Champignons putzen und in dünne Scheiben schneiden.
Die Petersilie waschen, trocken schütteln und fein hacken.

2 EL Olivenöl und die Butter in einer Pfanne erhitzen, Zwiebeln und Knoblauch darin ca. 2 Minuten andünsten.
Die Champignons und die Petersilie zugeben und weitere 2 Minuten dünsten.
Die Gemüsebrühe und die Sahne angießen, mit Salz und Pfeffer würzen und ca. 5 Minuten bei mittlerer Hitze köcheln lassen.

Die Rinderhüftsteaks auf zwei Tellern anrichten, die Champignons um die Steaks verteilen und den Gorgonzola auf das Fleisch legen.

Pro Portion	kcal	kJ	Fett	Eiweiß	KH
Gesamt ca.	499,7	2091,4	31,1	43,7	9,0

Zubereitungszeit: ca. 15 Minuten

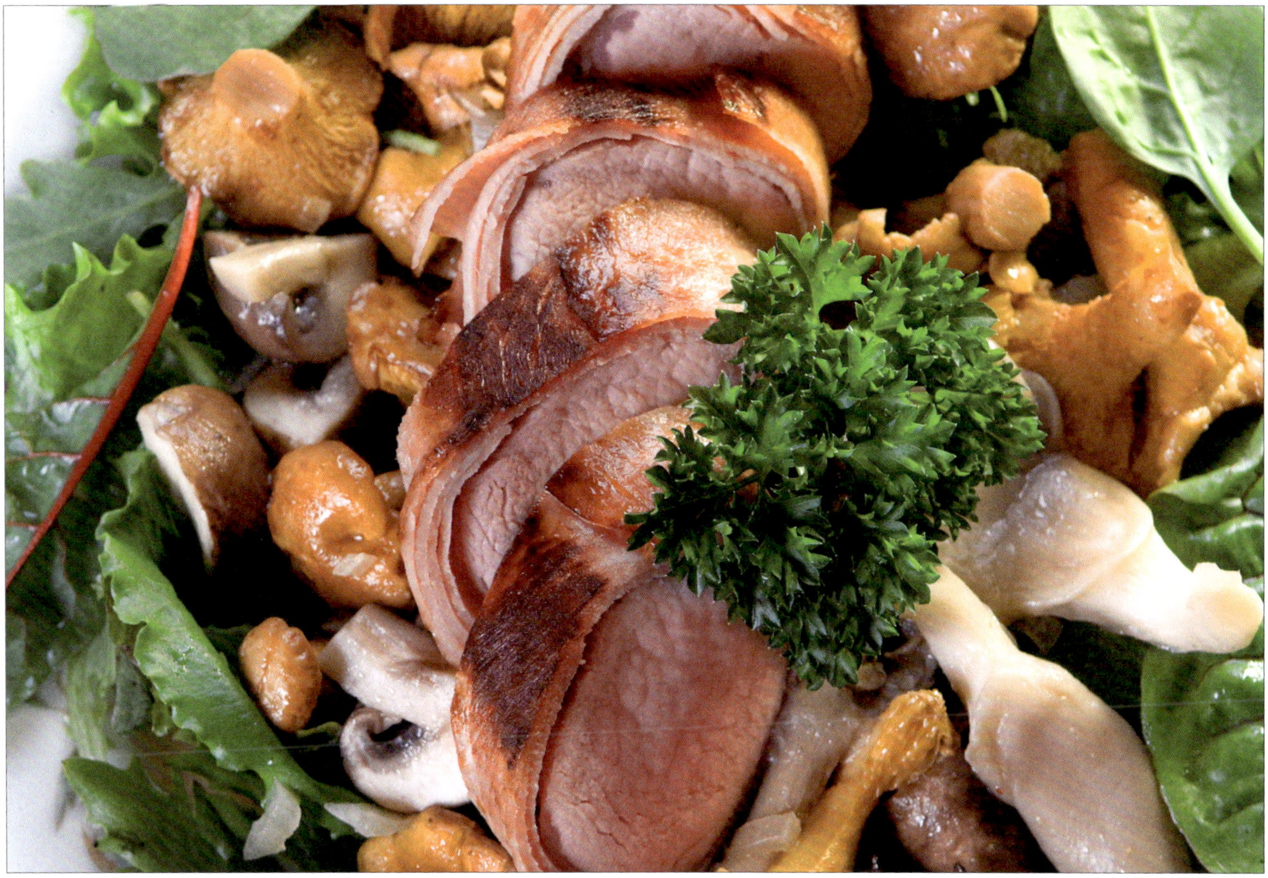

Schweinefilet im Schinkenmantel auf Pilzsalat

Das Schweinefilet waschen, trocken tupfen, mit Salz und Pfeffer würzen und mit den Schinkenscheiben umwickeln.

Das Olivenöl in einer beschichteten Pfanne erhitzen und das Filet von allen Seiten bei mittlerer Hitze ca. 6 Minuten braten.
Dann in Alufolie wickeln und warm stellen.

Den Salat putzen, waschen, trocken schleudern und auf zwei Tellern anrichten.

Die Pilze putzen, Pfifferlinge und Austernpilze je nach Größe halbieren, Champignons vierteln.
Die Zwiebel schälen, halbieren und in feine Würfel schneiden.

Olivenöl und Butter in einer Pfanne erhitzen und die Pilze mit den Zwiebeln ca. 3 Minuten anbraten. Mit Salz und Pfeffer würzen.
In eine Schüssel geben, Walnussöl, Balsamico und Zitronensaft zufügen und locker miteinander vermischen. Etwas abkühlen lassen.

Das Schweinefilet in Stücke schneiden und mit den Pilzen auf dem Salat verteilen. Mit einem Petersilienzweig garnieren.

Pro Portion	kcal	kJ	Fett	Eiweiß	KH
Gesamt ca.	359,3	1502,9	23,8	33,2	4,6

Zubereitungszeit: ca. 20 Minuten

Zutaten
2 Portionen

200 g Schweinefilet
Salz
Pfeffer, schwarz, frisch gemahlen
80 g gekochter Schinken
2 EL Olivenöl
100 g Pflücksalat
200 g Pfifferlinge
100 g Austernpilze
100 g Champignons, braun
1 kleine Zwiebel
1 EL Olivenöl
10 g Butter
3 EL Walnussöl
3 EL Balsamico bianco
1 EL Zitronensaft
2 Petersilienzweige

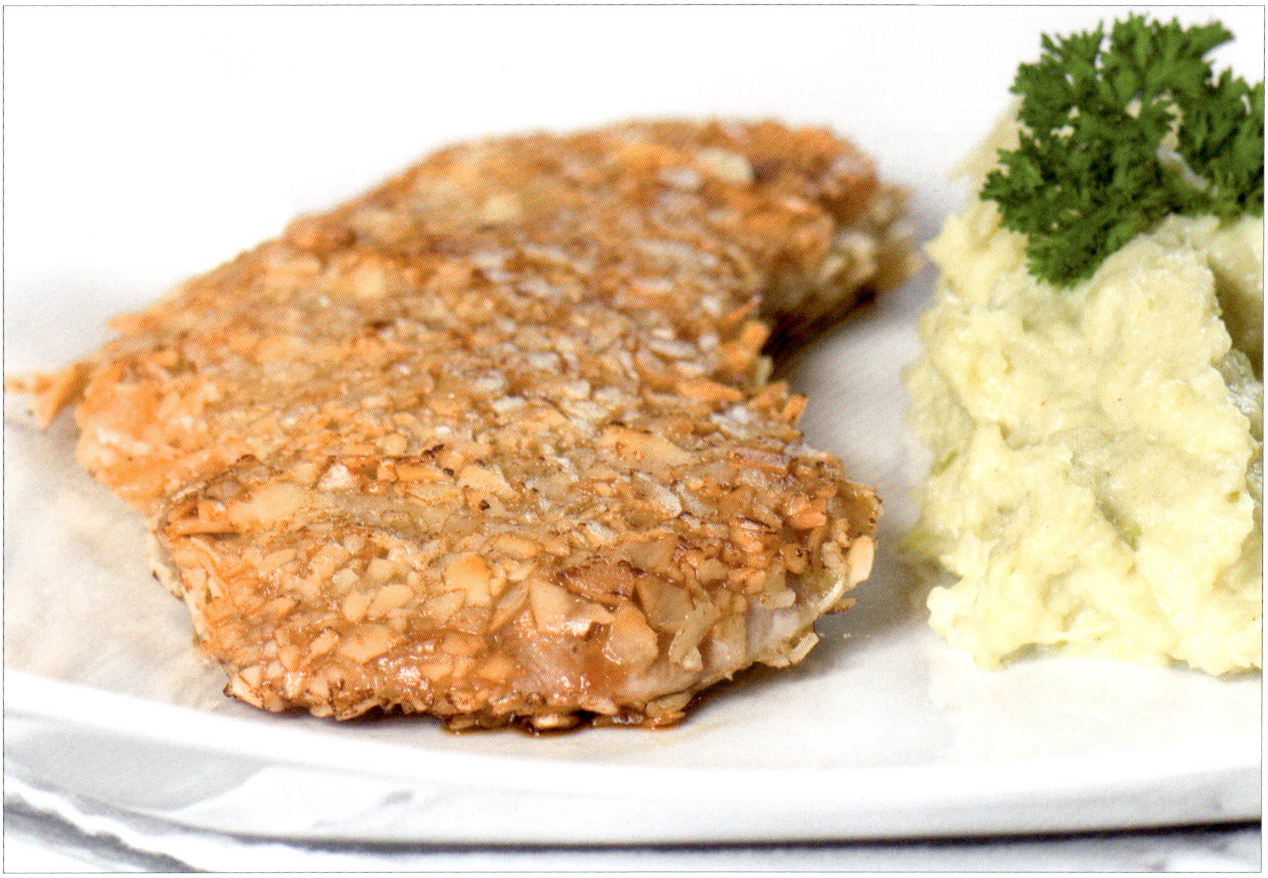

Mandel-Kalbsschnitzel mit Rosenkohlpüree

Zutaten
2 Portionen

Rosenkohlpüree:
500 g Rosenkohl
Salz
100 g Sahne, 30 % Fett i.Tr.
Muskat, frisch gemahlen

Mandel-Kalbsschnitzel:
300 g Kalbsschnitzel
Pfeffer, weiß, frisch gemahlen
30 g Mandeln, blanchiert, gehobelt
1 Eiweiß
2 EL Olivenöl
2 Petersilienzweige

Den Rosenkohl putzen, waschen und in Salzwasser ca. 15 Minuten garen.

Das Wasser abschütten, die Sahne angießen, mit Muskat würzen und mit einem Stabmixer pürieren.

Die Kalbsschnitzel waschen, trocken tupfen und mit Salz und Pfeffer würzen.

Die Mandeln mit einem großen Messer grob hacken.

Die Schnitzel auf beiden Seiten durch das Eiweiß ziehen, danach in den Mandeln wenden.

Das Olivenöl in einer Pfanne erhitzen und die Schnitzel auf jeder Seite ca. 3 Minuten goldgelb braten.

Die Schnitzel mit dem Rosenkohlpüree anrichten und mit einem Petersilienzweig garnieren.

Pro Portion	kcal	kJ	Fett	Eiweiß	KH
Gesamt ca.	522,6	2191,8	33,4	44,9	8,0

Zubereitungszeit: ca. 30 Minuten

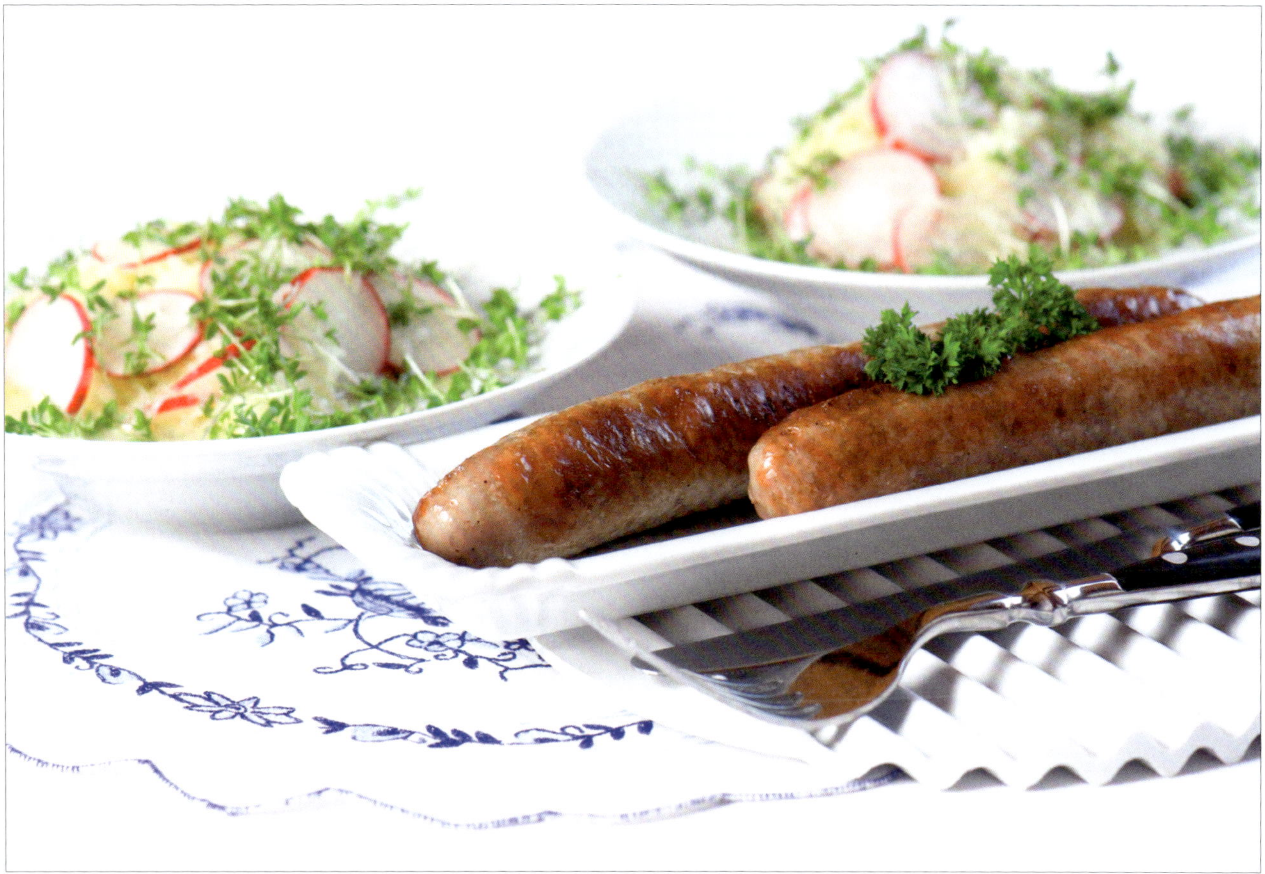

Rinderbratwurst mit Kohlrabisalat

Zutaten
2 Portionen

500 g Kohlrabi
100 g Radieschen
1 Limette
2 EL Weißweinessig
2 EL Sonnenblumenöl
1 TL Senf, mittelscharf
Salz
Steviapulver
Pfeffer, weiß, frisch gemahlen
Kümmel, gemahlen
1 Beet Kresse
250 g Rinderbratwürste
1 EL Olivenöl

Die Kohlrabi schälen, halbieren und mit einem Gemüsehobel fein reiben.

Die Radieschen putzen, waschen und in dünne Scheiben schneiden.

Die Limette halbieren und den Saft auspressen.

Aus Limettensaft, Weißweinessig, Sonnenblumenöl, Senf, Salz, Stevia, Pfeffer und Kümmel ein Dressing rühren und mit dem Kohlrabi und den Radieschen mischen.

In Schälchen anrichten, die Kresse mit einer Schere vom Beet schneiden und über den Salat streuen.

Das Olivenöl in einer Pfanne erhitzen und die Würste rundum knusprig braten.

Pro Portion	kcal	kJ	Fett	Eiweiß	KH
Gesamt ca.	465,7	1950,2	32,4	28,7	9,7

Zubereitungszeit: ca. 15 Minuten

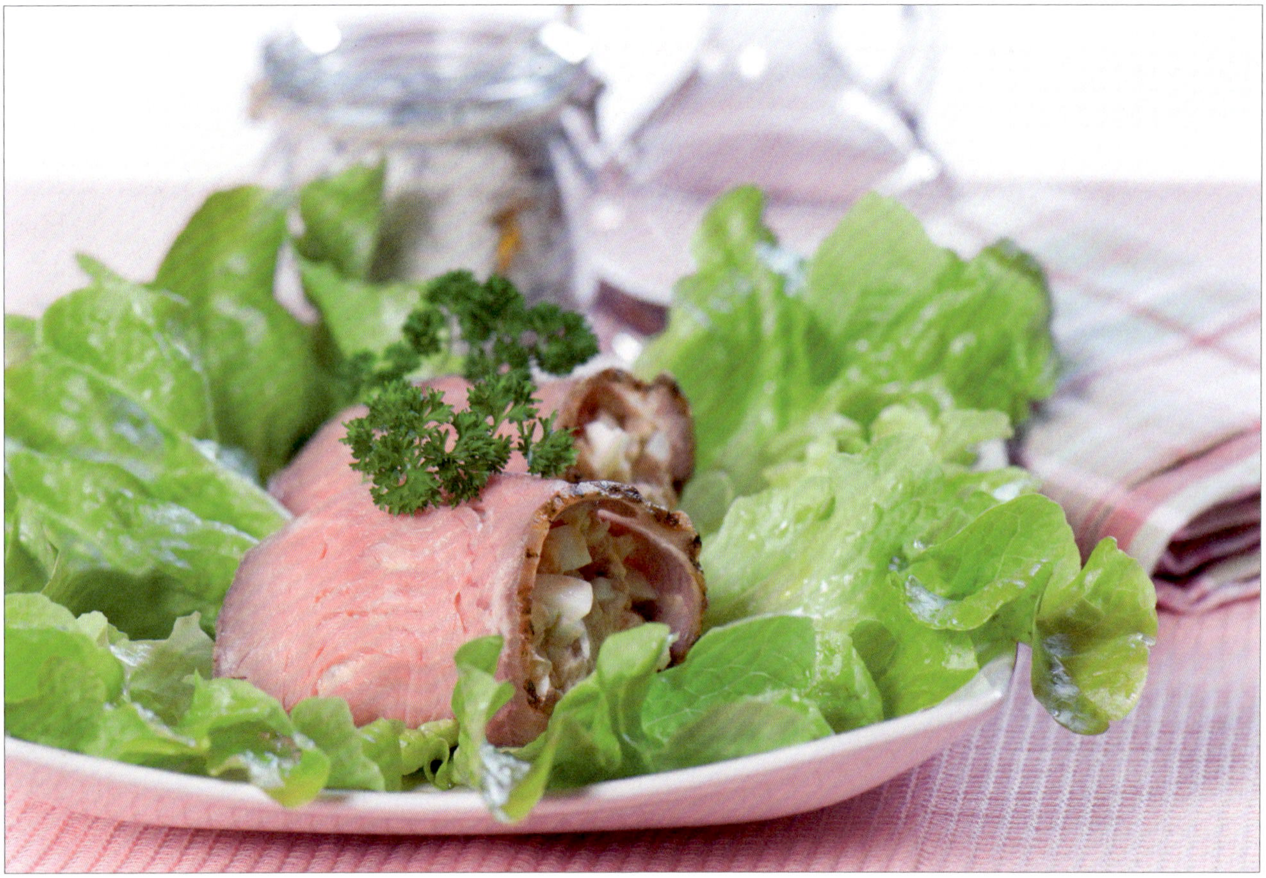

Roastbeef-Röllchen mit Eichblattsalat

Zutaten
2 Portionen

Roastbeef-Röllchen:
2 Eier, hart gekocht
250 g Tomaten
1 Zwiebel, rot
1 Bund Petersilie
150 g Thunfisch, im eigenen Saft
1 Limette
2 EL Mayonnaise
2 EL Joghurt, 1,5 % Fett i.Tr.
Salz
Pfeffer, schwarz, frisch gemahlen
4 Scheiben Roastbeef (ca. 120 g)

Eichblattsalat:
1 Eichblattsalat
2 EL Balsamico
2 EL Sonnenblumenöl
½ TL Senf, mittelscharf

Die Eier schälen und klein würfeln.
Die Tomaten in heißem Wasser kurz blanchieren, häuten, entkernen und in kleine Stücke schneiden.

Die Zwiebel schälen, halbieren und in feine Scheiben schneiden.
Petersilie waschen, trocken schütteln und klein hacken.
Den Thunfisch abtropfen lassen.
Die Limette halbieren und den Saft auspressen.

Alle Zutaten mit der Mayonnaise und dem Joghurt mischen und mit Salz und Pfeffer würzen.
Die Roastbeef-Scheiben mit der Füllung belegen und zusammenrollen.

Den Salat putzen, waschen, trocken schleudern und auf zwei Tellern auslegen.
Eine Vinaigrette aus Balsamico, Sonnenblumenöl, Senf, Salz und Pfeffer rühren und über den Salat träufeln.

Die Rostbeef-Röllchen auf den Salat setzen und mit einem Petersilienzweig garnieren.

Pro Portion	kcal	kJ	Fett	Eiweiß	KH
Gesamt ca.	472,7	1980,0	30,9	39,9	6,5

Zubereitungszeit: ca. 20 Minuten

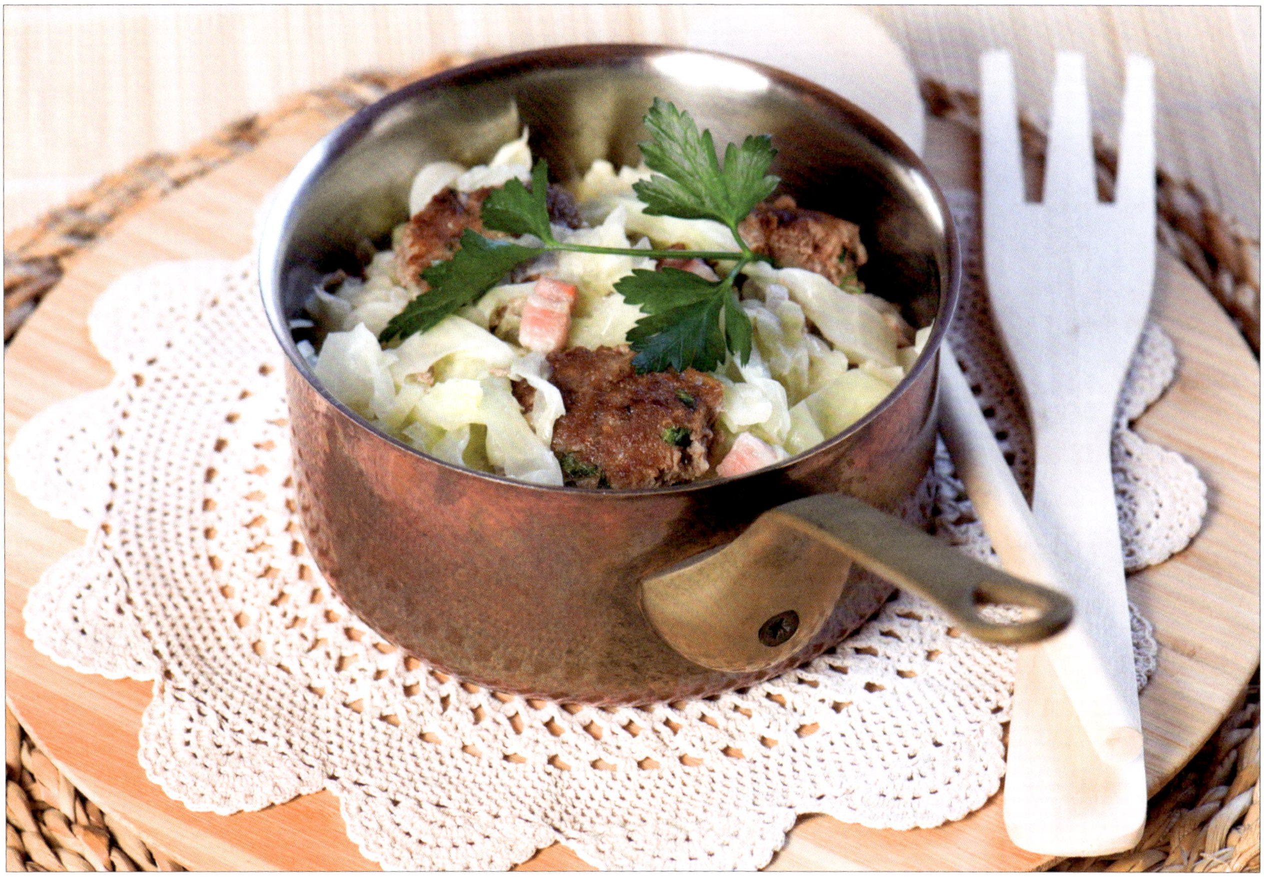

Lammfrikadellen mit Sahnespitzkohl

Die Spitzkohlbätter in kochendem Salzwasser ca. 7 Minuten blanchieren. Das Wasser abschütten, das Gemüse kalt abschrecken, gut abtropfen lassen und in Streifen schneiden.

Schalotten und Knoblauch schälen und fein hacken.
Den Speck in Würfel schneiden.
1 EL Olivenöl in einem Bräter erhitzen, 2 Schalotten, 1 Knoblauchzehe mit den Speckwürfeln kurz anbraten.
Den Spitzkohl zugeben, Gemüsebrühe, Weißwein und Sahne angießen und mit Salz, Pfeffer und Muskat würzen.
Bei mittlerer Hitze ca. 5 Minuten köcheln lassen.

Die Petersilie waschen, trocken schütteln und fein hacken.
1 EL Olivenöl in einer Pfanne erhitzen, die restlichen Schalotten und Knoblauchwürfel kurz andünsten und mit der Petersilie und dem Ei zum Hackfleisch geben.
Mit Salz und Pfeffer würzen, zu einem glatten Teig verkneten und mit feuchten Händen 6 Frikadellen formen.

2 EL Olivenöl in einer Pfanne erhitzen und die Frikadellen rundum ca. 10 Minuten knusprig braten.

Pro Portion	kcal	kJ	Fett	Eiweiß	KH
Gesamt ca.	642,8	2690,4	42,4	35,5	11,1

Zubereitungszeit: ca. 30 Minuten

Zutaten
2 Portionen

Sahnespitzkohl:
500 g Spitzkohl
3 Schalotten
2 Knoblauchzehen
50 g Speck, geräuchert
4 EL Olivenöl
100 ml Gemüsebrühe
50 ml Weißwein
50 g Sahne, 30 % Fett i.Tr.
Salz
Pfeffer, schwarz, frisch gemahlen
Muskat, gemahlen

Lammfrikadellen:
1 Bund Petersilie, glatt
250 g Lammhack
1 Ei

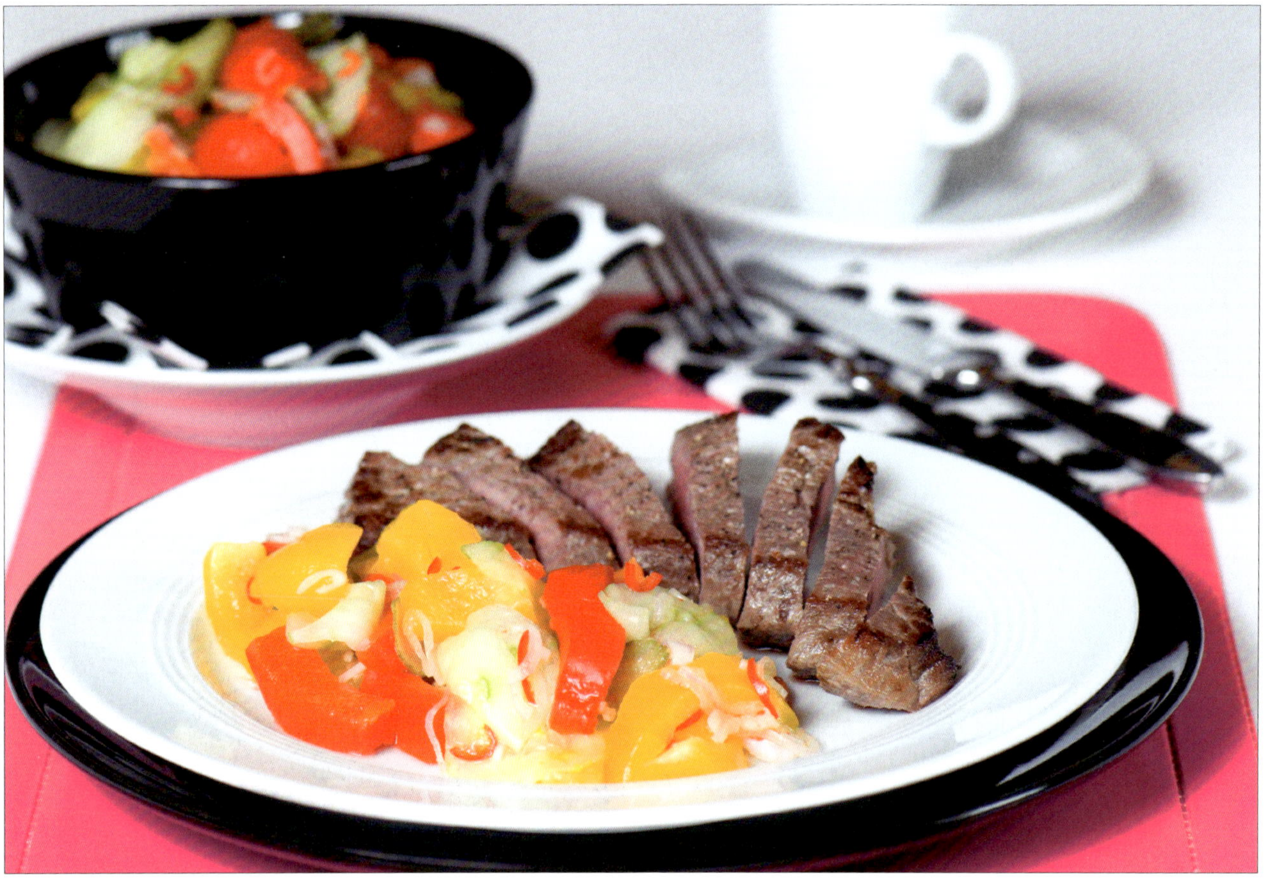

Rinderhüftsteak mit Chili-Paprika

Zutaten
2 Portionen

Chili-Paprika:
400 g Paprika, rot und gelb
2 Schalotten
1 Knoblauchzehe
100 g Salatgurke
50 g Cornichons
1 Chilischote, rot
2 EL Balsamico bianco
2 EL Olivenöl
Salz
Pfeffer, weiß, frisch gemahlen

Rinderhüftsteak:
300 g Rinderhüftsteak
2 EL Olivenöl
Pfeffer, schwarz, frisch gemahlen

Paprika waschen, halbieren, entkernen, mit der Hautseite nach oben auf ein Backblech legen und im Backofengrill ca. 8 Minuten grillen. In einem Gefrierbeutel ausdampfen lassen, häuten und das Fruchtfleisch in breite Streifen schneiden.

Schalotten schälen und in feine Ringe schneiden.
Den Knoblauch schälen und durch die Knoblauchpresse drücken.
Die Salatgurke schälen und in feine Scheiben schneiden.
Die Cornichons längs in dünne Scheiben schneiden.
Die Chilischote putzen und ohne Kerne fein schneiden.

Eine Vinaigrette aus Balsamico, Olivenöl, Salz und Pfeffer rühren und mit allen Zutaten mischen.

Die Rinderhüftsteaks abwaschen und trocken tupfen.
Das Olivenöl in einer Pfanne erhitzen und die Steaks auf jeder Seite bei starker Hitze 2 Minuten braten.
Mit Salz und Pfeffer würzen und in Alufolie wickeln.
Im vorgeheizten Backofen bei 160 °C ca. 6 Minuten fertig garen.

Das Fleisch in Scheiben schneiden und mit dem Gemüse anrichten.

Pro Portion	kcal	kJ	Fett	Eiweiß	KH
Gesamt ca.	385,0	1612,8	17,4	34,4	16,2

Zubereitungszeit: ca. 25 Minuten

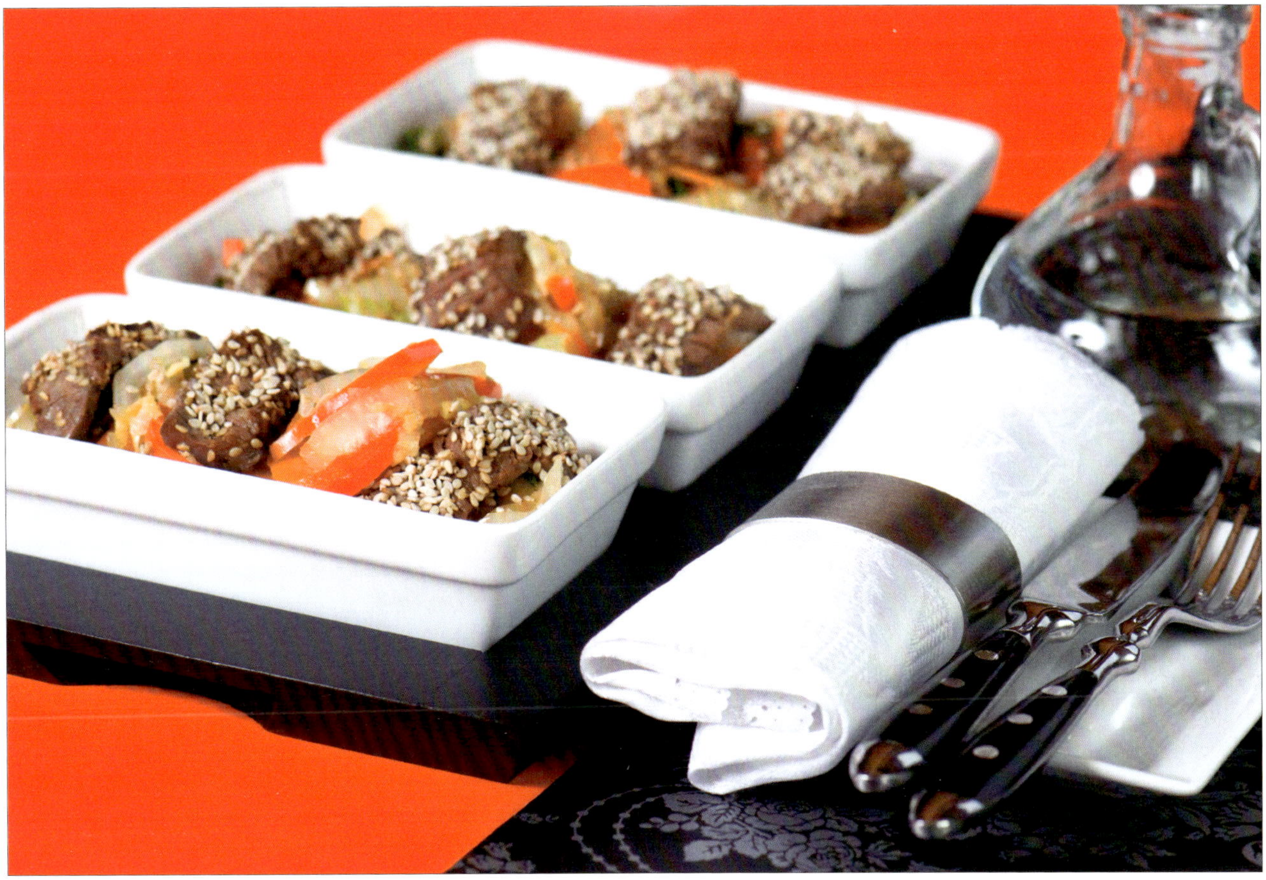

Sesam-Beef auf Wok-Gemüse

Den Chinakohl putzen und in Streifen schneiden.
Die Paprika waschen, halbieren, entkernen und in Streifen schneiden.
Die Karotten schälen und in feine Scheiben schneiden.
Die Lauchzwiebeln putzen, waschen und klein schneiden.
Chilischote putzen und ohne Kerne fein schneiden.
Ingwer schälen und klein hacken.

Das Olivenöl in einem Wok oder Pfanne erhitzen, alle Zutaten zugeben und bei starker Hitze knackig dünsten.
Mit Sojasoße, Salz und Pfeffer würzen und zugedeckt bei geringer Hitze ca. 5 Minuten köcheln lassen.

Sesam in einer beschichteten Pfanne kurz rösten, herausnehmen.

Das Rinderfilet abwaschen, trocken tupfen, in Scheiben schneiden und mit Olivenöl und Sojasoße mischen.

Die Fleischscheiben bei starker Hitze anbraten, mit Salz und Pfeffer würzen und in Sesam wenden.

Mit dem Gemüse anrichten.

Pro Portion	kcal	kJ	Fett	Eiweiß	KH
Gesamt ca.	490,0	2054,3	24,4	43,7	15,6

Zubereitungszeit: ca. 25 Minuten

Zutaten
2 Portionen

Wok-Gemüse:
500 g Chinakohl
150 g Paprika, rot
150 g Karotten
4 Lauchzwiebeln
1 Chilischote, rot
10 g Ingwer, frisch
2 EL Olivenöl
3 EL Sojasoße
Salz
Pfeffer, schwarz, frisch gemahlen

Sesam-Beef:
2 EL Sesamsamen
250 g Rinderfilet
2 EL Olivenöl
1 EL Sojasoße

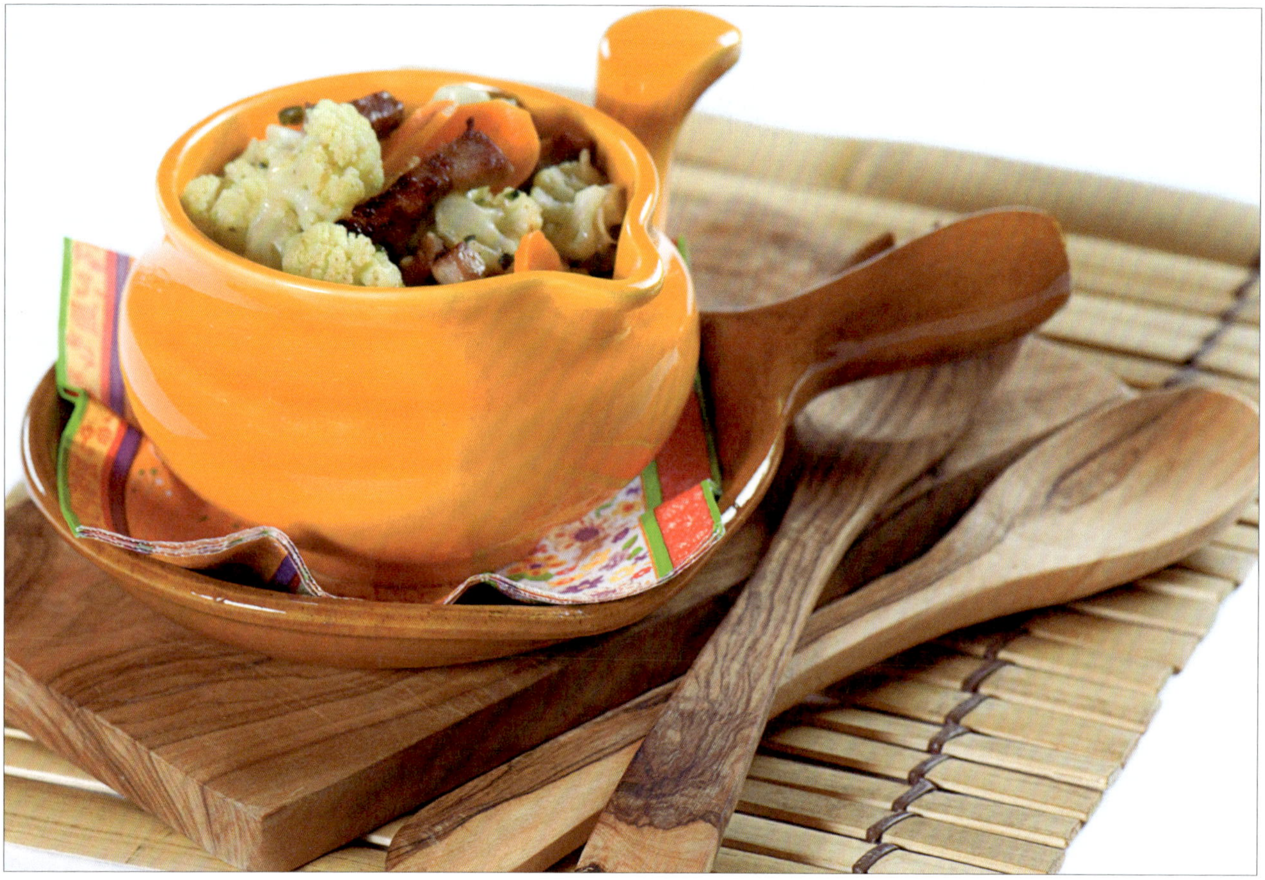

Schweinefilet mit Curryblumenkohl

Zutaten
2 Portionen

300 g Schweinefilet
2 EL Olivenöl
Salz
Pfeffer, schwarz, frisch gemahlen
500 g Blumenkohl
200 g Karotten
1 Schalotte
150 ml Gemüsebrühe
50 g Sahne, 30 % Fett i.Tr.
Pfeffer, weiß, frisch gemahlen
1 TL Curry
1 TL Koriander, getrocknet
1 TL Johannisbrotkernmehl

Das Schweinefilet abwaschen, trocken tupfen und in 1 cm dicke Streifen schneiden.

1 EL Olivenöl in einer Pfanne erhitzen und das Fleisch ca. 2 Minuten bei starker Hitze knusprig braten.

Mit Salz und Pfeffer würzen und warm stellen.

Den Blumenkohl putzen, waschen und in kleine Röschen schneiden.
Die Karotten schälen und in feine Scheiben schneiden.
Die Schalotte schälen und würfeln.

1 EL Olivenöl in einem Topf erhitzen, die Schalottenwürfel andünsten und das Gemüse zugeben.
Gemüsebrühe und Sahne angießen, mit Salz, weißem Pfeffer, Curry und Koriander würzen.

Bei mittlerer Hitze ca. 10 Minuten köcheln lassen.

Das Johannisbrotkernmehl einstreuen, das Schweinefilet zugeben und kurz aufkochen lassen.

Pro Portion	kcal	kJ	Fett	Eiweiß	KH
Gesamt ca.	396,7	1671,3	19,9	41,3	10,2

Zubereitungszeit: ca. 25 Minuten

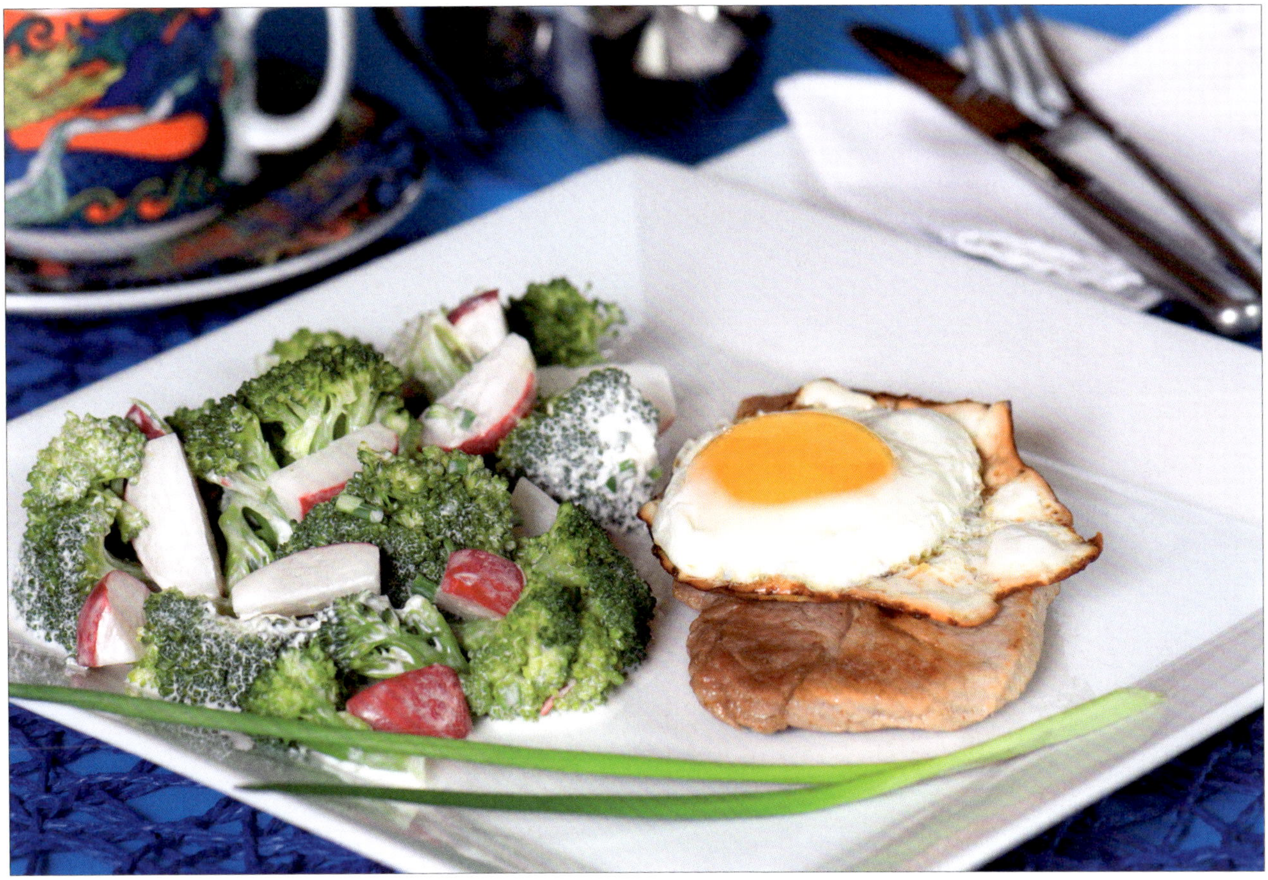

Schnitzel mit Spiegelei und Brokkolisalat

Zutaten
2 Portionen

Brokkolisalat:
500 g Brokkoli
8 Radieschen
1 Bund Schnittlauch
1 Limette
100 g Schmand, 24 % Fett i.T.
Salz
Pfeffer, weiß, frisch gemahlen
Steviapulver

Holsteinschnitzel:
250 g Schweineschnitzel
Pfeffer, schwarz, frisch gemahlen
2 EL Olivenöl
10 g Butter
2 Eier

Den Brokkoli putzen, waschen, in kleine Röschen schneiden und in heißem Salzwasser ca. 5 Minuten blanchieren.
Das Wasser abschütten, das Gemüse kalt abschrecken und gut abtropfen lassen.

Die Radieschen putzen, waschen und achteln.
Den Schnittlauch waschen, trocken tupfen und in kleine Röllchen schneiden.
Die Limette halbieren und den Saft auspressen.
Aus Limettensaft, Schmand, Salz, Pfeffer und Stevia eine Marinade rühren und mit den Salatzutaten mischen.

Die Schnitzel abwaschen, trocken tupfen und mit Salz und Pfeffer würzen.
Das Olivenöl in einer Pfanne erhitzen und die Schnitzel auf jeder Seite ca. 3 Minuten goldgelb braten.
In einer zweiten Pfanne die Butter erhitzen, die Eier hineinschlagen, mit Salz würzen und zu Spiegeleiern braten.

Die Eier auf die Schnitzel setzen und mit dem Brokkolisalat anrichten.

Pro Portion	kcal	kJ	Fett	Eiweiß	KH
Gesamt ca.	496,0	2075,5	28,4	47,3	12,3

Zubereitungszeit: ca. 25 Minuten

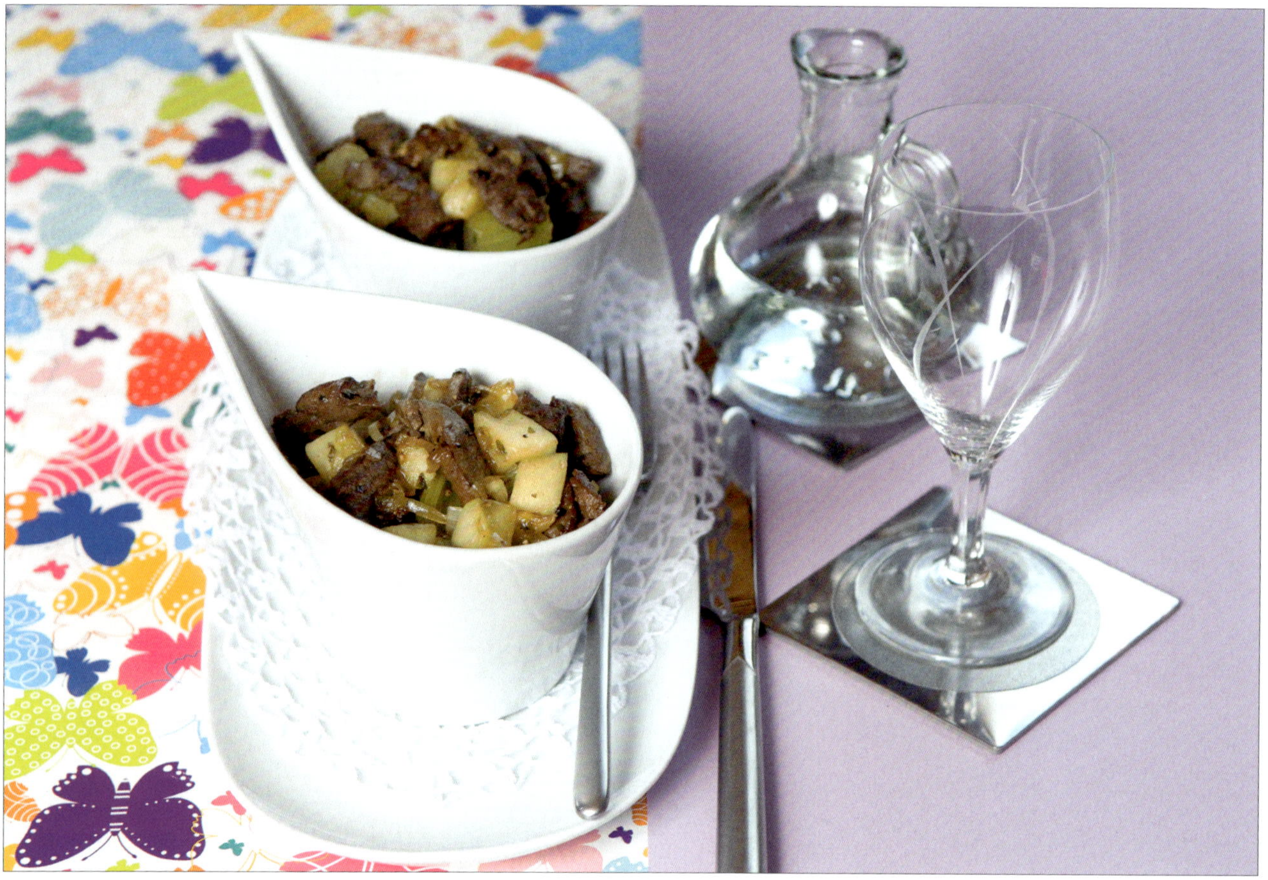

Kalbsleber in Sellerie-Apfel-Gemüse

Zutaten
2 Portionen

200 g Staudensellerie
2 Äpfel
2 Schalotten
300 g Kalbsleber
2 EL Olivenöl
3 EL Balsamico bianco
Salz
Pfeffer, schwarz, frisch gemahlen
Koriander, getrocknet

Den Staudensellerie putzen, waschen, in ca. 2 cm große Stücke schneiden und in Salzwasser 10 Minuten garen.

Das Wasser abschütten und das Gemüse abtropfen lassen.

Die Äpfel schälen, halbieren, entkernen und in Würfel schneiden.

Die Schalotten schälen und in feine Scheiben schneiden.

Die Kalbsleber in ca. 1 cm dicke Streifen schneiden.

Das Olivenöl in einem Topf erhitzen, die Schalotten kurz dünsten, die Kalbsleber zufügen und ca. 1 Minute anbraten.

Staudensellerie und Apfel zugeben, wenden und mit Balsamico, Salz, Pfeffer und Koriander würzen.

Zugedeckt bei geringer Hitze ca. 5 Minuten köcheln lassen.

Pro Portion	kcal	kJ	Fett	Eiweiß	KH
Gesamt ca.	389,2	1634,1	14,9	31,6	20,8

Zubereitungszeit: ca. 20 Minuten

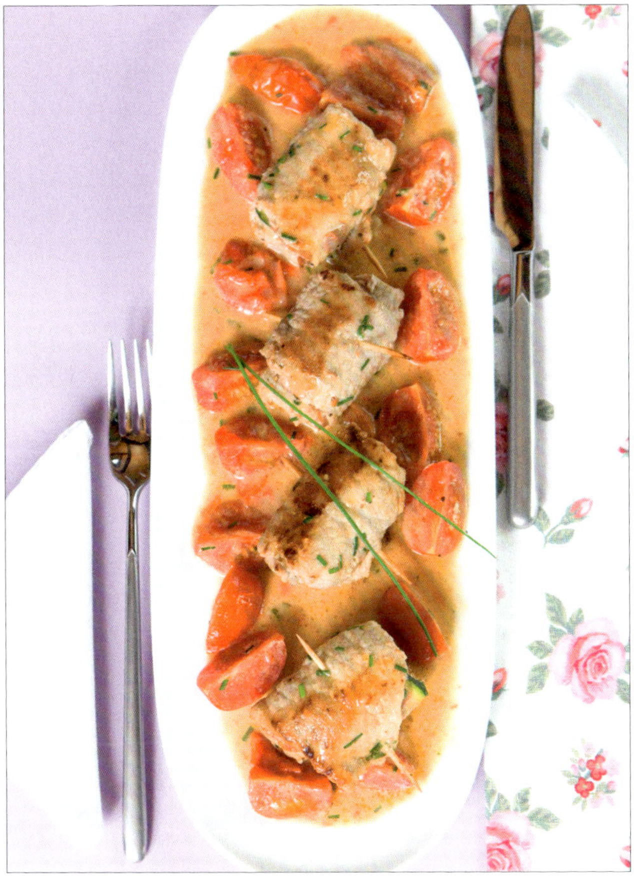

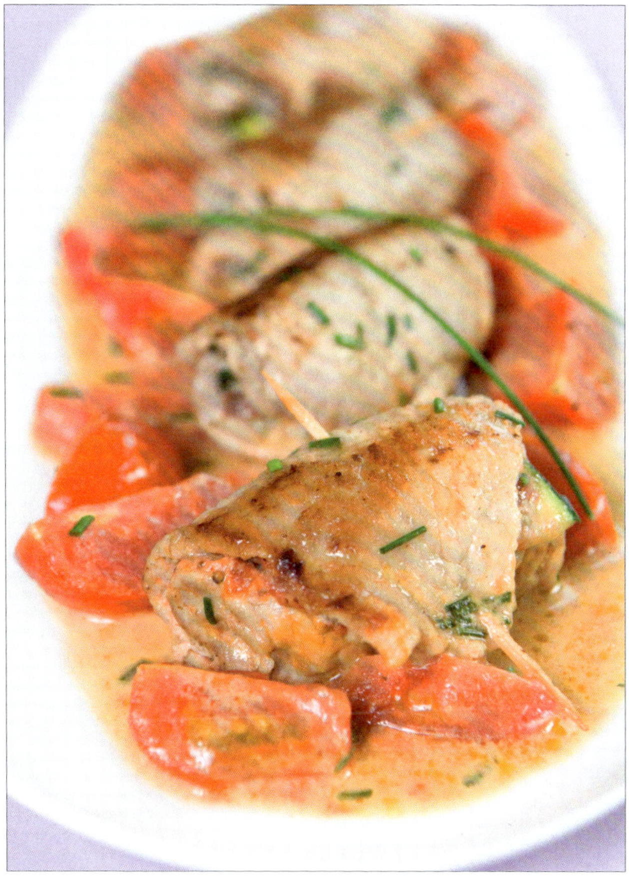

Kalbsröllchen mit Cocktailtomaten

Zutaten
2 Portionen

4 dünne Kalbsschnitzel (ca. 250 g)
1 EL Tomatenmark
Salz
Pfeffer, schwarz, frisch gemahlen
1 Zucchini
4 Scheiben Parmaschinken
4 Holzspießchen
2 EL Olivenöl
100 ml Gemüsebrühe
50 g Sahne, 30 % Fett i.Tr.
1 TL Johannisbrotkernmehl
300 g Cocktailtomaten
1 Bund Schnittlauch

Die Kalbsschnitzel abwaschen, trocken tupfen, mit Tomatenmark bestreichen und mit Salz und Pfeffer würzen.

Die Zucchini putzen, waschen und in vier lange dünne Scheiben schneiden.
Jedes Schnitzel mit einer Scheibe Zucchini und einer Scheibe Parmaschinken belegen, zusammenrollen und mit einem Holzspießchen feststecken. Mit Salz und Pfeffer würzen.

Das Olivenöl in einer Pfanne erhitzen und die Kalbsröllchen rundherum anbraten.
Gemüsebrühe und Sahne angießen und das Johannisbrotkernmehl einstreuen.
Bei mittlerer Hitze zugedeckt ca. 10 Minuten köcheln lassen.
Die Cocktailtomaten waschen und vierteln.
Den Schnittlauch waschen, trocken tupfen und in Röllchen schneiden.

Die Tomaten in die Soße geben, mit Salz und Pfeffer würzen und weitere 3 Minuten garen.

Anrichten und mit Schnittlauch bestreuen.

Pro Portion	kcal	kJ	Fett	Eiweiß	KH
Gesamt ca.	382,0	1599,0	23,1	33,8	7,4

Zubereitungszeit: ca. 20 Minuten

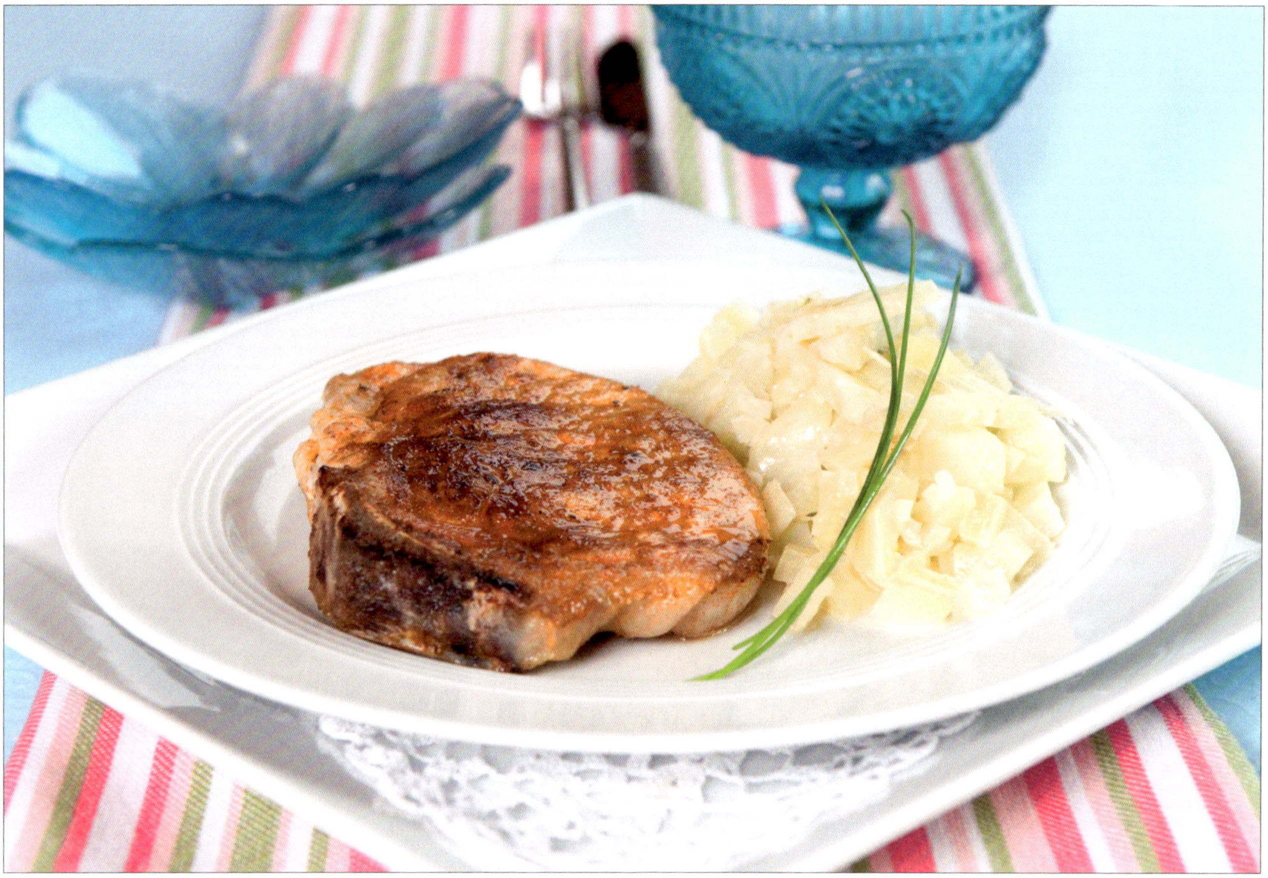

Schweinekotelett mit Fenchelgemüse

Zutaten
2 Portionen

Fenchelgemüse:
400 g Fenchel
2 Schalotten
10 g Butter
100 g Sahne, 30 % Fett i.Tr.
100 ml Weißwein
Salz
Pfeffer, weiß, frisch gemahlen
30 g Parmesan, gerieben

Schweinekotelett:
300 g Schweinekotelett
Pfeffer, schwarz, frisch gemahlen
Paprikapulver, edelsüß
2 EL Olivenöl

Den Fenchel putzen, waschen und in Streifen schneiden.

Die Schalotten schälen und würfeln.

Die Butter in einem Topf erhitzen und die Schalottenwürfel kurz andünsten.

Den Fenchel zugeben, Sahne und Weißwein angießen und mit Salz und Pfeffer würzen.

Bei mittlerer Hitze ca. 10 Minuten köcheln lassen.

Den Parmesan unter das Gemüse mischen.

Die Koteletts abwaschen, trocken tupfen und mit Salz, Pfeffer und Paprika würzen.

Das Olivenöl in einer Pfanne erhitzen und die Koteletts auf jeder Seite ca. 4 Minuten braten.

Mit dem Gemüse auf zwei Tellern anrichten.

Pro Portion	kcal	kJ	Fett	Eiweiß	KH
Gesamt ca.	536,5	2246,5	29,3	40,8	13,1

Zubereitungszeit: ca. 20 Minuten

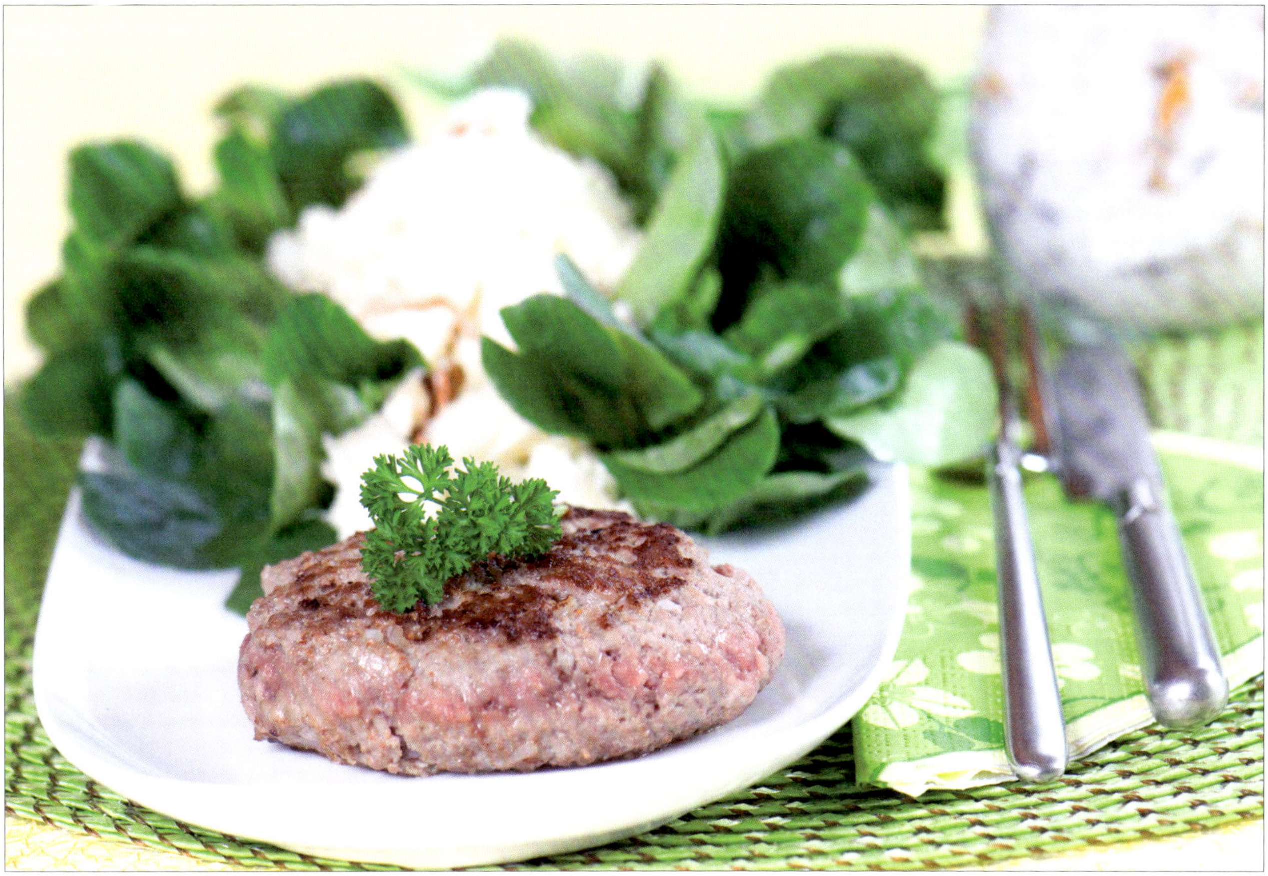

Rinderfrikadellen mit Pastinaken-Feldsalat

Die Limette halbieren und den Saft auspressen.

Die Pastinaken putzen, schälen und mit der Küchenreibe fein raspeln.

Die Birne schälen, entkernen, in kleine Würfel schneiden und mit den Pastinaken mischen.

Eine Vinaigrette aus Limettensaft, Balsamico, Olivenöl, Salz und Pfeffer rühren und unter das Gemüse mischen.

Den Feldsalat putzen, waschen, trocken schleudern und auf zwei Tellern verteilen. Den Pastinakensalat darauf anrichten.
Die Walnusskerne grob hacken und darüberstreuen.

Die Schalotte schälen und in feine Würfel schneiden.
Alle Zutaten und Gewürze mit dem Tatar mischen und mit feuchten Händen zwei Frikadellen formen.

Das Olivenöl in einer Pfanne erhitzen und die Frikadellen bei starker Hitze auf jeder Seite 30 Sekunden scharf anbraten.

Pro Portion	kcal	kJ	Fett	Eiweiß	KH
Gesamt ca.	472,2	1975,2	27,9	29,7	19,7

Zubereitungszeit: ca. 20 Minuten

Zutaten
2 Portionen

Pastinaken-Feldsalat:
1 Limette
200 g Pastinaken
1 Birne
2 EL Balsamico bianco
2 EL Olivenöl
Salz
Pfeffer, weiß, frisch gemahlen
150 g Feldsalat
30 g Walnüsse

Rinderfrikadellen:
1 Schalotte
200 g Rindertatar
1 Ei
1 TL Senf
1 EL Ketchup
Salz
Pfeffer, schwarz, frisch gemahlen
2 EL Olivenöl

Geflügel

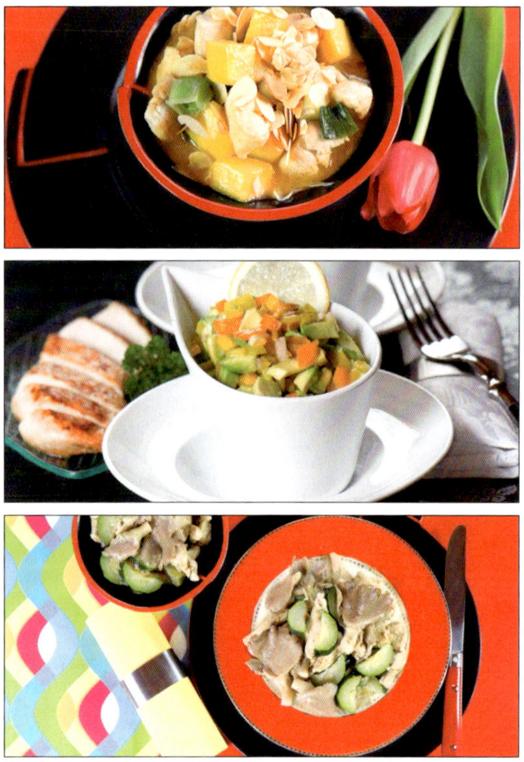

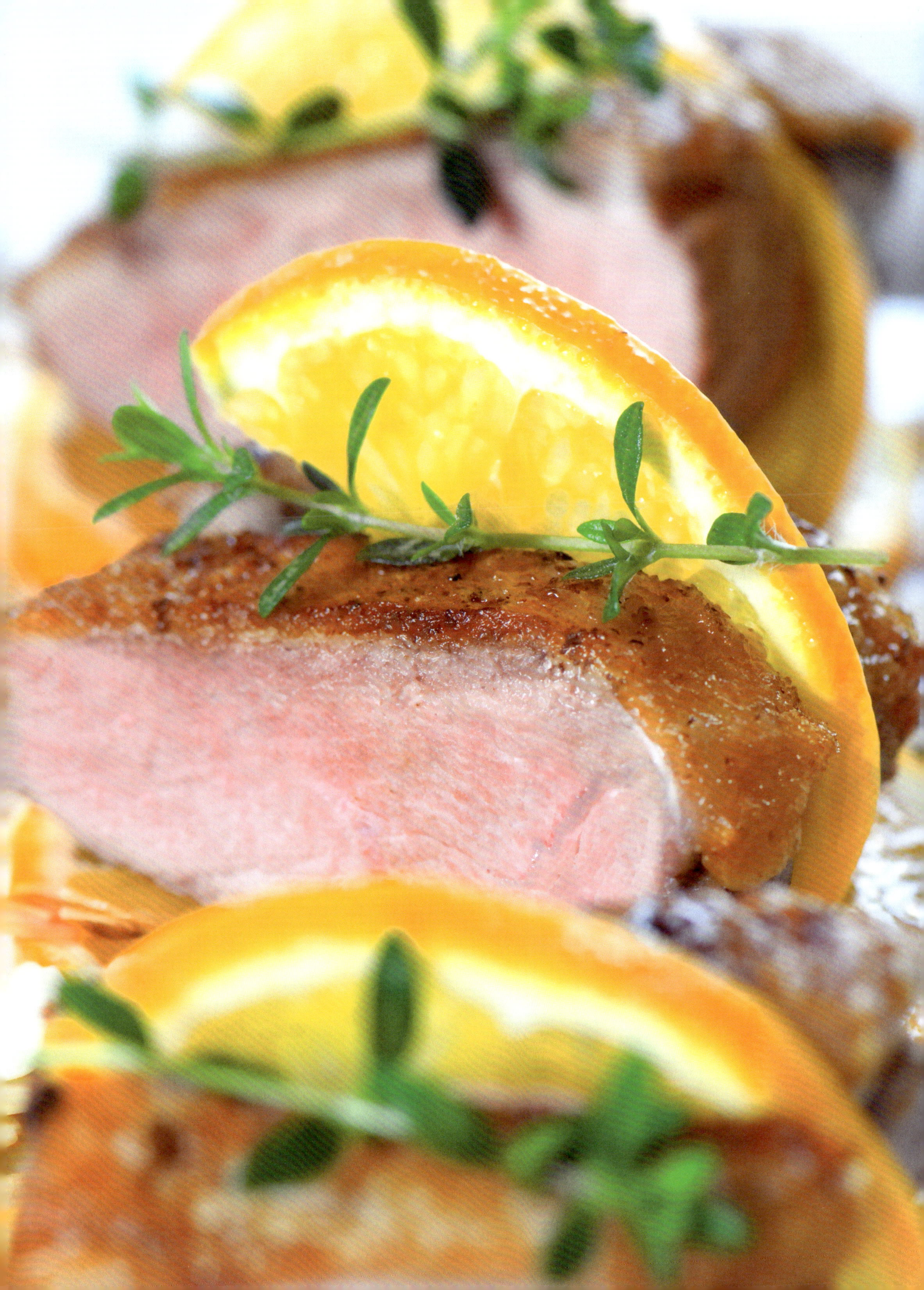

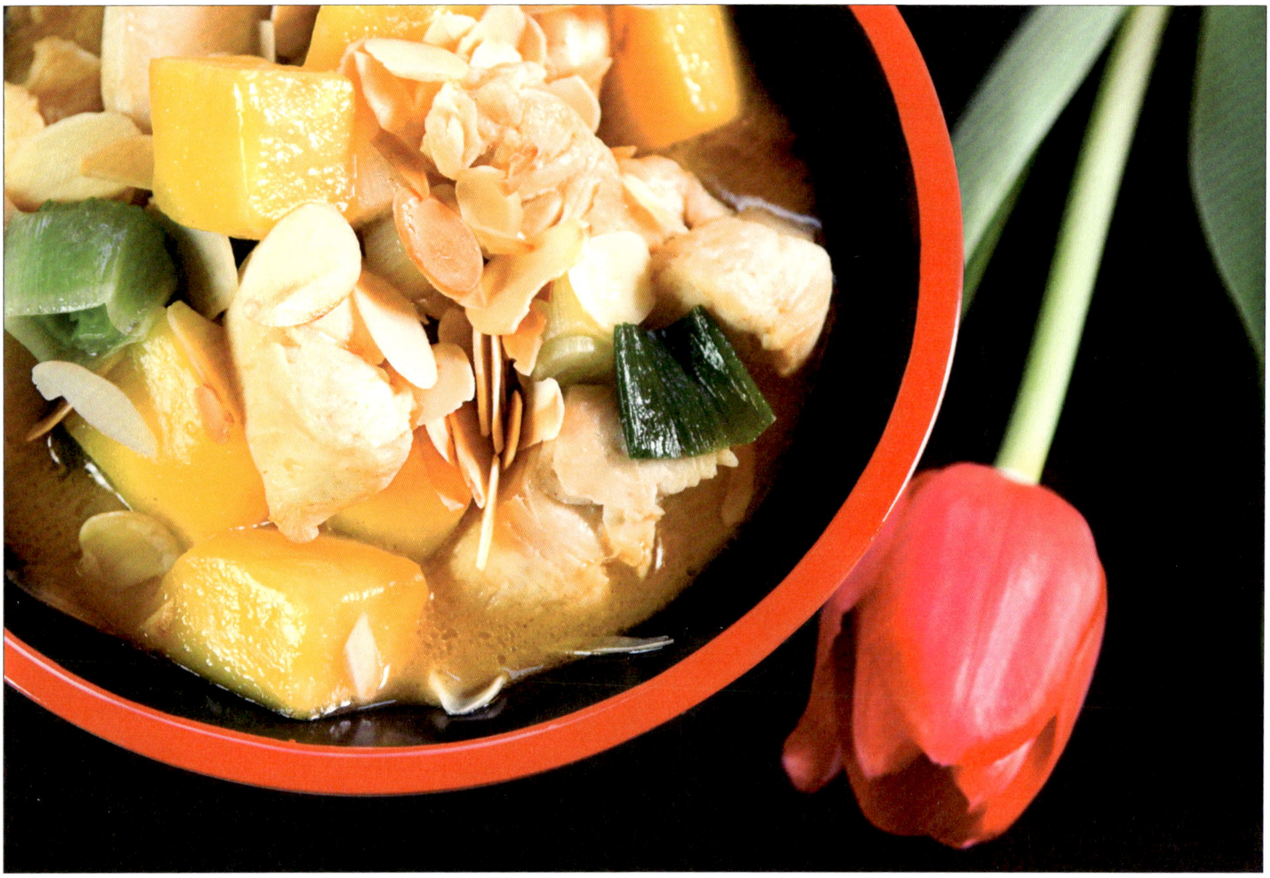

Hähnchenbrustfilet mit Mango und Mandeln

Zutaten
2 Portionen

350 g Hähnchenbrustfilet
120 g Lauchzwiebeln
200 g Mango
2 EL Olivenöl
100 ml Hühnerbrühe
50 ml Kokosmilch
1 EL Limettensaft
1 EL Sojasoße
½ TL Sambal-Oelek-Paste
1 Msp. Zimt
Salz
Pfeffer, weiß, frisch gemahlen
20 g Mandeln

Das Hähnchenbrustfilet kalt abwaschen, trocken tupfen und in große Würfel schneiden.

Die Lauchzwiebeln putzen, waschen und in breite Ringe schneiden.

Die Mango schälen, das Fruchtfleisch vom Kern abschneiden und in große Würfel schneiden.

Das Olivenöl in einer Pfanne erhitzen, das Hähnchenfleisch bei starker Hitze rundum kräftig anbraten und wieder herausnehmen.

Die Lauchzwiebeln im Bratfett andünsten und die Hühnerbrühe und die Kokosmilch aufgießen.

Hähnchenfleisch und Mango untermischen und mit Limettensaft, Sojasoße, Sambal-Oelek-Paste, Zimt, Salz und Pfeffer würzen. Circa 3 Minuten leicht köcheln lassen.

Die Mandeln in einer beschichteten Pfanne unter ständigem Wenden goldgelb rösten und über das Hähnchengericht streuen.

Pro Portion	kcal	kJ	Fett	Eiweiß	KH
Gesamt ca.	398,9	1669,9	17,4	44,5	16,7

Zubereitungszeit: ca. 15 Minuten

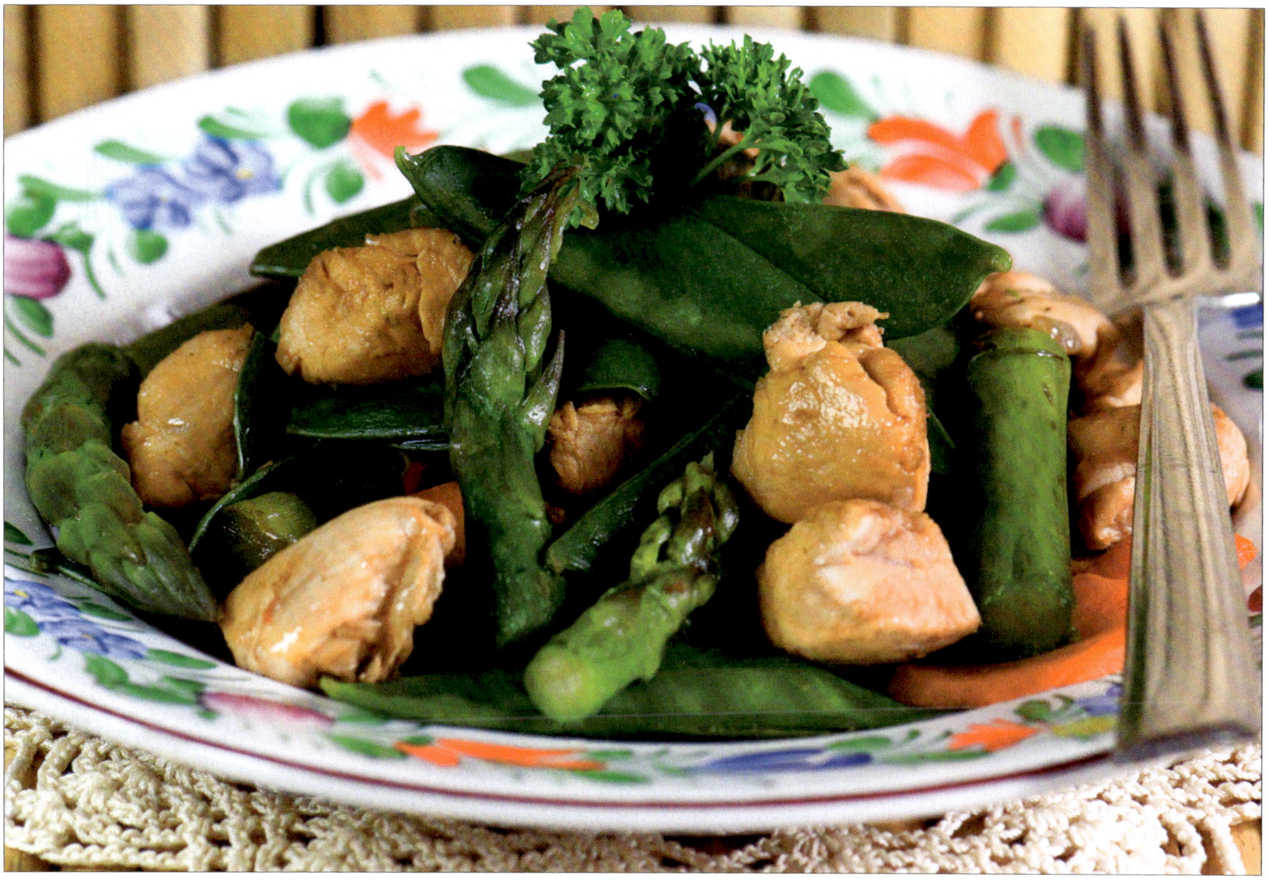

Hähnchenbrustfilet mit Zuckerschoten und Spargel

Die Zuckerschoten putzen und waschen.

Den Spargel waschen, schälen und die holzigen Enden abschneiden.
Spargel in große Stücke schneiden.
Die Karotten schälen und in feine Scheiben schneiden.

Salzwasser aufkochen und das Gemüse zusammen ca. 5 Minuten garen.

Das Hähnchenfleisch waschen, trocken tupfen und in große Würfel schneiden.
Das Sesamöl in einem Wok oder einer Pfanne erhitzen und das Fleisch darin bei starker Hitze unter Wenden goldgelb anbraten.

Die Gemüsebrühe und die Sojasoße angießen und bei mittlerer Hitze ca. 5 Minuten köcheln lassen.
Das gegarte Gemüse unter das Fleisch mischen, noch einmal kurz erhitzen und mit Chilipulver, Salz und Pfeffer würzen.

Das Wok-Gericht auf zwei Tellern anrichten und mit einem Petersilienzweig garnieren.

Zutaten
2 Portionen

200 g Zuckerschoten
300 g grüner Spargel
100 g Karotten
300 g Hähnchenbrustfilet
2 EL Sesamöl
200 ml Gemüsebrühe
4 EL Sojasoße
Chilipulver
Salz
Pfeffer, bunt, frisch gemahlen
2 Petersilienzweige

Pro Portion	kcal	kJ	Fett	Eiweiß	KH
Gesamt ca.	344,5	1441,6	11,2	44,0	8,5

Zubereitungszeit: ca. 15 Minuten

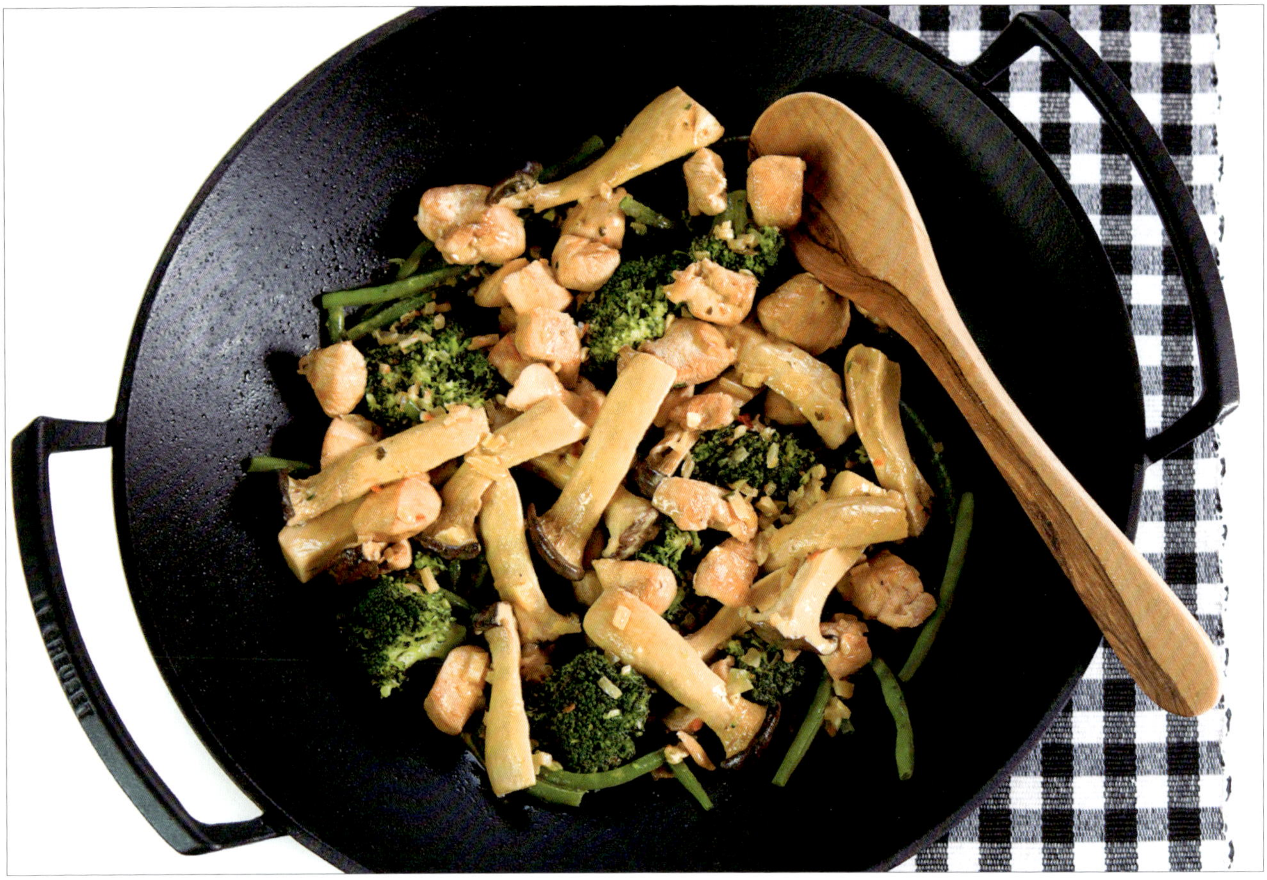

Putenbrust mit Kräuterseitlingen

Zutaten
2 Portionen

100 g Prinzessbohnen
1 kleiner Brokkoli
1 kleine Zwiebel
1 Knoblauchzehe
20 g Ingwer, frisch
¼ Chilischote
150 g Kräuterseitlinge
250 g Putenbrust
2 EL Olivenöl
150 ml Gemüsebrühe
2 EL Sojasoße
3 EL Kokosmilch
1 EL Limettensaft
1 Msp. Thymian, gemahlen
1 Msp. Kurkuma, gemahlen
1 Msp. Koriander, gemahlen
Salz
Pfeffer, bunt, frisch gemahlen

Die Prinzessbohnen putzen und waschen.
Den Brokkoli in kleine Röschen teilen und waschen.
Salzwasser aufkochen und das Gemüse zusammen ca. 5 Minuten bissfest garen, in ein Sieb abgießen und kalt abspülen.

Zwiebel, Knoblauch und Ingwer schälen und alles fein hacken.
Die Chilischote putzen und in feine Streifen schneiden.
Die Kräuterseitlinge putzen, waschen, trocken tupfen und vierteln.
Das Putenfleisch waschen, trocken tupfen und in mundgerechte Würfel schneiden.

1 EL Olivenöl im Wok erhitzen, das Fleisch darin bei starker Hitze anbraten und wieder herausnehmen.
1 EL Olivenöl im Wok erhitzen, Zwiebel, Knoblauch, Ingwer und Chilischote darin andünsten.
Die Gemüsebrühe, Sojasoße, Kokosmilch und den Limettensaft angießen und kurz aufkochen.

Die Kräuterseitlinge zufügen und ca. 5 Minuten köcheln lassen.
Zuletzt das Fleisch und das Gemüse zugeben und mit Thymian, Kurkuma und Koriander, Salz und Pfeffer abschmecken.

Pro Portion	kcal	kJ	Fett	Eiweiß	KH
Gesamt ca.	331,0	1387,1	16,0	34,1	10,9

Zubereitungszeit: ca. 20 Minuten

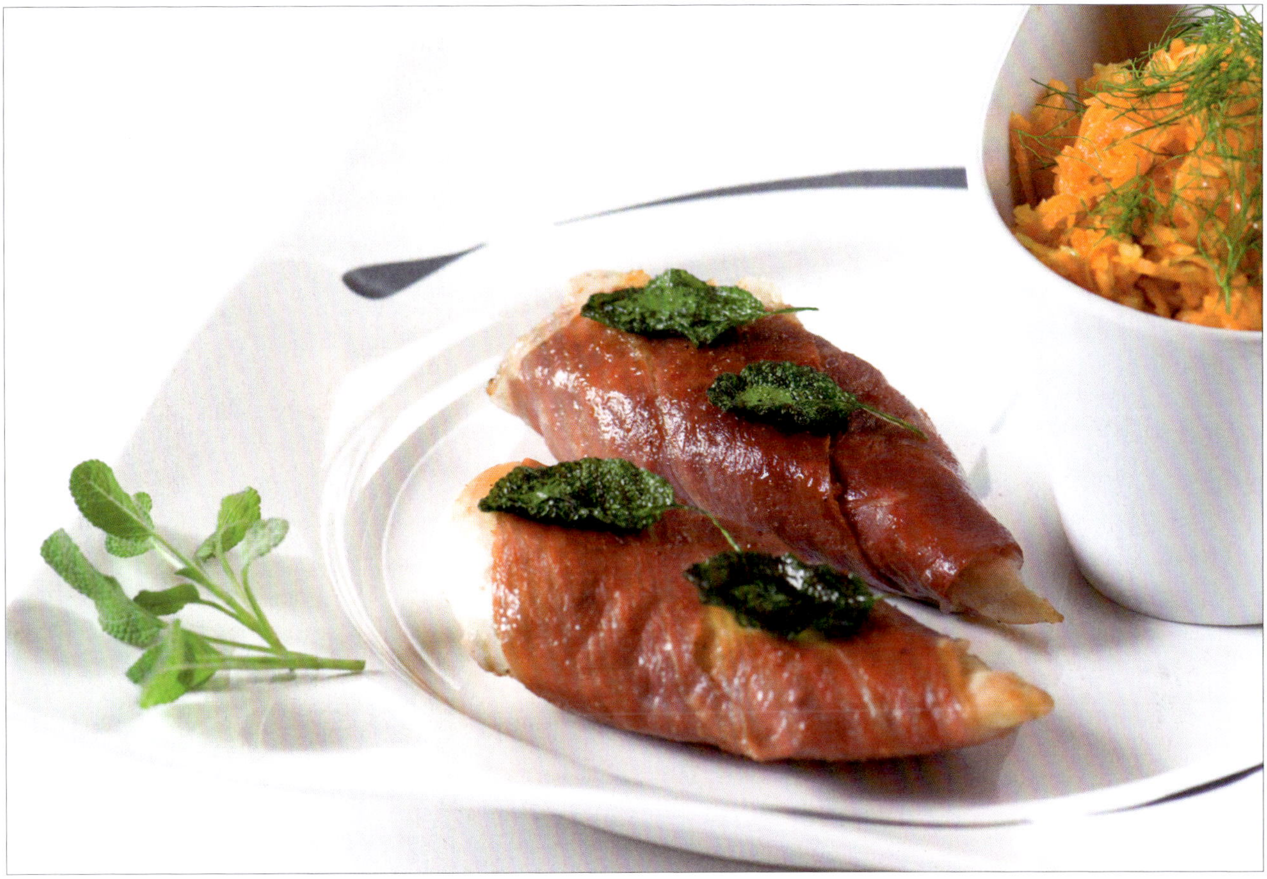

Hähnchenröllchen mit Karotten-Fenchel-Salat

Die Hähnchenmedaillons kalt abwaschen, trocken tupfen, pfeffern und mit je 1 Scheibe Parmaschinken umwickeln.

Olivenöl in einer beschichteten Pfanne erhitzen.
Die Hähnchenröllchen bei mittlere Hitze von jeder Seite ca. 3 Minuten anbraten.
Dann aus der Pfanne nehmen, in Alufolie wickeln und warm stellen.
Die Salbeiblätter kurz in dem Bratenfond anrösten und auf Küchenkrepp abtropfen lassen.

Die Karotten schälen, den Fenchel waschen, harte Stängel abschneiden und das Grün aufheben.
Beides mit der Küchenmaschine fein raspeln.

Aus Zitronensaft, Balsamico, Sonnenblumenöl, Salz, Pfeffer und Koriander ein Dressing anrühren und unter den Salat mischen.
In Schälchen füllen und mit dem Fenchelgrün bestreuen.

Die Hähnchenröllchen auf Tellern anrichten und mit den Salbeiblättern belegen.

Zutaten
2 Portionen

Hähnchenbrustfilet:
300 g Hähnchenbrustfilet
Pfeffer, schwarz, frisch gemahlen
4 Scheiben Parmaschinken
1 EL Olivenöl
8 Salbeiblätter

Karotten-Fenchel-Salat:
150 g Karotten
1 Fenchelknolle
2 EL Zitronensaft
2 EL Balsamico bianco
3 EL Sonnenblumenöl
Salz
½ TL Koriander, gemahlen

Pro Portion	kcal	kJ	Fett	Eiweiß	KH
Gesamt ca.	411,2	1722,9	20,7	44,3	8,9

Zubereitungszeit: ca. 20 Minuten

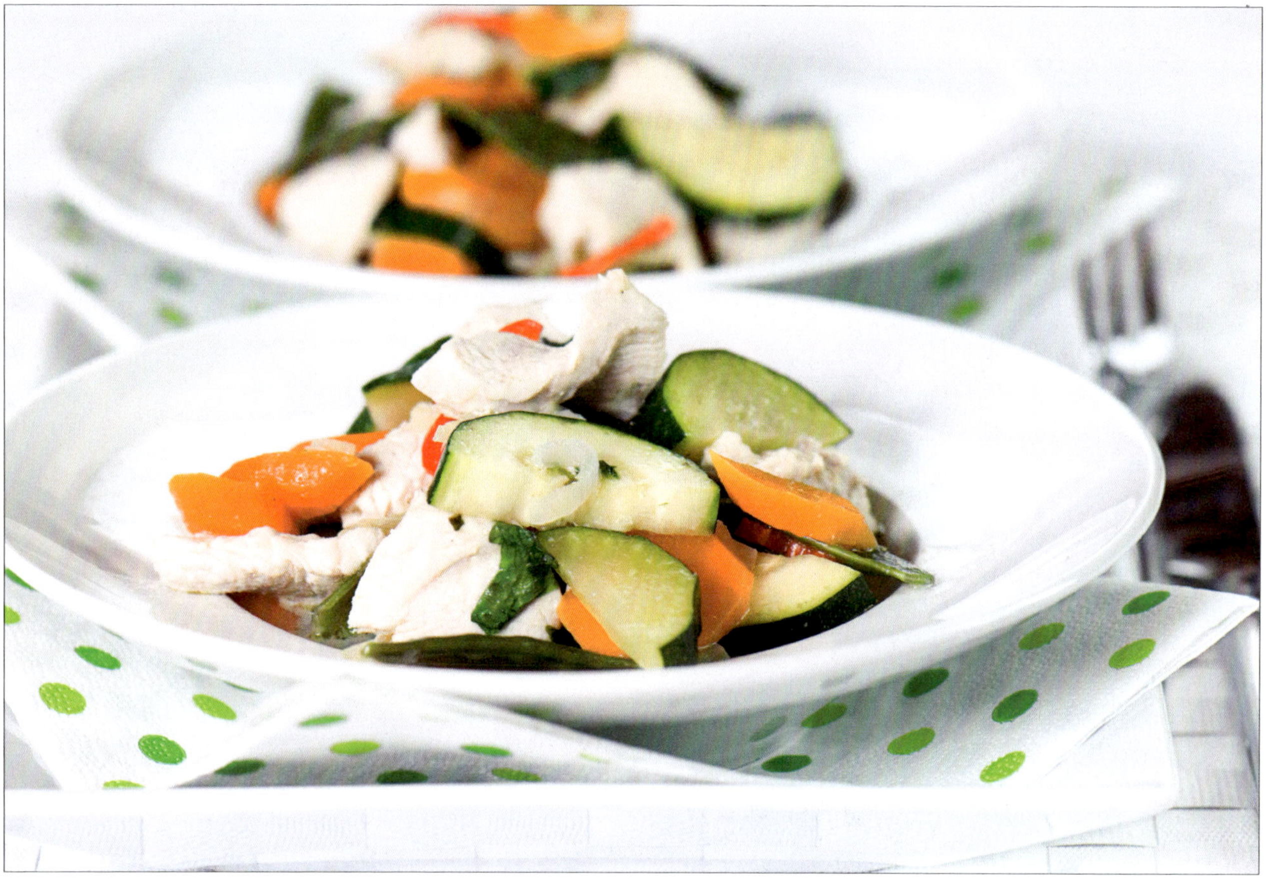

Kokoshuhn mit Gemüse und Koriander

Zutaten
2 Portionen

300 g Hähnchenbrustfilet
200 g Zuckerschoten
150 g Karotten
150 g Zucchini
3 Lauchzwiebeln
1 Knoblauchzehe
20 g Ingwer, frisch
1 Bund Koriander
1 Chilischote, rot
2 EL Olivenöl
200 ml Geflügelbrühe
100 ml Kokosmilch
Salz
Pfeffer, schwarz, frisch gemahlen

Das Hähnchenfleisch kalt abspülen, trocken tupfen und in Streifen schneiden.

Zuckerschoten waschen und abtropfen lassen.
Die Karotten schälen und in dünne Scheiben schneiden.
Zucchini waschen, halbieren und in Scheiben schneiden.

Die Lauchzwiebeln waschen, putzen und in Ringe schneiden.
Knoblauch und Ingwer schälen und fein hacken.

Den Koriander waschen, trocken schütteln, die Blätter abzupfen und klein schneiden. Chilischote in dünne Scheiben schneiden.

Das Olivenöl in einer Pfanne oder einem Wok erhitzen, Lauchzwiebeln, Knoblauch und Ingwer darin kurz andünsten.

Gemüse, Koriander und Chili zugeben und mit der Geflügelbrühe und der Kokosmilch ablöschen.

Mit Salz und Pfeffer würzen und zugedeckt ca. 10 Minuten köcheln lassen.

Pro Portion	kcal	kJ	Fett	Eiweiß	KH
Gesamt ca.	498,4	2085,1	25,0	42,2	14,8

Zubereitungszeit: ca. 20 Minuten

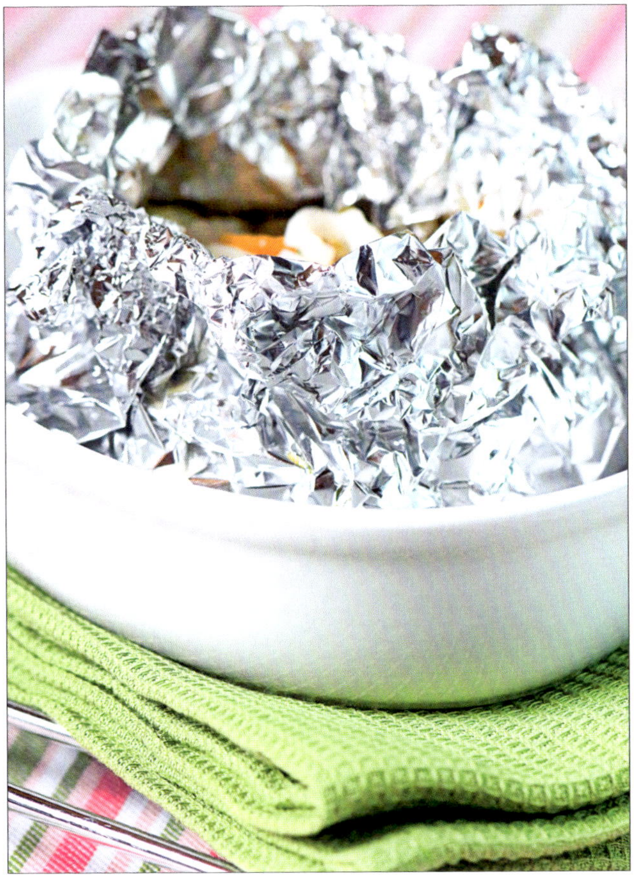 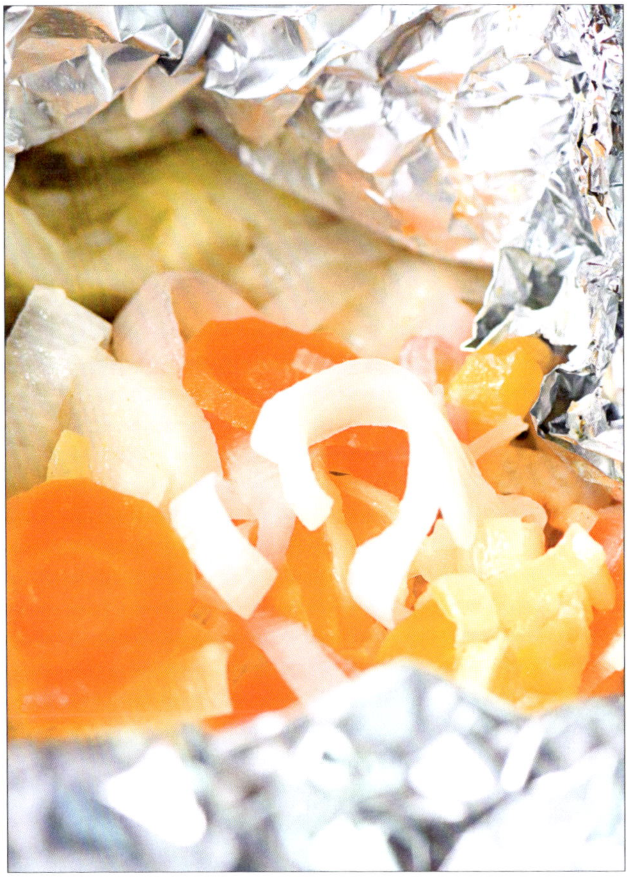

Hähnchenbrustfilet im Gemüsebett

Das Hähnchenfleisch kalt abspülen, trocken tupfen, in große Würfel schneiden und mit Salz und Pfeffer würzen.

Die Karotten schälen, den Lauch putzen und beides in sehr feine Scheiben schneiden.
Die Paprika waschen, halbieren, entkernen und in schmale Streifen schneiden.
Den Knoblauch und Ingwer schälen und in kleine Würfel schneiden.
Die Limette abspülen, trocken tupfen, die Schale abreiben und den Saft auspressen.
Die Gemüsebrühe mit Kokosmilch, Limettensaft und Schale mischen und mit Salz, Pfeffer und Koriander würzen.

Zwei Stücke Aluminiumfolie auf 30x50 cm zuschneiden und mit je 1 EL Olivenöl bestreichen. Die Hähnchenstücke mit dem Gemüse, Knoblauch und Ingwer darauf verteilen.
Die Folie bis auf eine kleine Öffnung verschließen, die Gemüsebrühe einfüllen und die Folie jetzt ganz schließen.

Die Päckchen in eine Auflaufform legen und im vorgeheizten Backofen bei 200 °C ca. 15 Minuten garen.

Pro Portion	kcal	kJ	Fett	Eiweiß	KH
Gesamt ca.	388,9	1629,8	20,5	37,9	11,8

Zubereitungszeit: ca. 25 Minuten

Zutaten
2 Portionen

300 g Hähnchenbrustfilet
Salz
Pfeffer, schwarz, frisch gemahlen
100 g Karotten
100 g Lauch
1 Paprika, gelb
1 Knoblauchzehe
20 g Ingwer, frisch
1 Limette, unbehandelt
100 ml Gemüsebrühe
100 ml Kokosmilch
Koriander, gemahlen
2 EL Olivenöl

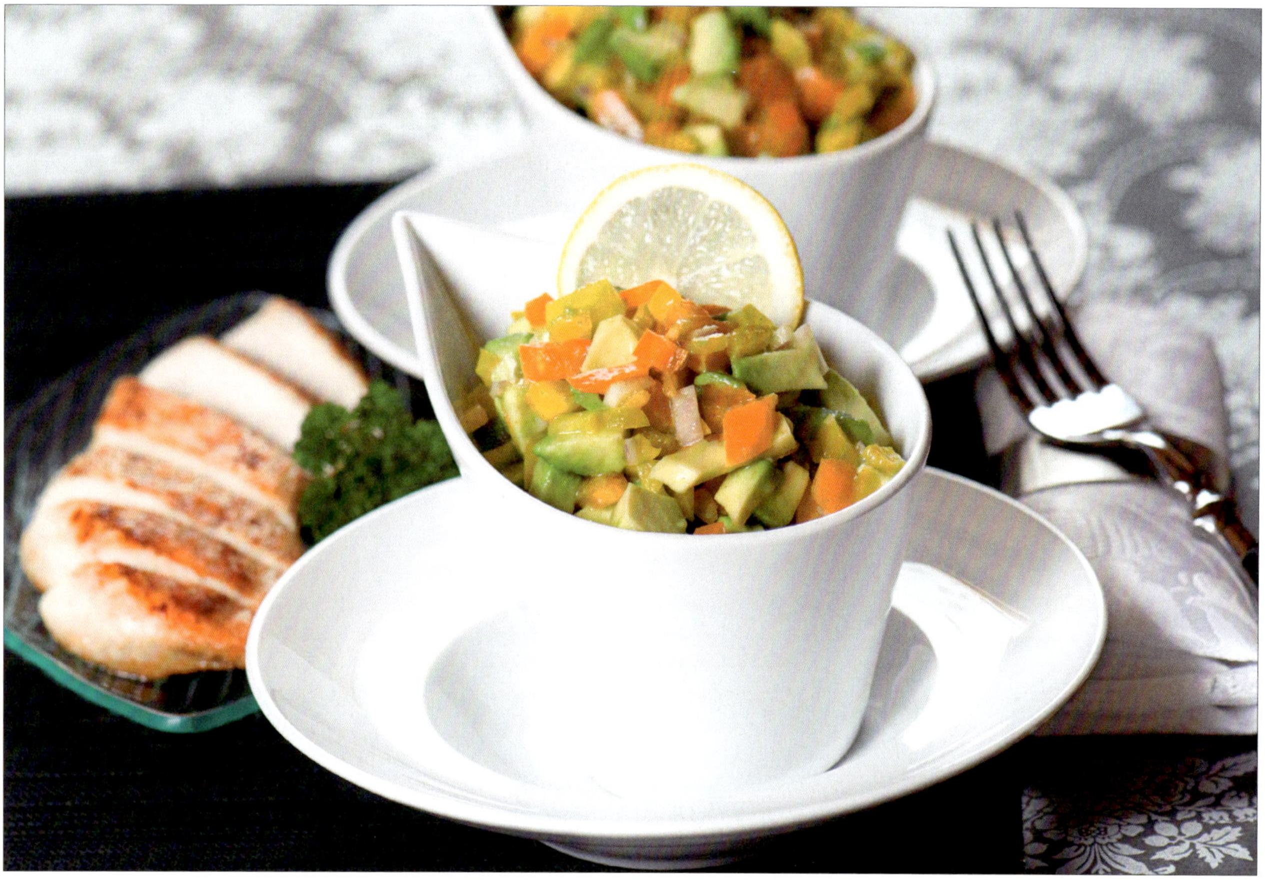

Hähnchenbrustfilet mit Paprika-Avocado-Salsa

Zutaten
2 Portionen

1 Paprika, gelb
1 Paprika, orange
1 Avocado
1 Schalotte
1 Zitrone
2 EL Balsamico bianco
Salz
Pfeffer, weiß, frisch gemahlen
Cayennepfeffer
Steviapulver
300 g Hähnchenbrustfilet
1 EL Olivenöl

Die Paprika waschen, halbieren, entkernen und in feine Würfel schneiden.
Die Avocado halbieren, den Kern entfernen, das Fruchtfleisch aus der Schale lösen und in Stücke schneiden.

Die Schalotte schälen und würfeln. Alle Zutaten mischen.
Zwei Zitronenscheiben zur Dekoration beiseitelegen und den Rest der Zitrone auspressen.

Aus Zitronensaft, Balsamico, Salz, Pfeffer, Cayennepfeffer und einer Prise Steviapulver eine Vinaigrette rühren und mit dem Gemüse mischen.
Das Hähnchenfleisch abwaschen, trocken tupfen und mit Salz und Pfeffer würzen.

Das Olivenöl in einer Pfanne erhitzen und das Hähnchenfilet auf jeder Seite ca. 4 Minuten knusprig anbraten, herausnehmen und in Scheiben schneiden.

Die Salsa in Schälchen anrichten und mit einer Zitronenscheibe garnieren.

Pro Portion	kcal	kJ	Fett	Eiweiß	KH
Gesamt ca.	328,6	1375,9	13,3	37,3	13,8

Zubereitungszeit: 20 Minuten

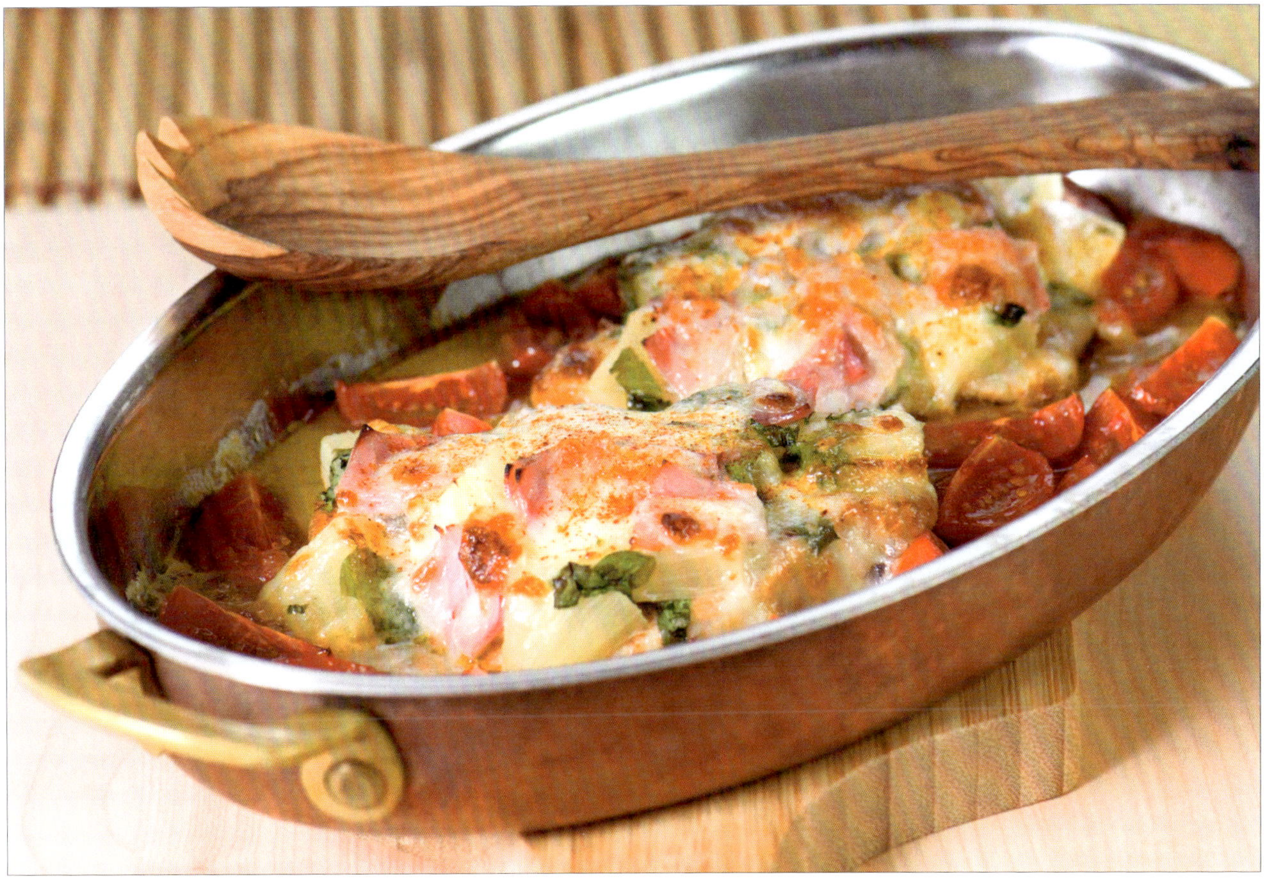

Überbackenes Putenschnitzel mit Ananas und Mozzarella

Die Putenschnitzel abwaschen, trocken tupfen und mit Salz, Pfeffer und Paprikapulver würzen.

Das Olivenöl in einer Pfanne erhitzen und die Schnitzel auf jeder Seite ca. 3 Minuten braten. Anschließend mit dem Bratenfett in eine feuerfeste Pfanne setzen.

Ananas, Mozzarella und Schinken in Würfel schneiden.

Die Basilikumblätter abwaschen, trocken schütteln und klein hacken.

Die Schnitzel mit allen Zutaten belegen.

Die Cocktailtomaten waschen, vierteln, um die Schnitzel verteilen und mit Salz und Pfeffer würzen.

Die belegten Putenschnitzel im vorgeheizten Backofen bei 200 °C ca. 10 Minuten überbacken.

Zutaten
2 Portionen

300 g Putenschnitzel
Salz
Pfeffer, weiß, frisch gemahlen
Paprikapulver, edelsüß
2 EL Olivenöl
100 g Ananas (ohne Zucker, Konserve)
125 g Mozzarella
50 g gekochter Schinken
10 Basilikumblätter
200 g Cocktailtomaten

Pro Portion	kcal	kJ	Fett	Eiweiß	KH
Gesamt ca.	491,8	2061,3	26,6	48,6	10,0

Zubereitungszeit: ca. 20 Minuten

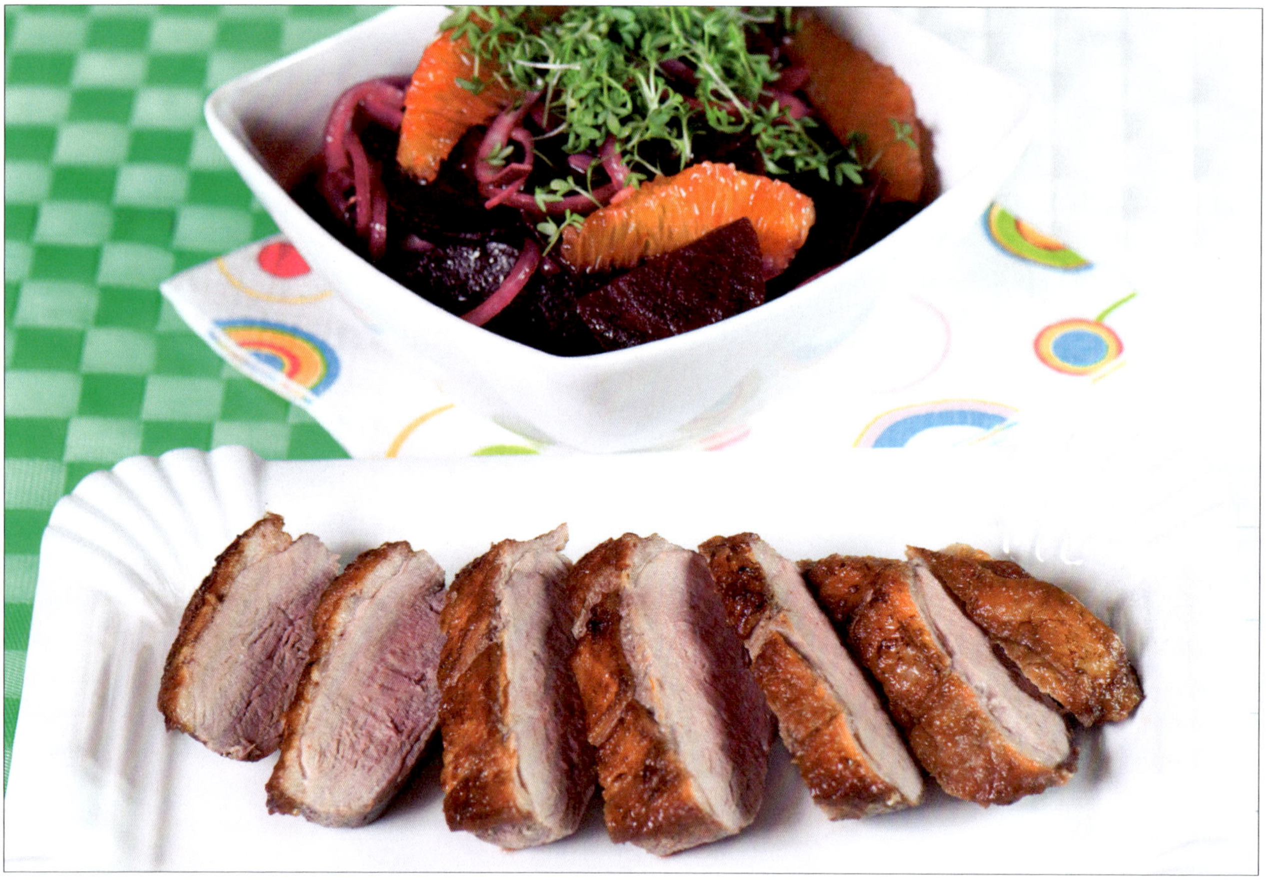

Entenbrustfilet mit Rote-Bete-Salat

Zutaten
2 Portionen

Entenbrustfilet:
1 Entenbrustfilet, ca. 350 g
Salz
Pfeffer, schwarz, frisch gemahlen

Rote-Bete-Salat:
500 g Rote Bete, gekocht
1 Orange
1 rote Zwiebel
20 g Ingwer, frisch
2 EL Balsamico bianco
2 EL Sonnenblumenöl
Pfeffer, weiß, frisch gemahlen
Steviapulver
1 Beet Kresse

Die Entenbrust abwaschen, trocken tupfen und die Haut mit einem scharfen Messer kreuzweise einritzen. Mit Salz und Pfeffer würzen.

Die Entenbrust mit der Hautseite in eine ofenfeste Pfanne legen, ca. 5 Minuten knusprig anbraten, wenden und weitere 3 Minuten braten.
Im vorgeheizten Backofen bei 175 °C ca. 15 Minuten fertig garen.

Die Rote Bete halbieren und in Scheiben schneiden.
Die Orange schälen, die weiße Haut entfernen und mit einem scharfen Messer die Filets herausschneiden. Den Saft auffangen.

Die Zwiebel schälen, halbieren und in feine Scheiben schneiden.
Den Ingwer schälen und fein würfeln.

Aus Balsamico, Sonnenblumenöl, Salz, Pfeffer und einer Prise Steviapulver ein Dressing rühren und mit allen Salatzutaten mischen.
Die Kresse mit einer Schere vom Beet schneiden und über den Salat verteilen.

Die Entenbrust in Scheiben schneiden und mit dem Salat anrichten.

Pro Portion	kcal	kJ	Fett	Eiweiß	KH
Gesamt ca.	385,5	1613,8	13,6	44,0	19,1

Zubereitungszeit: ca. 25 Minuten

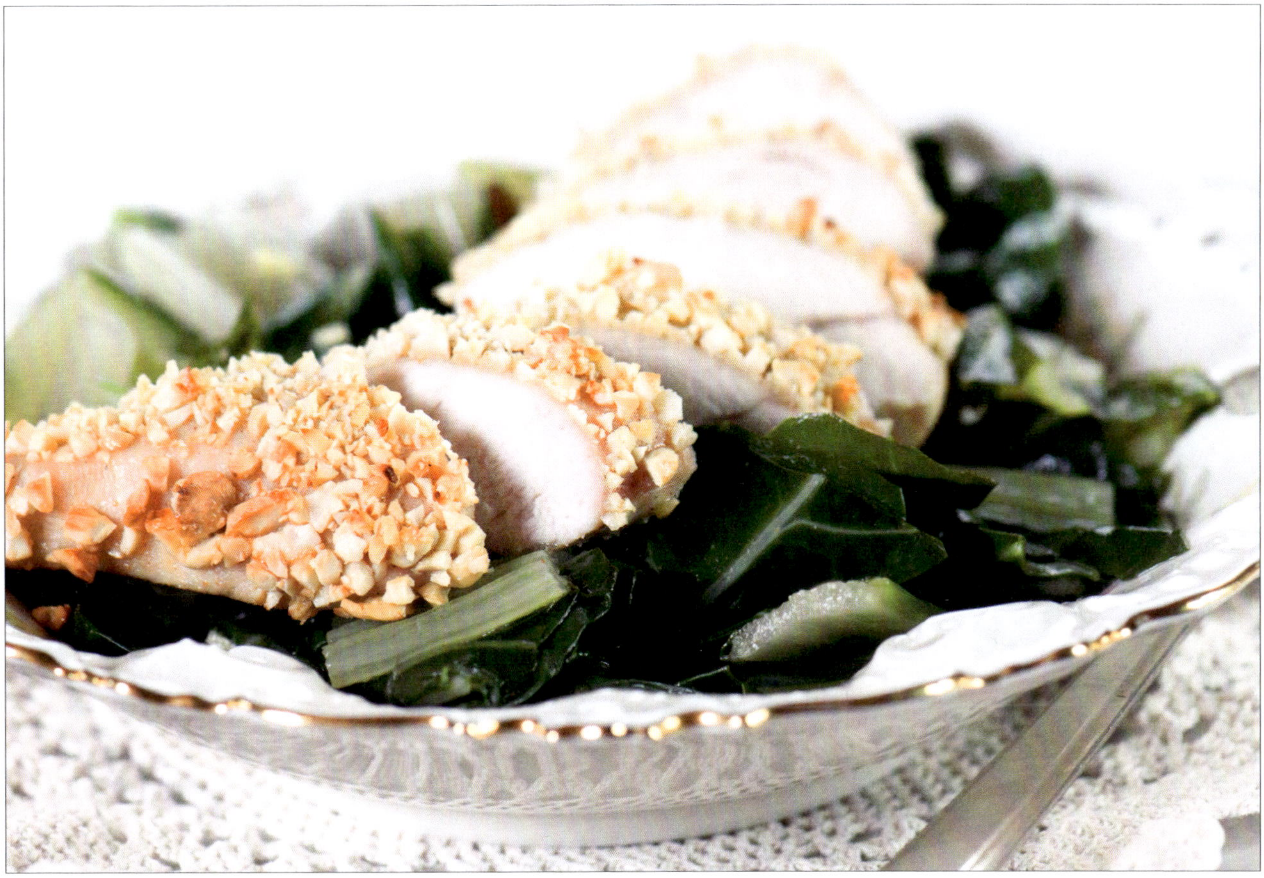

Hähnchenbrustfilet im Cashewmantel mit Mangold

Den Mangold putzen, waschen und in breite Streifen schneiden.

In kochendem Salzwasser ca. 5 Minuten blanchieren, Wasser abschütten, kalt abschrecken und abtropfen lassen.

Knoblauch und Ingwer schälen und fein hacken.
Die Limette halbieren und den Saft auspressen.

Aus Knoblauch, Ingwer, Limettensaft, Balsamico, Olivenöl, Salz und Pfeffer ein Dressing rühren und mit dem Mangold mischen.

Die Hähnchenbrust abwaschen, trocken tupfen und mit Salz und Pfeffer würzen.
Die Cashewkerne mit einem großen Messer grob hacken.

Die Hähnchenoberseite durch das Eiweiß ziehen und mit den Nüssen panieren.

Eine feuerfeste Pfanne mit dem Olivenöl ausstreichen, das Fleisch daraufsetzen und im vorgeheizten Backofen bei 175 °C ca. 20 Minuten garen.

Pro Portion	kcal	kJ	Fett	Eiweiß	KH
Gesamt ca.	423,7	1774,2	21,4	42,1	14,0

Zubereitungszeit: ca. 30 Minuten

Zutaten
2 Portionen

Mangoldsalat:
300 g Mangold
Salz
1 Knoblauchzehe
20 g Ingwer, frisch
1 Limette
2 EL Balsamico bianco
2 EL Olivenöl
Pfeffer, weiß, frisch gemahlen

Hähnchenbrustfilet im Cashewmantel:
300 g Hähnchenbrustfilet
30 g Cashewkerne
1 Eiweiß
1 EL Olivenöl

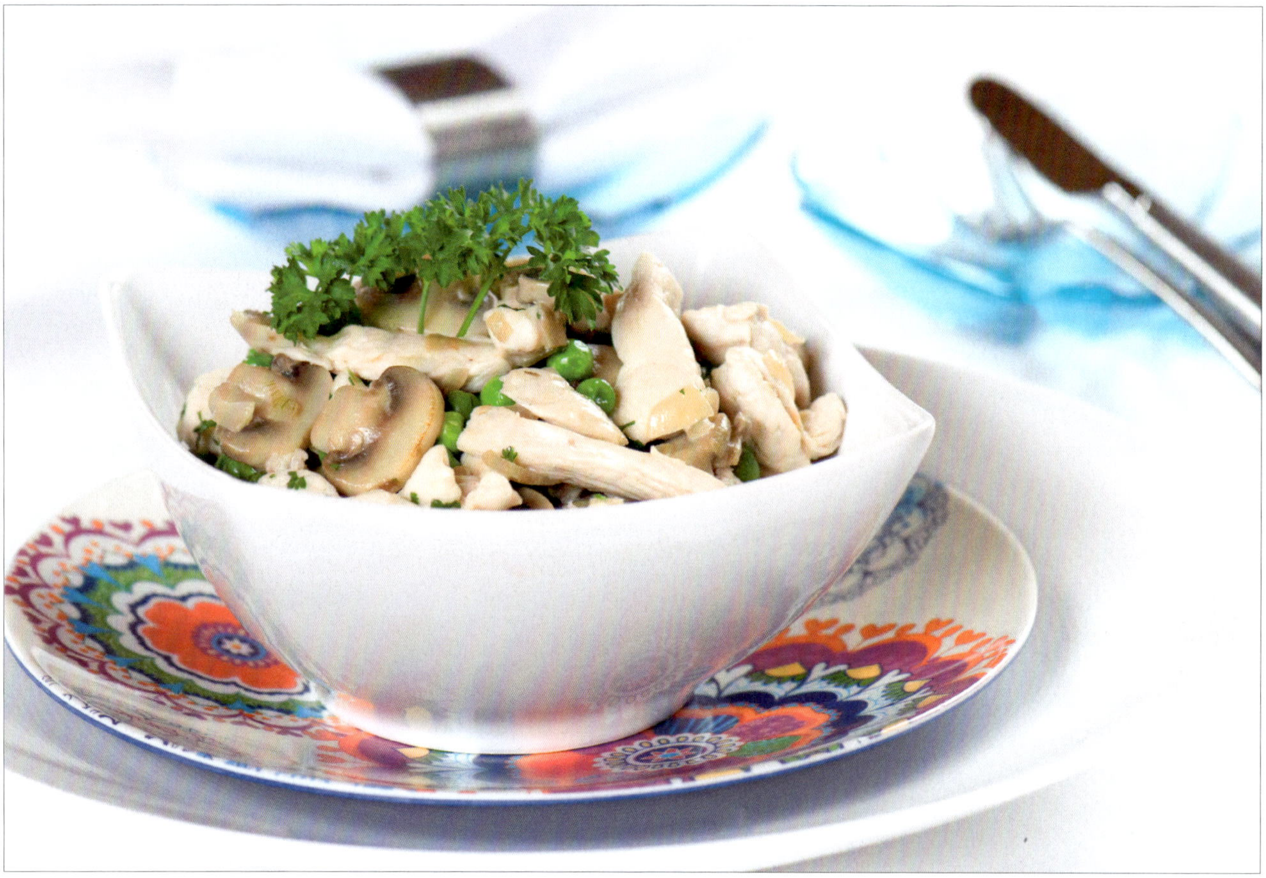

Hähnchenragout mit Champignons und Erbsen

Zutaten
2 Portionen

300 g Hähnchenbrustfilet
300 g Champignons, weiß
1 Zwiebel
1 Knoblauchzehe
1 Bund Petersilie
2 EL Olivenöl
100 ml Hühnerbrühe
100 g Sahne, 30 % Fett i.Tr.
50 ml Weißwein
Salz
Pfeffer, schwarz, frisch gemahlen
300 g Erbsen, tiefgefroren

Das Hähnchenbrustfilet kalt abwaschen, trocken tupfen und in Streifen schneiden.

Champignons putzen und in Scheiben schneiden.
Zwiebel und Knoblauch schälen und fein würfeln.
Petersilie waschen, trocken schütteln und fein hacken.

Das Olivenöl in einem Topf erhitzen, das Hähnchenfleisch kurz und kräftig anbraten und wieder herausnehmen.

Zwiebeln und Knoblauchwürfel in den Bratenfond geben, andünsten, Champignons zugeben und ca. 3 Minuten weiterdünsten.

Hühnerbrühe, Sahne und Weißwein angießen und bei mittlerer Hitze unter ständigem Rühren die Flüssigkeit um die Hälfte reduzieren.
Mit Salz und Pfeffer würzen.

Erbsen, Hühnerfleisch und Petersilie zugeben und nochmals kurz aufkochen lassen.

Anrichten und mit einem Petersilienzweig garnieren.

Pro Portion	kcal	kJ	Fett	Eiweiß	KH
Gesamt ca.	549,7	2299,5	26,9	45,3	19,4

Zubereitungszeit: ca. 20 Minuten

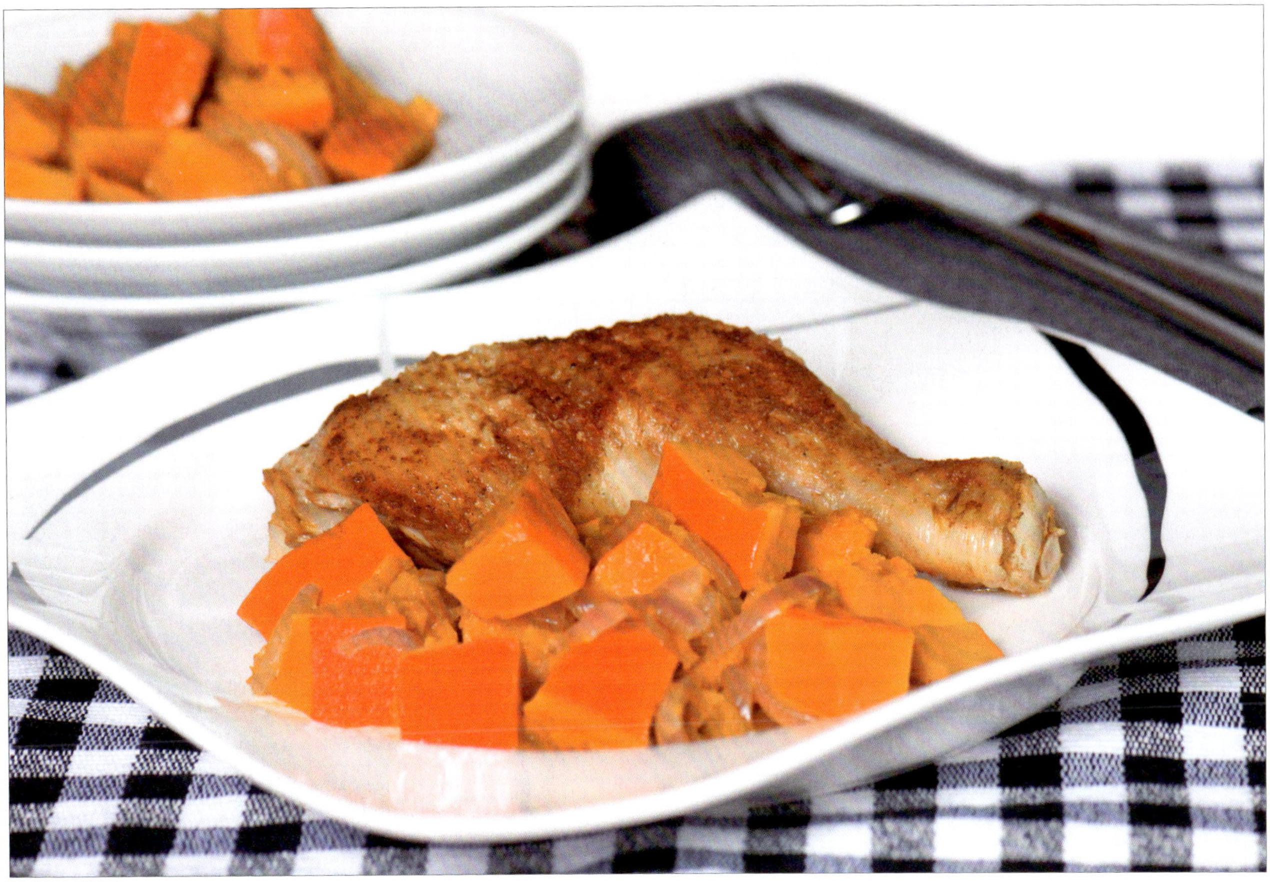

Hähnchenschenkel mit Hokkaido

Den Hokkaido waschen, halbieren, entkernen und in Stücke schneiden.

Die Zwiebeln schälen, halbieren und in Scheiben schneiden.

Die Hähnchenschenkel waschen, trocken tupfen und mit Salz, Pfeffer und Paprikapulver würzen.

Das Olivenöl in einem Bräter erhitzen und die Schenkel auf jeder Seite ca. 3 Minuten knusprig anbraten und wieder herausnehmen.

Hokkaido und Zwiebeln in den Bratenfond geben und kurz andünsten. Den Weißwein angießen und mit Salz und Pfeffer würzen.

Die Zimtstange und die Hähnchenschenkel auf den Kürbis legen und bei mittlerer Hitze ca. 20 Minuten köcheln lassen.

Zutaten
2 Portionen

400 g Hokkaido
2 Zwiebeln, rot
2 Hähnchenschenkel
Salz
Pfeffer, schwarz, frisch gemahlen
Paprikapulver, edelsüß
2 EL Olivenöl
200 ml Weißwein
1 Zimtstange

Pro Portion	kcal	kJ	Fett	Eiweiß	KH
Gesamt ca.	469,1	1963,8	38,7	31,2	26,0

Zubereitungszeit: ca. 30 Minuten

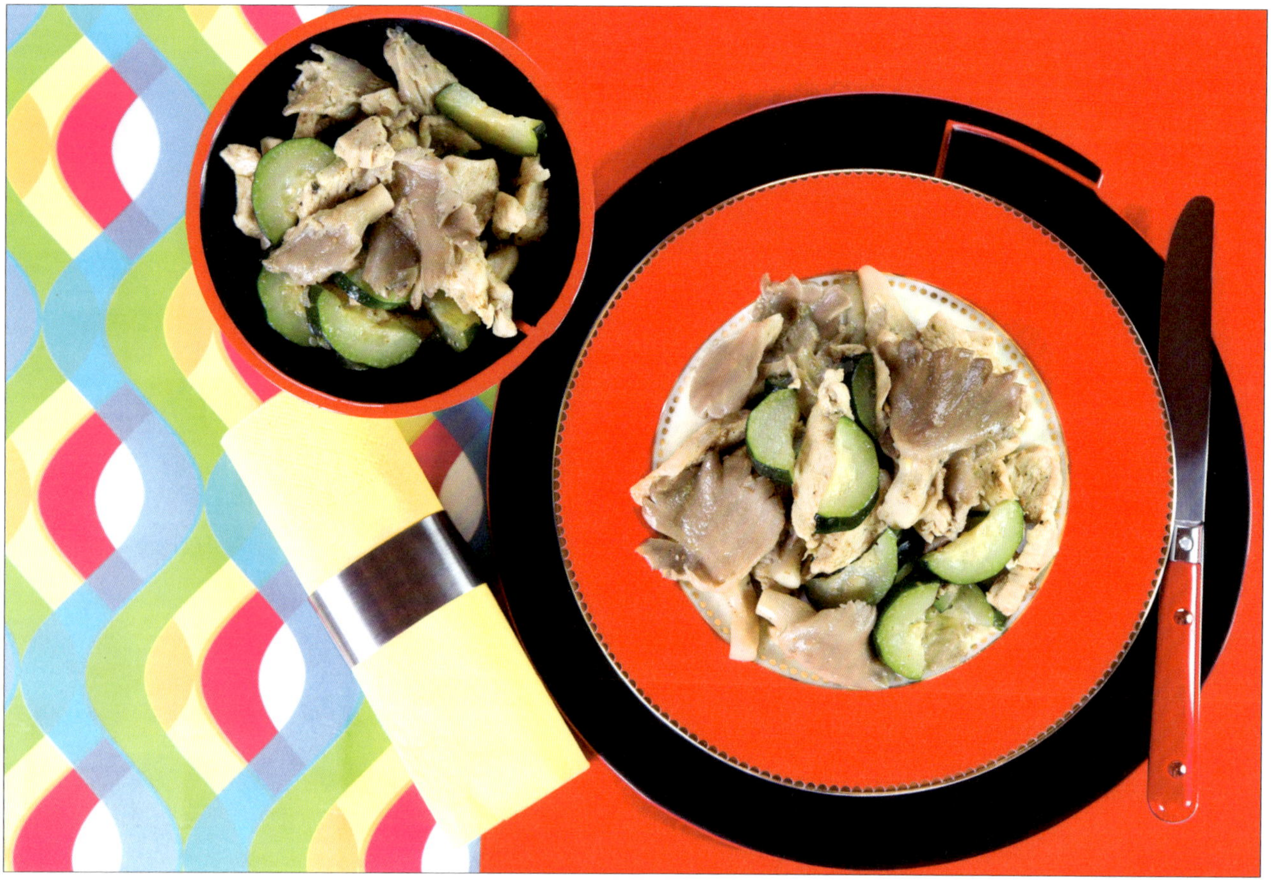

Hähnchenragout mit Austernpilzen

Zutaten
2 Portionen

300 g Hähnchenbrustfilet
1 Schalotte
200 g Zucchini
200 g Austernpilze
2 EL Olivenöl
Salz
Pfeffer, bunt, frisch gemahlen
1 TL Curry
½ TL Anispulver
1 EL Sojasoße
100 ml Hühnerbrühe
100 g Sahne, 30 % Fett i.Tr.

Das Hähnchenbrustfilet kalt abwaschen, trocken tupfen und in Streifen schneiden.

Die Schalotte schälen und in feine Würfel schneiden.

Zucchini waschen, halbieren und in Scheiben schneiden.
Die Austernpilze putzen, eventuell halbieren.

Das Olivenöl in einem Topf erhitzen, das Hähnchenfleisch kurz und kräftig anbraten und wieder herausnehmen.

Schalotte, Zucchini und Austernpilze in den Bratenfond geben, mit Salz, Pfeffer, Curry, Anispulver und Sojasoße kräftig würzen und kurz dünsten.

Hühnerbrühe und Sahne angießen und ca. 5 Minuten bei mittlerer Hitze köcheln lassen.

Das Hähnchenfleisch zugeben und noch einmal kurz aufkochen lassen.

Pro Portion	kcal	kJ	Fett	Eiweiß	KH
Gesamt ca.	434,8	1818,2	27,0	41,5	5,8

Zubereitungszeit: ca. 20 Minuten

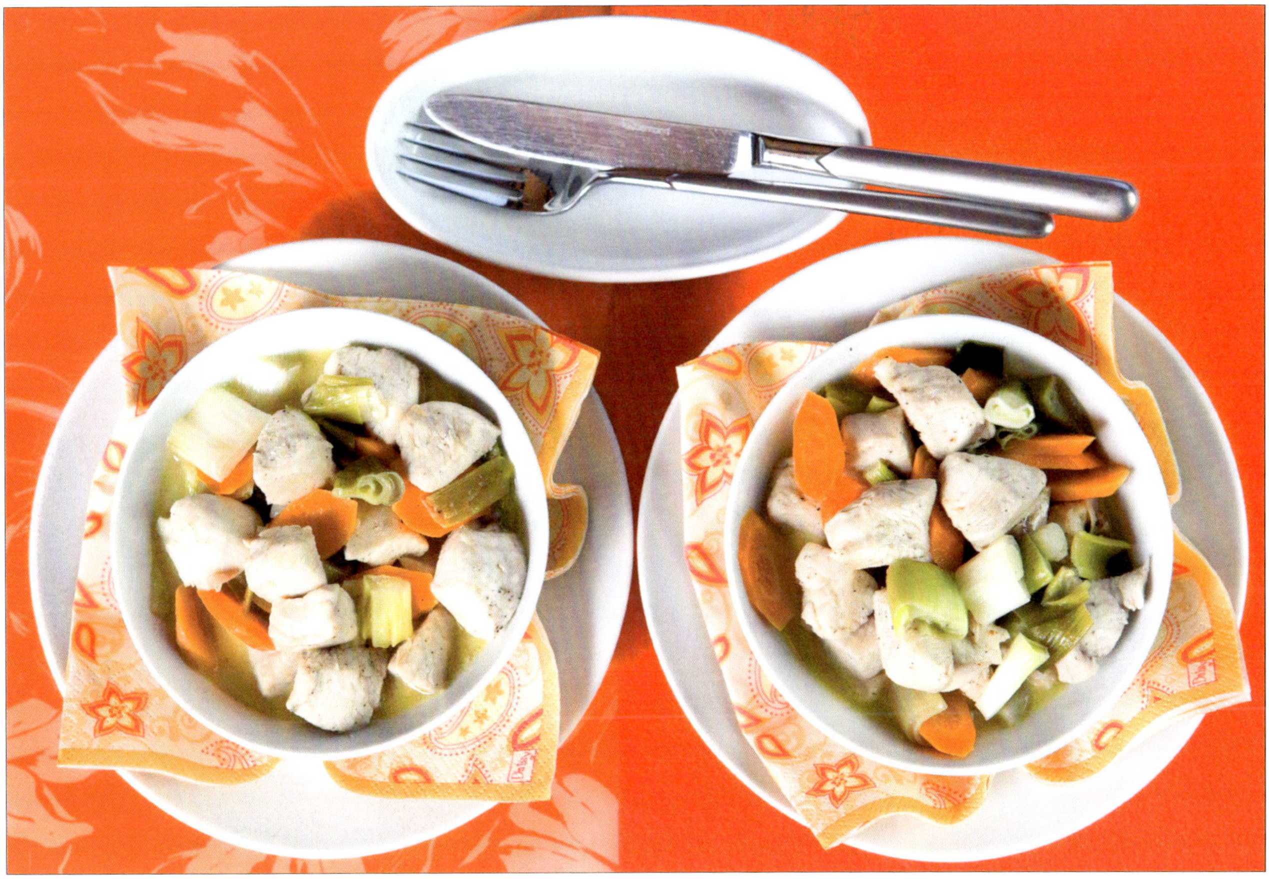

Hähnchenbrustfilet in Erdnusssoße

Den Lauch putzen, waschen und in ca. 3 cm lange Stücke schneiden.

Die Karotten putzen, schälen und in feine Scheiben schneiden.

Das Hähnchenfleisch abwaschen, trocken tupfen, in Würfel schneiden und mit Salz und Pfeffer würzen.

Olivenöl in einem Topf erhitzen, das Fleisch ca. 3 Minuten anbraten und wieder herausnehmen.

Lauch und Karotten in den Bratenfond geben und kurz andünsten. Kokosmilch und Gemüsebrühe angießen, mit Sojasoße, Salz und Cayennepfeffer würzen und ca. 10 Minuten bei mittlerer Hitze köcheln lassen.

Das Hähnchenfleisch und die Erdnussbutter zugeben und noch einmal kurz aufkochen lassen.

Zutaten
2 Portionen

200 g Lauch
200 g Karotten
300 g Hähnchenbrustfilet
Salz
Pfeffer, schwarz, frisch gemahlen
2 EL Olivenöl
150 ml Kokosmilch
100 ml Gemüsebrühe
1 EL Sojasoße
Cayennepfeffer
2 EL Erdnussbutter

Pro Portion	kcal	kJ	Fett	Eiweiß	KH
Gesamt ca.	543,6	2278,0	33,7	45,1	10,1

Zubereitungszeit: ca. 20 Minuten

Dessert

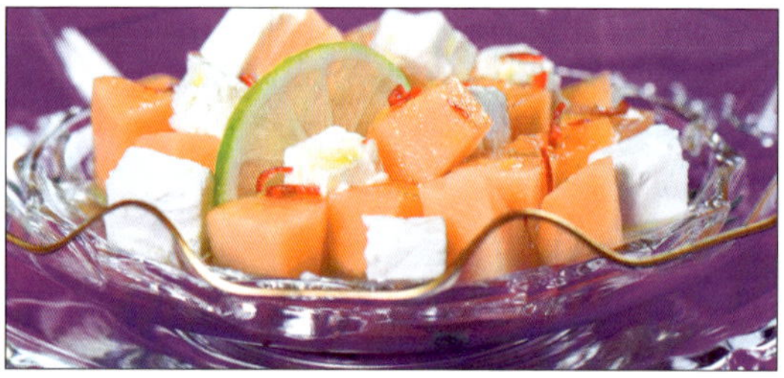

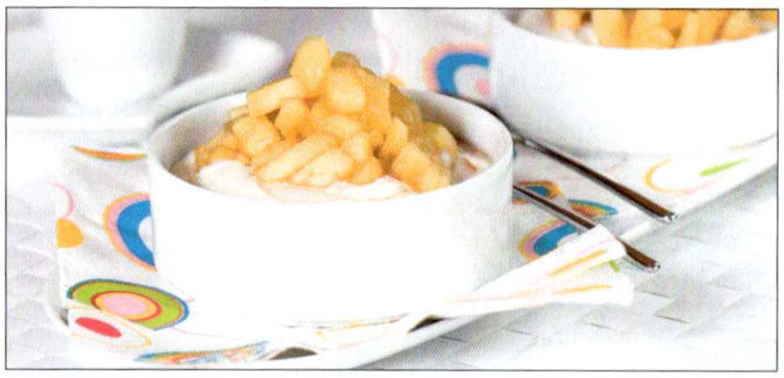

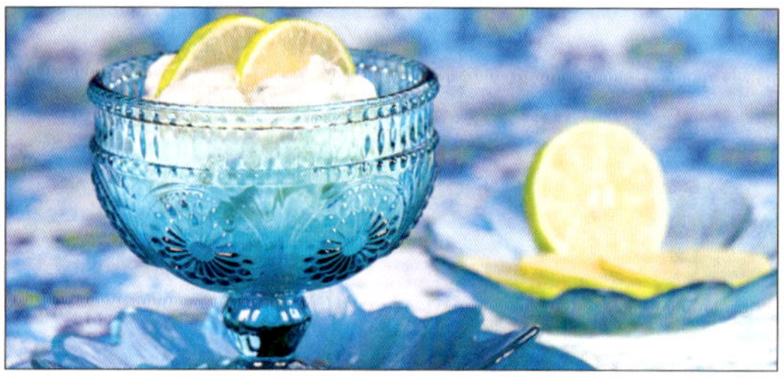

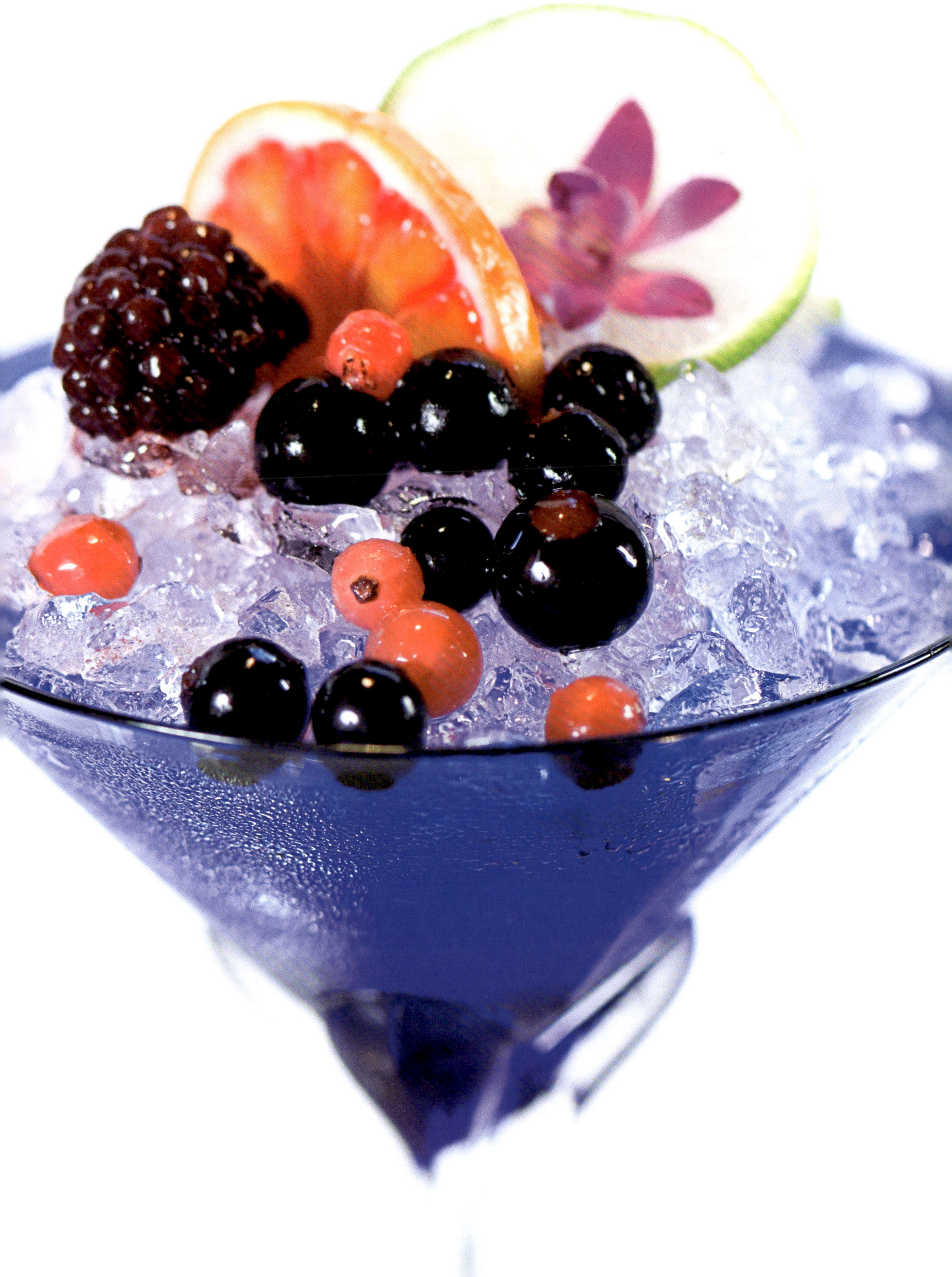

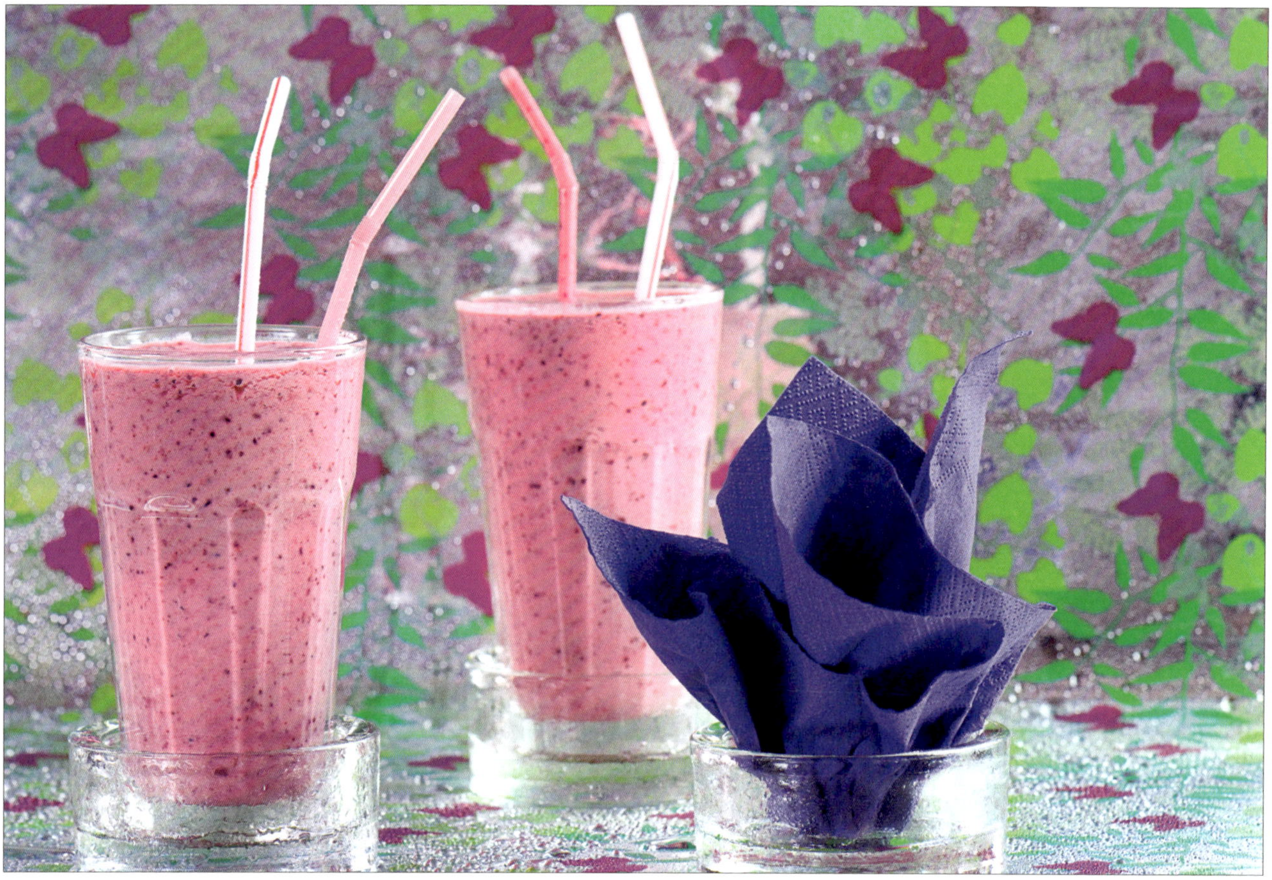

Beeren-Kokosmilch-Smoothie

Zutaten
2 Portionen

1 Limette
250 g Beerenmischung
(frisch oder tiefgefroren)
200 ml Kokosmilch, ungesüßt
200 ml Milch, 1,5 % Fett i.Tr.
Steviapulver

Die Limette halbieren und den Saft auspressen.

Die Beerenmischung mit der Kokosmilch, der Milch und dem Limettensaft in einen Mixer geben.

Mit Steviapulver süßen und fein pürieren.

In zwei Gläser füllen und Strohhalme dazu reichen.

Pro Portion	kcal	kJ	Fett	Eiweiß	KH
Gesamt ca.	310,3	1299,1	20,9	7,7	16,2

Zubereitungszeit: ca. 5 Minuten

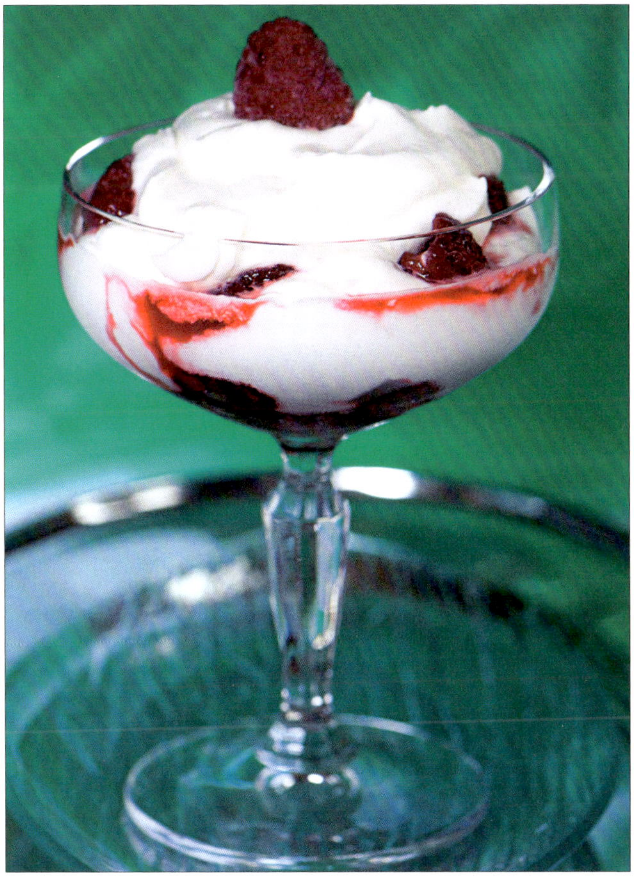 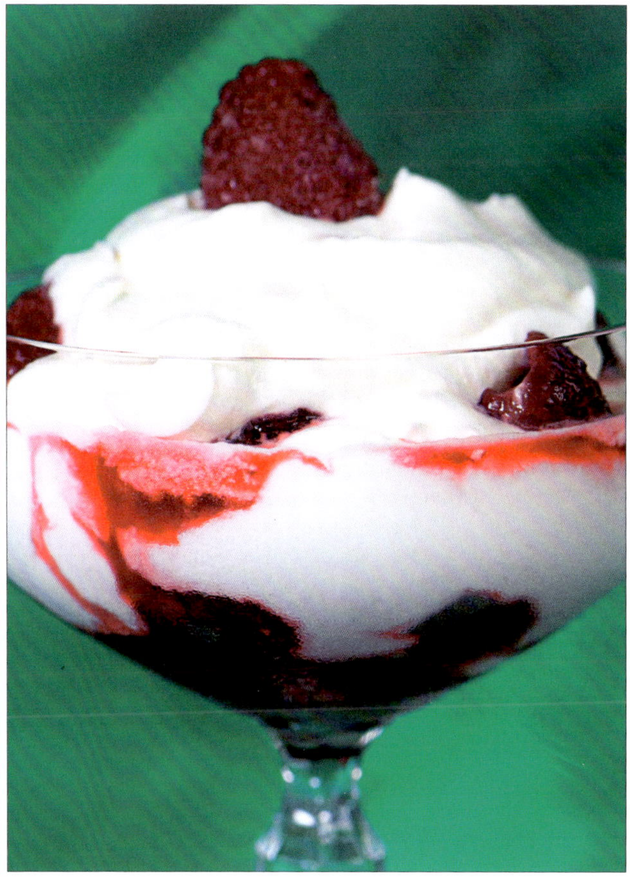

Ricottasahne mit Himbeeren

Zutaten
2 Portionen

100 g Sahne, 30 % Fett i.Tr.
Steviapulver
250 g Ricotta
150 g Himbeeren (frisch oder tiefgefroren)

Die Sahne mit Steviapulver süßen und mit dem Handrührgerät steif schlagen.

Ricotta in einer Schüssel cremig rühren und mit Steviapulver süßen.

Die Sahne locker unter den Ricotta mischen.

Die Himbeeren mit der Ricottasahne in Gläser schichten.

Pro Portion	kcal	kJ	Fett	Eiweiß	KH
Gesamt ca.	377,7	1582,5	31,4	12,1	10,1

Zubereitungszeit: ca. 10 Minuten

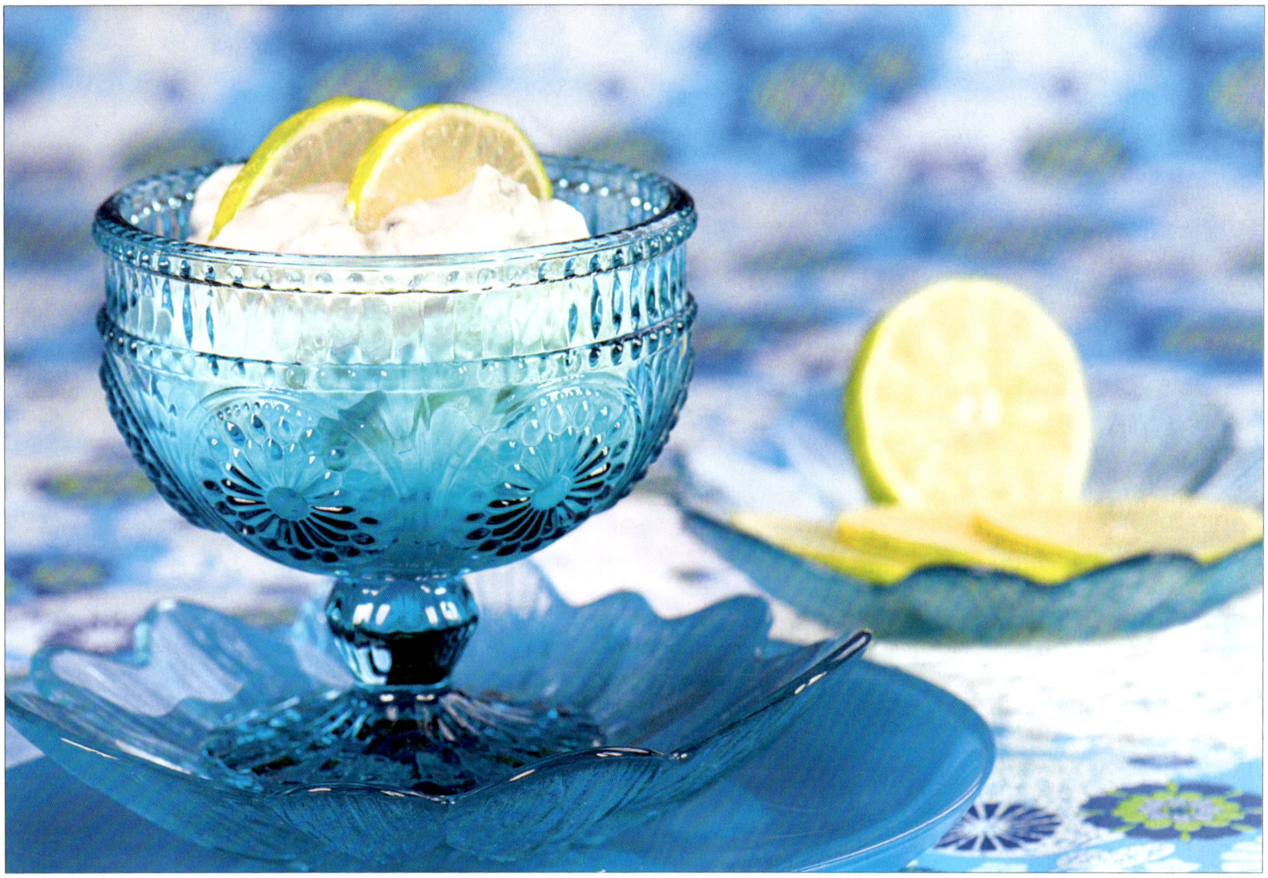

Birnen-Roquefort-Creme

Zutaten
2 Portionen

150 g Frischkäse, 17 % Fett i.Tr.
100 g Joghurt, 3,5 % Fett i.Tr.
100 g Roquefort, 45 % Fett i.Tr.
1 Limette, unbehandelt
1 Birne
Salz
Pfeffer, weiß, frisch gemahlen
Rosmarinpulver

Frischkäse und Joghurt in eine Schüssel füllen und mit dem Schneebesen unterrühren, bis eine glatte Creme entsteht.

Den Roquefort mit der Hand zerbröseln.

Die Limette abwaschen und trocknen. Zwei Scheiben zur Dekoration abschneiden. Limettenschale fein abreiben und den Saft auspressen.

Die Birne schälen, halbieren, entkernen und in Würfel schneiden.

Alle Zutaten unter die Creme mischen und mit Salz, Pfeffer und Rosmarin würzen.

In Schälchen anrichten und mit einer Limettenscheibe garnieren.

Pro Portion	kcal	kJ	Fett	Eiweiß	KH
Gesamt ca.	388,5	1688,6	30,0	19,7	13,9

Zubereitungszeit: ca. 10 Minuten

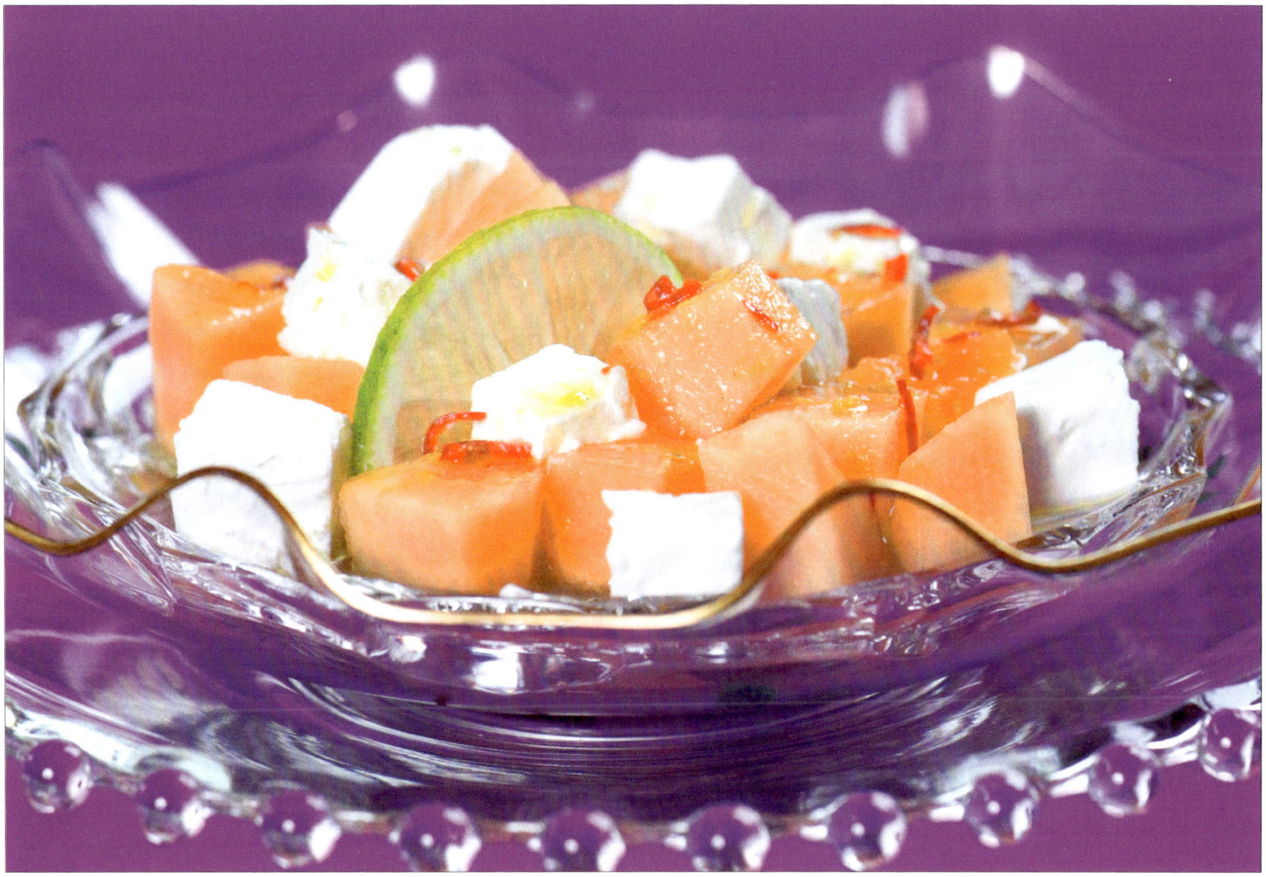

Ziegenfrischkäse mit Melone

Die Honigmelone schälen, entkernen und in Würfel schneiden.

Den Ziegenkäse würfeln und mit der Melone auf zwei Dessertschälchen verteilen.

Die Limette abwaschen und trocknen. Zwei Scheiben zur Dekoration abschneiden. Limettenschale fein abreiben und den Saft auspressen.

Die Chilischote entkernen und in feine Streifen schneiden.

Aus Limettensaft, -schale, Chilischote, Olivenöl, Salz, Pfeffer und Stevia eine Vinaigrette rühren.

Über die Melone träufeln und mit einer Limettenscheibe garnieren.

Zutaten
2 Portionen

300 g Honigmelone
150 g Ziegenfrischkäse, 45 % Fett i.Tr.
1 Limette, unbehandelt
½ Chilischote, rot
2 EL Olivenöl
Salz
Pfeffer, weiß, frisch gemahlen
Steviapulver

Pro Portion	kcal	kJ	Fett	Eiweiß	KH
Gesamt ca.	328,6	1375,6	22,1	10,9	18,7

Zubereitungszeit: ca. 10 Minuten

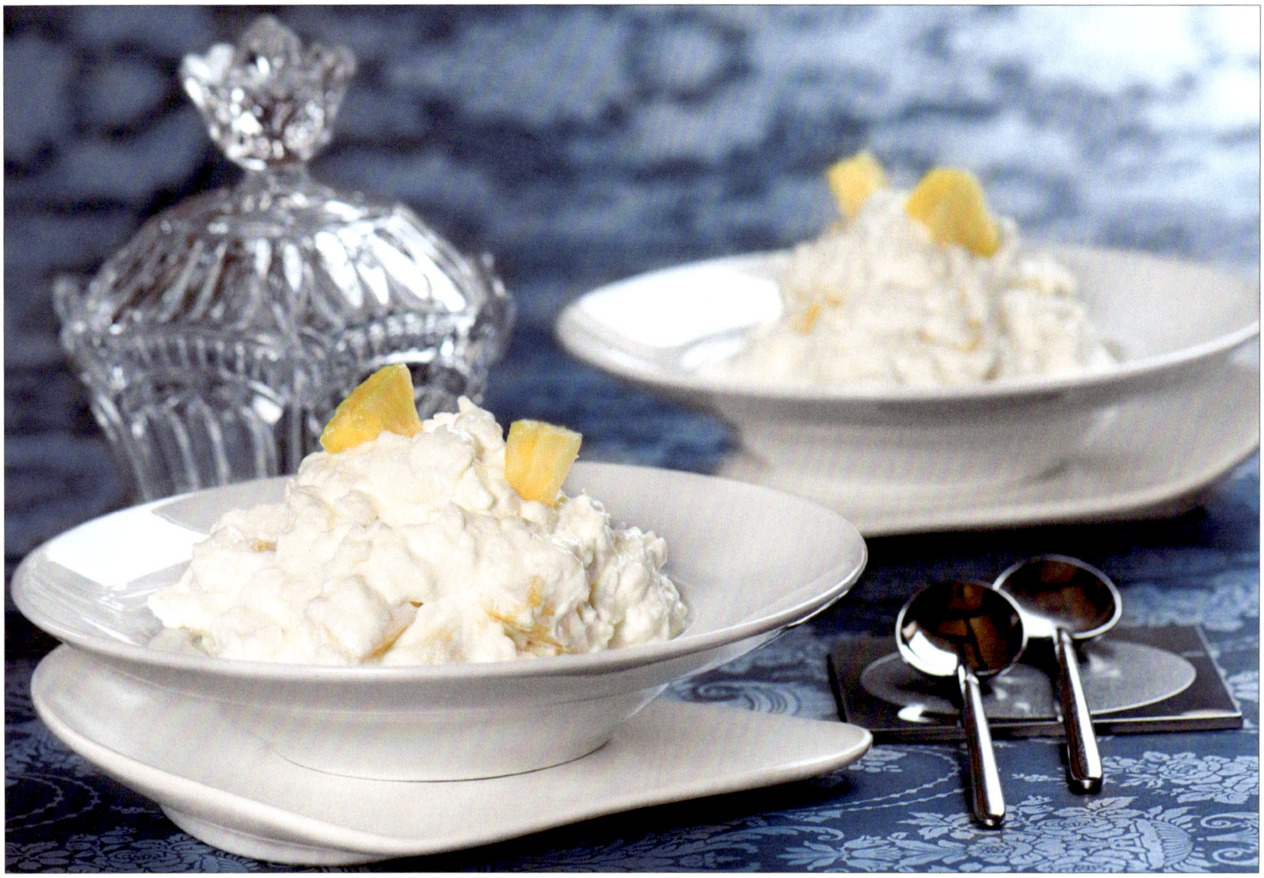

Kokoscreme mit Ananas

Zutaten
2 Portionen

150 g Magerquark
100 g Frischkäse, 17 % Fett i.Tr.
Steviapulver
100 g Sahne, 30 % Fett i.Tr.
30 g Kokosraspeln
150 g Ananas, frisch

Magerquark und Frischkäse in eine Schüssel geben, mit Stevia süßen und mit dem Handrührgerät cremig rühren.

Die Sahne steif schlagen und mit den Kokosraspeln locker unter den Quark mischen.

Die Ananas in Stücke schneiden und unter die Creme heben.

In zwei Schälchen füllen und mit je zwei Ananasstücken dekorieren.

Pro Portion	kcal	kJ	Fett	Eiweiß	KH
Gesamt ca.	396,6	1660,2	30,0	15,1	14,1

Zubereitungszeit: ca. 10 Minuten

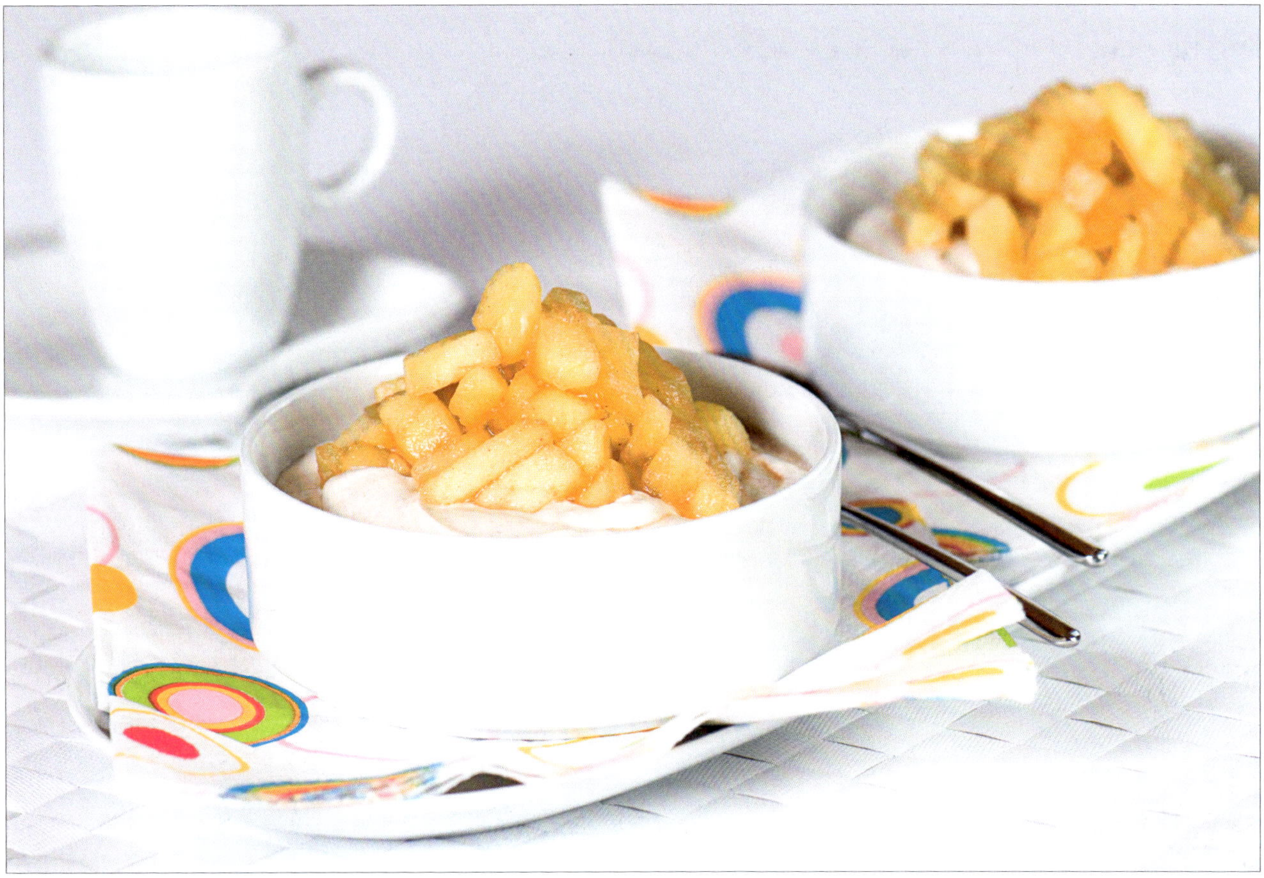

Zimtcreme mit Apfelkompott

Zutaten
2 Portionen

1 Apfel
1 Limette
Steviapulver
250 g Magerquark
2 EL Mineralwasser
1 TL Zimt
100 g Sahne, 30 % Fett i.Tr.

Den Apfel schälen, halbieren, entkernen und in kleine Würfel schneiden.

Die Limette halbieren und den Saft auspressen.

Apfel und Limettensaft in einen Topf geben, mit Stevia süßen und bei geringer Hitze ca. 5 Minuten garen.
Beiseitestellen und abkühlen lassen.

Magerquark, Mineralwasser und Zimt in eine Schüssel geben, mit Stevia süßen und mit dem Handrührgerät cremig rühren.

Die Sahne steif schlagen und mit den Zimtquark mischen.

Die Creme in zwei Schälchen füllen und das kalte Apfelkompott darüber verteilen.

Pro Portion	kcal	kJ	Fett	Eiweiß	KH
Gesamt ca.	262,8	1101,3	15,7	16,3	15,7

Zubereitungszeit: ca. 15 Minuten

Nährwerte

	KH je 100 g
Geflügel	
Ente	0,0
Entenbrust (Barbarie)	0,1
Gans	0,0
Huhn, Brathähnchen	0,0
Pute	0,0
Lamm und Hammelfleisch	
Brust	0,0
Filet	0,0
Keule	0,0
Kotelett	0,0
Lende	0,0
Muskelfleisch	0,0
Schnitzel	0,0
Kalbfleisch	
Brust	0,0
Filet	0,0
Haxe	0,0
Kotelett	0,0
Leber	4,0
Niere	0,8
Schnitzel	0,0
Zunge	0,9
Rindfleisch	
Corned beef	0,0
Filet	0,0
Leber	5,3
Muskelfleisch	0,0
Niere	0,9
Ochsenschwanz	0,0
Rinderhack (Tatar)	1,3
Zunge	0,4
Schweinefleisch	
Eisbein	0,0
Filet	0,0
Kamm	0,0
Kasseler	0,0
Keule	0,0
Kotelett	0,0
Leber	0,5
Mett	0,0
Niere	0,8
Schnitzel	0,0
Speck	0,0
Wild	
Hase	0,0
Hirsch	0,0
Reh	0,0
Wildschwein	0,0
Wurst/Schinken	
Bresaola	1,0
Chorizo	2,0
Frankfurter Würstchen	0,5
Lachsschinken	1,0
Parmaschinken	0,2
Räucherspeck	0,0
Rinderschinken	0,5
Roastbeef, Aufschnitt	0,0
Schinken, gekocht	1,0
Schinkenwurst	1,0
Schweinebratwurst	1,7
Serranoschinken	0,1

	KH je 100 g
Wienerle	1,0
Seefische	
Barsch	0,0
Heilbutt	0,0
Hering	0,0
Kabeljaufilet	0,0
Makrele	0,0
Rotbarsch	0,0
Sardine	0,0
Scholle	0,0
Seehecht	0,0
Seelachs	0,0
Seezunge	0,0
Thunfisch	0,0
Muscheln/Meerestiere	
Austern	4,7
Garnelen	0,0
Hummer	0,0
Languste	1,1
Miesmuscheln	0,2
Tintenfisch	0,0
Süßwasserfische	
Aal	0,0
Barsch	0,0
Brasse	0,0
Felchen	0,0
Forelle	0,0
Hecht	0,0
Karpfen	0,0
Lachs	0,0
Zander	0,0
Fischkonserven	
Aal, geräuchert	0,0
Bismarckhering	0,0
Brathering	0,0
Bückling	0,0
Heringsfilet in Tomatensoße	2,4
Krebsfleisch, Dose	0,0
Lachs, in Öl	0,0
Lachs, geräuchert	0,0
Makrele, geräuchert	0,0
Ölsardinen	0,0
Salzhering	0,0
Sardellenfilet	0,0
Schillerlocken	0,0
Seeaal, geräuchert	0,0
Seelachs, in Öl	0,0
Thunfisch, in Öl	0,0
Thunfisch, in Wasser	0,0
Käse	
Appenzeller, 45 % Fett i. Tr.	0,0
Bergkäse, 45 % Fett i. Tr.	0,0
Bleu d'Auvergne, 50 % Fett i. Tr.	0,0
Bleu de Bresse, 50 % Fett i. Tr.	0,0
Brie, 50 % Fett i. Tr.	0,0
Camembert, 45 % Fett i. Tr.	0,0
Camembert, 60 % Fett i. Tr.	0,0
Caverna, 50 % Fett i. Tr.	1,0
Comte (President)	0,0
Edamer, 30 % Fett i. Tr.	0,7
Edamer, 45 % Fett i. Tr.	1,0
Emmentaler, 45 % Fett i. Tr.	0,5

	KH je 100 g
Esrom, 45 % Fett i. Tr.	1,0
Feta aus Kuhmilch	1,0
Frischkäse mit Kräutern (Mibel)	3,0
Fromage blanc (Bibileskäse)	3,7
Gorgonzola	0,0
Gouda, 40 % Fett i. Tr.	0,0
Gruyère, 45 % Fett i. Tr.	0,0
Harzer, Handkäse	0,0
Frischkäse, körnig	0,0
Leerdammer, 45 % Fett i. Tr.	0,0
Limburger, 20 % Fett i. Tr.	0,0
Limburger, 40 % Fett i. Tr.	0,0
Lindenberger, 30 % Fett i. Tr.	0,0
Lindenberger, 45 % Fett i. Tr.	0,0
Maasdamer, 45 % Fett i. Tr.	0,0
Maaslander, 50 % Fett i. Tr.	0,0
Mascarpone (Galbani)	4,0
Mozzarella (Cucina)	1,5
Parmesan, 32 % Fett i. Tr.	0,0
Ricotta, 13 % Fett i. Tr.	3,6
Romadur, 30 % Fett i. Tr.	0,0
Schmelzkäse, 30 % Fett i. Tr.	5,7
Schnittkäse, 16 % Fett i. Tr.	0,0
Ziegen-Schnittkäse, 33 % Fett i.Tr.	0,0
Ziegenfrischkäse, 17 % Fett i. Tr.	2,9
Milchprodukte/Sahne	
Crème fraîche	2,3
Fruchtquark, 20 % Fett i. Tr.	15,2
Joghurt	4,3
Milch	4,9
Sahne	3,3
Speisequark, mager	4,0
Speisequark, 20 % Fett i. Tr.	3,4
Topfen, bayr. Speisequark	2,9
Gemüse	
Aubergine	2,5
Avocado	6,2
Blumenkohl	2,3
Bohnen, grün/frisch	5,1
Brokkoli	2,5
Champignons, Dose	0,5
Champignons, frisch	0,6
Chicorée	2,3
Chinakohl	1,2
Eisbergsalat	1,9
Endivien	1,1
Erbsen	10,6
Essiggurke	2,5
Feldsalat	0,7
Fenchel	2,8
Frühlingszwiebeln	3,0
Grünkohl	2,5
Salatgurke	1,8
Ingwer	11,0
Karotten	4,8
Kartoffeln	14,9
Knoblauch	28,4
Kohlrabi	3,7
Kopfsalat	1,1
Mangold	0,7
Morcheln	0,5
Mungosprossen	4,7

Nährwerte

	KH je 100 g
Paprika	2,9
Pastinake	2,5
Petersilie	7,3
Pfeffer, grün, Glas	7,3
Pfifferlinge, frisch	0,2
Pfifferlinge, Dose	0,2
Porree	3,2
Radicchio	1,5
Radieschen	2,0
Rettich	1,9
Rhabarber	1,4
Rosenkohl	3,3
Rote Bete	8,4
Rotkraut	3,2
Rucola	2,1
Sauerkraut	0,8
Schnittlauch	1,6
Sellerie	2,3
Sojasprossen	4,7
Spargel, frisch	2,2
Spargel, Dose	1,0
Spinat	0,6
Suppengrün, frisch	3,6
Schwarzwurzel	1,6
Stangensellerie	2,2
Tomate	2,6
Weißkohl	4,2
Wirsing	2,4
Zucchini	2,2
Zwiebel	4,9
Obst	
Ananas	12,5
Apfel	11,6
Banane	22,1
Birne	12,4
Brombeere	6,1
Granatapfel	16,7
Erdbeere	5,6
Feige	14,0
Heidelbeere	6,0
Himbeere	4,7
Honigmelone	12,2

	KH je 100 g
Johannisbeere	5,0
Kirsche	13,3
Kiwi	9,1
Limette	1,9
Mandarine	10,1
Mango	12,6
Honigmelone	13,1
Oliven, grün	1,9
Oliven, schwarz	4,8
Orange	8,3
Papaya	2,3
Quitte	7,3
Rosinen, getrocknet	68,6
Trauben, grün	15,1
Wassermelone	8,3
Zitrone	8,1
Nüsse/Kerne	
Cashewnüsse	30,5
Erdnüsse	7,1
Haselnüsse	11,4
Kürbiskerne	2,2
Macadamia	3,9
Mandeln	3,6
Mandeln, geröstet/gesalzen	9,1
Paranüsse	3,6
Pinienkerne	20,0
Sonnenblumenkerne	12,3
Walnüsse	12,0
Gewürze	
Basilikum (frisch)	5,1
Dill	8,0
Estragon (frisch)	6,3
Fenchelsamen	36,6
Koriander (frisch)	3,7
Pfeffer, schwarz	50,6
Rosmarin (frisch)	10,0
Safran	0,0
Salbei (frisch)	15,6
Salz	0,0
Senf	0,5
Steviapulver	0,0
Zitronenthymian	7,4

	KH je 100 g
Verschiedenes	
Essig	0,7
Gemüsebrühe (Instant)	0,0
Rinderbrühe (Instant)	0,6

Nährwerte unterliegen Schwankungen, bitte achten Sie auf die Angaben der Hersteller.

Notizen

Rezepte nach Kapiteln

Frühstück

Lunch

Suppen

Salat

Fisch und Meeresfrüchte

Fleisch

Geflügel

Dessert

Rezeptregister von A – Z

T

W

Ü

Z

Steviapulver

Stevia ist die natürliche Alternative zu Zucker und synthetischen Süßstoffen und kann alle Variationen von Nachspeisen versüßen. Das feinpulvrige Extrakt, das aus den Blättern der Steviapflanze gewonnen wird, ist viel süßer als herkömmlicher Süßstoff. 30 Milligramm Steviapulver ersetzen ungefähr 100 Gramm (!) Zucker. Das hochkonzentrierte Pulver sollte daher sehr vorsichtig dosiert werden. Ständiges Abschmecken ist hierbei unverzichtbar. Am besten nimmt man dafür eine Messerspitze zur Hilfe und rührt nach und nach eine kleine Prise Steviapulver ein.

Kräuter und Gewürze

Basilikum: für die gesamte mediterrane Küche, Vorspeisen, Hauptgerichte und Desserts

Cayennepfeffer: dunkle Rindfleischspeisen, Fisch, Salate

Chili: Fleisch- und Fischspeisen, Soßen, Eintöpfe

Dill: Salate, Fischgerichte

Estragon: Fisch, Kalb und Lamm, für Salate und Soßen

Fenchel: der getrocknete Samen für Fischgerichte, Gemüse und Süßspeisen, Fenchelknolle als Gemüse

Ingwer: für die gesamte mediterrane Küche, Vorspeisen, Hauptgerichte und Desserts

Knoblauch: Universalgewürz für alle herzhaften Speisen

Koriander: Soßen, Marinaden, Fisch, Fleisch, Wirsing-, Weiß- u. Rotkohl, Karotten

Kümmel: Braten und Soßen, Kohl und Salate, Pilzsuppen

Lorbeer: Fischsud, Gulasch, Weiß- und Rotkohlgerichte, Wild, Koch- u. Schmorfleisch, Einlegegewürz, Sülzen

Majoran: Fleischgerichte, insbesondere Geflügel, Salate, Pasteten, Innereien

Melisse: Ersatz für Zitronengras, zu Fisch, Geflügel, Salaten, Süßspeisen

Muskat: Rosenkohl, Blumenkohl, Salate, Käseaufläufe, Schwarzwurzeln, Karotten, Spinat

Oregano: für die gesamte mediterrane Küche, Vorspeisen, Hauptgerichte und Desserts

Paprikapulver süß: geschmortes Rindfleisch, Huhn, Gulasch, Tomatensuppe

Petersilie: Gemüse, Salate, Suppen

Rosmarin: Fleischgerichte, Lamm, Fisch, Marinaden, Käse-, Pilz- und Tomatenzubereitungen

Safran: Suppen, Gemüse, Huhn, Soßen

Salbei: Fleischgerichte, italienische Küche

Wacholder: Braten, Soßen, Sauerkraut, Beizen, Wild, Fischgerichte und -marinaden

Zimt: Braten, arabische Küche, Rotkohl, Desserts, Obstzubereitungen, Quark

Weitere Kochbücher nach Low Carb

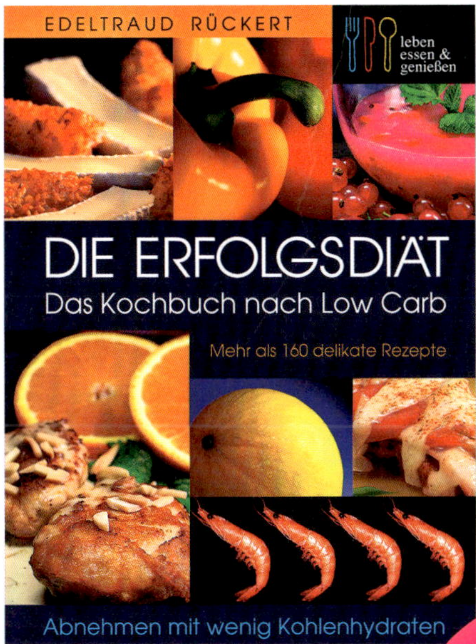

über 50.000 verkaufte Exemplare

Die Erfolgsdiät
Das Kochbuch nach Low Carb
€ (D) 16,95 € (A) 17,50
ISBN 978-3-7806-9000-5

- Erfolgreich dauerhaft abnehmen
- Leichte kohlenhydratarme Rezepte
- Alltagstauglich und einfach nachzukochen

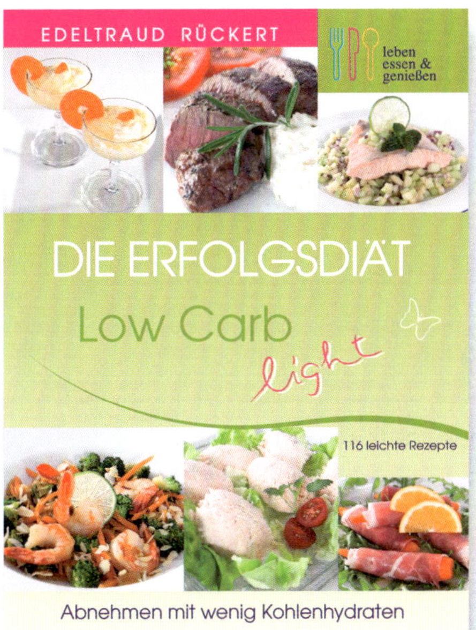

Die Erfolgsdiät
Low Carb light
€ (D) 16,95 € (A) 17,50
ISBN 978-3-7806-9001-2

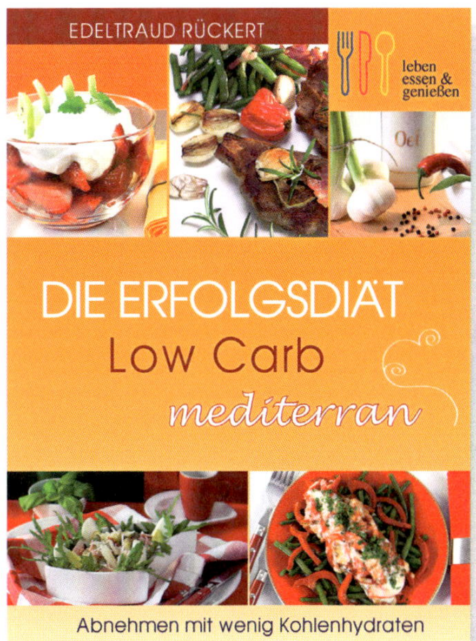

Die Erfolgsdiät
Low Carb mediterran
€ (D) 16,95 € (A) 17,50
ISBN 978-3-7806-9002-9

Impressum

Wichtige Information!
Dieses Buch ist kein medizinischer Ratgeber, sondern beruht auf den eigenen Erfahrungen und Meinungen der Autorin. Die Rezepte und Anregungen wurden nach bestem Wissen erstellt. Die Autorin und der Verlag können keine Haftung für eventuell mögliche Nachteile oder Schäden, gleich welcher Art, übernehmen. Alle Hinweise und Denkanstöße entbinden Sie nicht von Ihrer eigenen Verantwortung.

1. Auflage 2015

Fotografie, Layout, Gestaltung, Satz, Reproduktion:
Edeltraud Rückert

Printed in Slovakia

ISBN 978-3-7806-9005-0